全国中医药行业高等教育"十四五"规划教材

全国高等中医药院校规划教材（第十一版）

中医基础理论

（新世纪第三版）

（供中西医临床医学、中医学、针灸推拿学等专业用）

主　审　王　琦

主　编　战丽彬　章文春

中国中医药出版社

·北　京·

图书在版编目（CIP）数据

中医基础理论 / 战丽彬，章文春主编 . -- 3 版 .
北京：中国中医药出版社，2025.3. --（全国中医药行
业高等教育"十四五"规划教材）.
ISBN 978-7-5132-9288-7

Ⅰ.R22

中国国家版本馆 CIP 数据核字第 2025EK5753 号

融合出版数字化资源服务说明

全国中医药行业高等教育"十四五"规划教材为融合教材，各教材相关数字化资源（电子教材、PPT 课件、视频、复习思考题等）在全国中医药行业教育云平台"医开讲"发布。

资源访问说明

扫描右方二维码下载"医开讲 APP"或到"医开讲网站"（网址：www.e-lesson.cn）注册登录，输入封底"序列号"进行账号绑定后即可访问相关数字化资源（注意：序列号只可绑定一个账号，为避免不必要的损失，请您刮开序列号立即进行账号绑定激活）。

资源下载说明

本书有配套 PPT 课件，供教师下载使用，请到"医开讲网站"（网址：www.e-lesson.cn）认证教师身份后，搜索书名进入具体图书页面实现下载。

中国中医药出版社出版

北京经济技术开发区科创十三街 31 号院二区 8 号楼

邮政编码　100176

传真　010-64405721

山东华立印务有限公司印刷

各地新华书店经销

开本 889×1194　1/16　印张 16　字数 441 千字

2025 年 3 月第 3 版　2025 年 3 月第 1 次印刷

书号　ISBN 978-7-5132-9288-7

定价　59.00 元

网址　www.cptcm.com

服务热线　010-64405510　　微信服务号　zgzyycbs

购书热线　010-89535836　　微商城网址　https://kdt.im/LIdUGr

维权打假　010-64405753　　天猫旗舰店网址　https://zgzyycbs.tmall.com

如有印装质量问题请与本社出版部联系（010-64405510）

匡海学（黑龙江中医药大学教授、教育部高等学校中药学类专业教学指导委员会主任委员）

吕志平（南方医科大学教授、全国名中医）

吕晓东（辽宁中医药大学党委书记）

朱卫丰（江西中医药大学校长）

朱兆云（云南中医药大学教授、中国工程院院士）

刘　良（广州中医药大学教授、中国工程院院士）

刘松林（湖北中医药大学校长）

刘叔文（南方医科大学副校长）

刘清泉（首都医科大学附属北京中医医院院长）

李可建（山东中医药大学校长）

李灿东（福建中医药大学校长）

杨　柱（贵州中医药大学党委书记）

杨晓航（陕西中医药大学校长）

肖　伟（南京中医药大学教授、中国工程院院士）

吴以岭（河北中医药大学名誉校长、中国工程院院士）

余曙光（成都中医药大学校长）

谷晓红（北京中医药大学教授、教育部高等学校中医学类专业教学指导委员会主任委员）

冷向阳（长春中医药大学校长）

张忠德（广东省中医院院长）

陆付耳（华中科技大学同济医学院教授）

阿吉艾克拜尔·艾萨（新疆医科大学校长）

陈　忠（浙江中医药大学校长）

陈凯先（中国科学院上海药物研究所研究员、中国科学院院士）

陈香美（解放军总医院教授、中国工程院院士）

易刚强（湖南中医药大学校长）

季　光（上海中医药大学校长）

周建军（重庆中医药学院院长）

赵继荣（甘肃中医药大学校长）

郝慧琴（山西中医药大学党委书记）

胡　刚（江苏省政协副主席、南京中医药大学教授）

侯卫伟（中国中医药出版社有限公司董事长）

姚　春（广西中医药大学校长）

徐安龙（北京中医药大学校长、教育部高等学校中西医结合类专业教学指导委员会主任委员）

高秀梅（天津中医药大学校长）

高维娟（河北中医药大学校长）

郭宏伟（黑龙江中医药大学校长）

唐志书（中国中医科学院副院长、研究生院院长）

彭代银（安徽中医药大学校长）

董竞成（复旦大学中西医结合研究院院长）

韩晶岩（北京大学医学部基础医学院中西医结合教研室主任）

程海波（南京中医药大学校长）

鲁海文（内蒙古医科大学副校长）

翟理祥（广东药科大学校长）

秘书长（兼）

陆建伟（国家中医药管理局人事教育司司长）

侯卫伟（中国中医药出版社有限公司董事长）

办公室主任

周景玉（国家中医药管理局人事教育司副司长）

李秀明（中国中医药出版社有限公司总编辑）

办公室成员

陈令轩（国家中医药管理局人事教育司综合协调处处长）

李占永（中国中医药出版社有限公司副总编辑）

张岫宇（中国中医药出版社有限公司副总经理）

芮立新（中国中医药出版社有限公司副总编辑）

沈承玲（中国中医药出版社有限公司教材中心主任）

前　言

　　为全面贯彻《中共中央 国务院关于促进中医药传承创新发展的意见》和全国中医药大会精神，落实《国务院办公厅关于加快医学教育创新发展的指导意见》《教育部 国家卫生健康委 国家中医药管理局关于深化医教协同进一步推动中医药教育改革与高质量发展的实施意见》，紧密对接新医科建设对中医药教育改革的新要求和中医药传承创新发展对人才培养的新需求，国家中医药管理局教材办公室（以下简称"教材办"）、中国中医药出版社在国家中医药管理局领导下，在教育部高等学校中医学类、中药学类、中西医结合类专业教学指导委员会及全国中医药行业高等教育规划教材专家指导委员会指导下，对全国中医药行业高等教育"十三五"规划教材进行综合评价，研究制定《全国中医药行业高等教育"十四五"规划教材建设方案》，并全面组织实施。鉴于全国中医药行业主管部门主持编写的全国高等中医药院校规划教材目前已出版十版，为体现其系统性和传承性，本套教材称为第十一版。

　　本套教材建设，坚持问题导向、目标导向、需求导向，结合"十三五"规划教材综合评价中发现的问题和收集的意见建议，对教材建设知识体系、结构安排等进行系统整体优化，进一步加强顶层设计和组织管理，坚持立德树人根本任务，力求构建适应中医药教育教学改革需求的教材体系，更好地服务院校人才培养和学科专业建设，促进中医药教育创新发展。

　　本套教材建设过程中，教材办聘请中医学、中药学、针灸推拿学三个专业的权威专家组成编审专家组，参与主编确定，提出指导意见，审查编写质量。特别是对核心示范教材建设加强了组织管理，成立了专门评价专家组，全程指导教材建设，确保教材质量。

　　本套教材具有以下特点：

　　1.坚持立德树人，融入课程思政内容

　　将党的二十大精神进教材，把立德树人贯穿教材建设全过程、各方面，体现课程思政建设新要求，发挥中医药文化育人优势，促进中医药人文教育与专业教育有机融合，指导学生树立正确世界观、人生观、价值观，帮助学生立大志、明大德、成大才、担大任，坚定信念信心，努力成为堪当民族复兴重任的时代新人。

　　2.优化知识结构，强化中医思维培养

　　在"十三五"规划教材知识架构基础上，进一步整合优化学科知识结构体系，减少不同学科教材间相同知识内容交叉重复，增强教材知识结构的系统性、完整性。强化中医思维培养，突出中医思维在教材编写中的主导作用，注重中医经典内容编写，在《内经》《伤寒论》等经典课程中更加突出重点，同时更加强化经典与临床的融合，增强中医经典的临床运用，帮助学生筑牢中医经典基础，逐步形成中医思维。

3.突出"三基五性",注重内容严谨准确

坚持"以本为本",更加突出教材的"三基五性",即基本知识、基本理论、基本技能,思想性、科学性、先进性、启发性、适用性。注重名词术语统一,概念准确,表述科学严谨,知识点结合完备,内容精炼完整。教材编写综合考虑学科的分化、交叉,既充分体现不同学科自身特点,又注意各学科之间的有机衔接;注重理论与临床实践结合,与医师规范化培训、医师资格考试接轨。

4.强化精品意识,建设行业示范教材

遴选行业权威专家,吸纳一线优秀教师,组建经验丰富、专业精湛、治学严谨、作风扎实的高水平编写团队,将精品意识和质量意识贯穿教材建设始终,严格编审把关,确保教材编写质量。特别是对32门核心示范教材建设,更加强调知识体系架构建设,紧密结合国家精品课程、一流学科、一流专业建设,提高编写标准和要求,着力推出一批高质量的核心示范教材。

5.加强数字化建设,丰富拓展教材内容

为适应新型出版业态,充分借助现代信息技术,在纸质教材基础上,强化数字化教材开发建设,对全国中医药行业教育云平台"医开讲"进行了升级改造,融入了更多更实用的数字化教学素材,如精品视频、复习思考题、AR/VR等,对纸质教材内容进行拓展和延伸,更好地服务教师线上教学和学生线下自主学习,满足中医药教育教学需要。

本套教材的建设,凝聚了全国中医药行业高等教育工作者的集体智慧,体现了中医药行业齐心协力、求真务实、精益求精的工作作风,谨此向有关单位和个人致以衷心的感谢!

尽管所有组织者与编写者竭尽心智,精益求精,本套教材仍有进一步提升空间,敬请广大师生提出宝贵意见和建议,以便不断修订完善。

国家中医药管理局教材办公室

中国中医药出版社有限公司

2023 年 6 月

编写说明

本教材是全国中医药行业高等教育"十四五"规划教材之一。为适应新时期我国中医药行业高等教育改革和培养高质量中医药人才的需要，在国家中医药管理局教材办公室、中国中医药出版社的指导和支持下，由全国30所高等中西医药院校具有丰富教学经验、高级职称的一线教师共同完成本教材的编写工作。

中医基础理论是学习中医药学的入门课程和主干课程。本教材从学科发展、课程建设、中西医临床医学专业发展的需要出发，根据相关专业的培养方案、教学计划、教学大纲要求，以提高中西医临床医学人才专业素质、提高教学质量为根本宗旨进行编写。本教材力求保持中医基础理论的传统性、系统性，也突出学科的特点，展现中西医临床医学的研究成果，适应多样化教学需要，正确把握教学内容和课程体系的改革方向。教材内容和编写体系体现以学生为中心的教学理念，重视学生的素质教育和创新能力与实践能力的培养，为学生知识、能力、素质协调发展创造条件。

本教材编写指导思想是贯彻"以本为本、四个回归"的总要求，坚持问题导向和目标引领，以立德树人为根本，培养德智体美劳全面发展的社会主义建设者和接班人为基本遵循。在总结历版《中医基础理论》教材的编写思路与特点基础上，新版《中医基础理论》教材的编写以"传承精华，守正创新"为原则，以培养高素质、复合型、创新型中医药人才为宗旨。

本教材包含融合出版数字化资源，利用全国中医药行业教育云平台，充分发挥平台在线、便捷、大容量、互动、多种表现形式的特点，拓展教育教学资源，进行了数字化教材资源的编写，包括教学课件、复习思考题等栏目，为教师教学手段的更新服务，为学生素质、知识、能力的协调发展创造条件。

本教材在编写过程中，全体编委树立质量意识、精品意识，精心编撰，字斟句酌，按时完成了编写任务；同时严格遵守国家有关出版法律、法规，恪守学术道德，坚守职业诚信。本教材绪论由战丽彬、邓洋洋、周雯编写，第一章中医学的哲学基础由章文春、章莹、王仁媛编写，第二章藏象由王四平、史俊芳、王琳、余阳、方芳编写，第三章精气血津液由尚晓玲、于东林、隋华、陈曦编写，第四章经络由郑红、李艳、吴筱枫编写，第五章体质由崔姗姗、蒋筱编写，第六章病因由王彤、周丽、徐雪娇、闫颖编写，第七章病机由倪红梅、梁岩、华声瑜、李定祥、陈佳编写，第八章防治原则由贺松其、景玉霞、靖春颖编写。各章分别由副主编修改、统稿，经编委会审定，最后由主编进行修改、统稿、定稿，并由主审王琦审定。

　　本教材不仅可作为高等院校中西医临床医学、中医学、针灸推拿学等专业的本科教学教材，也可作为学生毕业后应用中医学基础知识及参加中医执业医师资格考试、执业中药师资格考试的参考书，亦可供广大医药工作者学习和参考。

《中医基础理论》编委会

2024 年 12 月

目　录

绪 论

【名词术语】

中医学　中医基础理论　整体观念　辨证论治　证候　同病异治　异病同治

中国医药学有数千年的历史，是中国人民在长期的生活、生产与医疗实践中认识生命、维护健康、同疾病作斗争的宝贵经验总结，是我国优秀传统文化的重要组成部分，为中国人民的卫生保健事业和中华民族的繁衍昌盛作出了巨大的贡献。

几千年来，尽管世界上许多国家和民族都有自己的传统医学，但是，由于在认识论和方法论上存在着某些不足，治疗疾病的有效经验不能上升为对临床有指导作用的理论，更无法完成从经验到理论的循环往复，因而阻碍了这些传统医学的发展和提高。唯有中国传统医药学历尽沧桑而不衰，在中国古代哲学思想指导下，经受了长期医疗实践的反复检验并日益完善，形成了独特的医学理论体系，并有效指导临床实践，越来越受到世界各国的重视，为维护和增进全人类健康作出了新的贡献。

第一节　中医学理论体系的形成、发展和创新

医学的理论源于医学的实践，人类在长期同自然界和疾病作斗争的生存竞争中，逐渐积累了大量的医药学经验，随着哲学、文化、科技的不断进步，这些感性的医药学经验不断上升为理性的认识，逐步形成系统的理论，而理论又在医疗实践中不断得到验证和完善，中医学就是这样在不断积累和提升中逐步形成并发展起来的。

一、中医学及其学科属性

中医学是以中医药理论为指导，研究人的生命、健康及疾病的预防、诊断、治疗、康复的医学科学。中医学有着独特的医学理论体系、丰富的临床实践经验和科学的思维方法，是以自然科学知识为主体、与人文社会科学知识相融合的科学知识体系。

任何学科的发展都离不开哲学思想的指导，中医学正是在我国古代哲学思想指导下，以气、阴阳、五行学说来阐述人体的生理病理现象，说明生命的规律，构建了独特的医学理论与实践体系。中医学的研究对象是人，人是自然的产物，生命活动具有生物学的基本特征；另一方面，人不仅是自然人，同时还是社会人，人不可能脱离社会而存在，社会的变化可以影响人的生理、病理和心理过程。因此，中医学不仅具有自然科学的属性，也具有社会科学的属性。除了古代哲学思想外，中医学还融会了当时先进的天文学、气象学、地理学、物候学、农学、生物学、矿物

学、植物学、军事学、数学，以及酿酒技术、冶炼技术等多学科的知识，是多学科交互渗透的产物，是同时代先进科学技术的象征。由此可见，中医学属于自然科学范畴，是与我国传统的人文社会科学有着密切的内在联系的学科，属于东方传统医学。

二、中医学理论体系的形成、发展和创新

中医学理论体系是由中医学的基本概念、基本原理，以及按照中医学的逻辑演绎程序，从基本原理推导出来的科学结论、科学规律而构成的完整的科学理论体系。中医学理论体系是包括理、法、方、药在内的整体，是关于中医学的基本概念、基本原理和基本方法的科学知识体系。中医学受中国古代唯物观和辩证观的深刻影响，系统总结了我国古代长期的医疗实践经验，是以整体观念为主导思想，以气、阴阳、五行学说为哲学基础和思维方法，以脏腑经络及精气血津液为生理病理学基础，以辨证论治为诊治特点的独特的医学理论体系。

（一）中医学理论体系的形成

中医学理论体系形成于春秋战国至两汉时期。《黄帝内经》《难经》《伤寒杂病论》《神农本草经》等医学专著的成书，标志着中医学理论体系的初步形成。

1. 中医学理论体系形成的条件　春秋战国时期，社会急剧变化，政治、经济、文化、科学技术都有显著发展，为中医学理论体系的形成提供了有利的条件和基础。主要有以下几个方面：

（1）医疗实践经验的长期积累　人类自有生产活动以来，就开始了医疗实践活动。根据甲骨文的记载，在公元前21世纪，人们对于疾病的病名就有了认识，如有疾首、疾耳、疾目等，并根据部位的不同分为16种，具有近代医学疾病分科诊治的特征。殷商时期，人们不仅发明了酒及汤药，还应用"毒药"治病。西周时期，对于疾病的认识更加深刻，为部分疾病确立了专门的病名。春秋时期，针灸和药物已是医生最常用的治疗方法。战国时期，扁鹊等专业医生的出现，加速了医学知识的积累，为中医学理论体系的形成奠定了丰富的实践基础。

（2）传统文化的深刻影响　从春秋战国到秦汉时期，中国传统文化快速发展，呈现出"诸子蜂起，百家争鸣"的繁荣景象，形成了儒家、道家、墨家、法家、阴阳家等众多学术流派，从而为中医学理论体系的形成奠定了文化基础。如道家倡导的顺应自然、返朴归真的思想，对中医养生学产生了深刻的影响；儒家提倡的自强不息、仁义精诚的思想，对医生的修身及医德的形成有较大影响；兵家提出修道保法、谋略多变等用兵之道，对中医学治疗原则和方法的建立具有一定影响。尤其是当时推崇的元气论和阴阳、五行学说等哲学思想，对世界的本原和事物运动的普遍规律作了深刻的揭示，构建了中医学理论体系的唯物主义生命观和中医学理论体系的基本框架，使散在、零碎的医疗经验逐步条理化和系统化，形成较为完整的中医学理论体系。

（3）自然科学的相互渗透　战国时期，随着生产水平的提高，天文、历算、物候、农学、植物学、矿物学及冶炼、酿造技术也有诸多创新，这些先进的科学技术对中医学产生了深刻影响，如天文学知识和中医学天人相应整体医学模式的形成，气象学、地理学的相关知识融入中医学的病因学说及治则理论，农学知识与中医药物学的产生和发展等。可见，古代自然科学知识对中医学的高度渗透，为中医学理论体系的形成奠定了科学基础。

2. 中医学理论体系形成的标志　先秦两汉时期相继出现的《黄帝内经》《难经》《伤寒杂病论》《神农本草经》等医学经典著作，分别从中医基础理论、临床辨证、治则治法，以及药物学等方面，为中医学理论体系的发展奠定了坚实的基础。

（1）《黄帝内经》　该书是我国现存医学文献中最早的一部经典著作。其成书年代，一般认

为从春秋战国开始，可能至汉代才完成。该书非一人一时之作，而是由众多医家的医疗理论和实践经验编纂而成。全书分为《素问》《灵枢》两部分，共162篇，系统地阐述了人体的结构、生理、病理，以及对疾病的诊断、治疗和养生等问题。其主要内容包括阴阳、五行、藏象、经络、病因、病机、诊法、治则及针灸、汤液等，其中许多内容已大大超越了当时世界的水平。在形态学方面，关于人体骨骼、血脉的长度，内脏器官的大小和容量等的记载，基本上是符合实际情况的；在生理学方面，提出"诸血者皆属于心""心主身之血脉"，已认识到血液在体内是"流行不止，环周不休"的，而心是血液运行的中心环节。它在阐述医学理论的同时，对哲学领域中一系列重大问题，诸如气的概念、天人关系、形神关系等进行了深入的探讨，丰富和发展了哲学理论。《黄帝内经》总结了春秋、战国及秦汉时期的医疗经验和学术理论，确立了中医学独特的理论体系，成为中国医药学发展的基础，对后世中医学的发展产生了重大而深远的影响。

（2）《难经》　全书共有81个问答，故又称《八十一难》。该书相传系秦越人所作，以问答的方式阐述了人体的结构、生理、病因、病机、诊断、治则和治法等，并对三焦和命门学说、奇经八脉理论，以及虚则补其母、实则泻其子等治疗原则有所创见，尤其在脉诊和针灸治疗等方面有重大发展，补充了《黄帝内经》之不足，承前启后，对指导临床诊疗实践具有重要的作用。

（3）《伤寒杂病论》　东汉末年著名医家张仲景，在《黄帝内经》《难经》的基础上，进一步继承前人的医学成就，并结合自己的临证经验，写成了我国第一部成功运用辨证论治的专著。该书提出对外感疾病用六经辨证、对内伤杂病用脏腑辨证，从而确立了中医临床医学的辨证论治体系和理、法、方、药的运用原则，为后世临床医学的发展奠定了良好的基础。该书经晋代医家王叔和编纂整理，分为《伤寒论》与《金匮要略》两书。

（4）《神农本草经》　成书于汉代，托名神农所著，为我国第一部药物学专著。书中收载药物365种，系统地总结了汉代及汉以前的药物学理论知识。该书根据养生、治疗和有毒无毒，将药物分为上、中、下三品，根据功效分为寒、凉、温、热四性及酸、苦、甘、辛、咸五味，并提出单行、相须、相使、相畏、相恶、相反、相杀的"七情和合"等药物配伍理论，为后世中药学理论体系的形成和发展奠定了基础。

总之，在这段时期，中医学在人体的生理、病因病机、诊法、辨证、治则治法、中药方剂等方面都有了相对完整的理论体系，为后世临床医学的迅猛发展奠定了良好的基础。

（二）中医学理论体系的发展和创新

随着社会的发展和科学技术的进步，特别是医学理论不断创新，诊疗技术不断提高，中医学在汉代以后进入了全面发展时期。具体可分为4个时期。

1. 魏晋隋唐时期　这一时期的特点是丰富的临床医疗实践经验使中医学理论体系得到充实和系统化，出现了一批专科性著作，特别是经络理论、脉学理论和病机学说均有了较大的发展。

晋·皇甫谧著《针灸甲乙经》，是我国现存最早的针灸学专著。该书对经络学说进行了深入探讨，系统论述了藏象、经络、腧穴、标本、九针、刺法、诊法、病证、治法等内容，建立并完善了经络、腧穴和针灸治疗的理论和方法，对后世针灸学的发展产生了重要影响。晋·王叔和著《脉经》，是我国现存最早的脉学专著。该书首次从理论到临床对中医脉学进行了全面研究：提倡"寸口诊法"，明确了寸、关、尺三部脉位分候脏腑；描绘了浮、芤、洪、滑、数、促、弦、紧等24种病脉的脉象形态及其所主病证，从而奠定了脉学理论与方法的系统化和规范化基础。《肘后备急方》（原名《肘后救卒方》），晋·葛洪著，成书于东晋时期，为中医学第一部临床急症著作。本书对外感热病、传染性疾病、皮肤病、疮疡外科及骨伤科病的论述，反映了当时临床医学的进步。书中有"青蒿一握，以水二升渍，绞取汁，尽服之"以治疗寒热病及各种疟疾的记载，屠呦呦受此启发成功提取了青蒿素，为全世界防治疟疾作出了重大贡献，并获得2015年度诺贝尔生理学或医学奖。隋·巢元方著《诸病源候论》，是我国第一部论述病因病机与证候学的专著。该书详细论述了内、外、妇、儿、五官、皮肤等诸科病证的病因、病机和症状，尤重于病源的研究，对后世病因病机学的发展有很大影响。唐·孙思邈著《备急千金要方》和《千金翼方》，是我国较早的医学百科全书，详述了唐以前的医学理论、方剂、诊法、治法、食养等，代表了盛唐医学的先进水平和成就；孙思邈提出的医生在医德方面"大医精诚"的要求和所要达到的境界，可谓开中国医学伦理学之先河。

2. 宋金元时期 这一时期的特点是医学发展迅速且流派纷呈，建树较多，对后世医学的发展影响很大。许多医家在继承前人已有成就的基础上结合自己的实践经验有所创新，提出了许多独到的见解，从而使中医学术有了新的突破。

宋·钱乙著《小儿药证直诀》，详细论述了小儿生理、病理特点，开创脏腑证治之先河，对后世影响较大。宋·陈无择著《三因极一病证方论》，简称《三因方》。全书共18卷，提出了著名的"三因学说"，将病因归纳为三大类：外感六淫为外因，七情内伤为内因，饮食饥饱、呼叫伤气、虫兽所伤、中毒金疮、跌损压溺伤等为不内外因。陈无择的"三因学说"是对宋代以前病因理论的总结，对其后病因学的发展产生了极为深远的影响。

在金元时期，产生了颇具盛名的以刘完素、张从正、李杲、朱震亨为代表的四大医家，为中医学理论的发展做出了重要贡献，后人尊称为"金元四大家"。刘完素，字守真，创河间学派（后人尊称刘河间），倡导火热论。他受运气学说的影响，强调"六气皆从火化""五志过极皆能生火"，因而对火热病机多有阐发，治病多用寒凉药，被后世医家尊称为"主火派""寒凉派"。其代表作有《素问玄机原病式》《素问病机气宜保命集》等。张从正，字子和，号戴人，师从刘完素，主张"六气"致病，病由邪生，"邪去则正安"，因而倡导以汗、吐、下三法攻邪而祛病，被后世医家尊称为"攻邪派"。其代表作为《儒门事亲》。李杲，字明之，号东垣老人，师从易水学派的创始人张元素（字洁古），在《黄帝内经》"以胃气为本"的理论指导下，继承并发展了张元素重视脾胃的学术思想，提出"内伤脾胃，百病由生"之论点，善用温补脾胃之法，被后世医家尊称为"补土派"。其代表作有《脾胃论》《内外伤辨惑论》等。朱震亨，字彦修，号丹溪翁，传河间之学，创造性地阐明了相火的常变规律。他最著名的学术思想是倡导"相火论"，谓"阳常有余，阴常不足"，主张滋阴降火，对"相火"学说多有发挥，被后世医家尊称为"养阴派"。其代表作为《格致余论》。另外，他还集河间、东垣与从正之学，善治杂病，创见颇多。他提出"郁证"问题，认为气血流畅则百病不生，一有郁滞则诸病生焉，故治当解郁；还认为"痰"是重要的致病因素，提出"百病多因痰作祟"之说，因而治当化痰。金元四大家师古而不泥古，在继承前人的基础上各有创见，从不同角度丰富和发展了中医学理论。

3. 明清时期 这一时期是中医学术发展的重要时期：一是整理已有的医学成就和临证经验，编撰了门类繁多的医学全书、类书、丛书及经典医籍的注释等；二是在医学理论和方法上出现了具有重大意义的创新和发明。

这一时期集其大成的著作颇多。如明·楼英所著《医学纲目》和王肯堂所著《证治准绳》，论述了中医基础理论及临床各科证治要略。明·李时珍所著《本草纲目》是一部举世闻名的药物学巨著。清代政府组织编写的《医宗金鉴》《四库全书·子部》等综合性医学著作，进一步完善了中医学理论体系。尤其是清·陈梦雷主编的《古今图书集成·医部全录》对中医历代的论述举其要者，按书目罗列，条理清晰，为后世学习中医者提供了极大的方便。

明代命门学说的产生，为中医学的藏象理论增添了新的内容。明·张介宾的《景岳全书》和赵献可的《医贯》中认为，命门寓有阴阳水火，为脏腑阴阳之根本，是调控全身阴阳的枢纽，强调温补肾阳和滋养肾阴在养生、防病中的重要意义。明·李中梓则提出了"肾为先天之本，脾为后天之本"和"乙癸同源"等见解，主张治疗疾病当固先、后天之本。清·王清任著《医林改错》，注重实证研究，纠正了古医籍中某些解剖知识的错误，并发展了瘀血理论及血瘀病证的治疗方法。上述医家为中医学理论特别是藏象学说的发展做出了新的贡献，对临床各科的发展产生了较大影响，至今仍有重要的指导意义。

温病学说的形成和发展，标志着中医学理论的创新与突破。温病学说起源于《黄帝内经》《难经》及《伤寒杂病论》，后经历代医家的不断补充和发展，至明清臻于成熟。明·吴又可著《温疫论》，阐述了温疫和温病的病因、病邪入侵途径，创立了"戾气"学说，认为"温疫"的病因"非风，非寒，非暑，非湿，乃天地间别有一种异气所感"，"温疫"的传染途径是从口鼻而入，并提出了治疗见解，为温病学说的形成奠定了基础。清·叶天士著《外感温热论》，创立了卫气营血理论的辨证纲领，对温病学的发展起着承前启后的作用。清·薛生白著《湿热病篇》，提出"湿热之病，不独与伤寒不同，且与温病大异"的独到见解。清·吴鞠通著《温病条辨》，创立了三焦辨证，并发展了三焦湿热病机和临床湿温病辨证规律。清·王孟英著《温热经纬》等，系统地总结了明、清时期有关外感传染性热病的发病规律，突破了"温病不越伤寒"的传统观念，创立了以卫气营血和三焦为核心的温热病辨证论治法则，从而使温热病学在病因、病机及辨证论治等方面形成了较为完整的理论体系。

4. 近代和现代　鸦片战争以后，西方文化和科技传入我国，中西文化出现了大碰撞，传统中医面临着巨大挑战，中医学理论的发展呈现出新旧并存的趋势：一是中西医两种医学体系的长期论争，产生了中西医汇通和中医科学化的思潮，出现了唐宗海、朱沛文、恽铁樵、张锡纯等具有近代科学思想的人物，提倡既要坚持中医学之所长，又要学习西医学先进之处，试图将中西医学术加以汇通，从理论到临床提出了一些汇通中西医的见解，如张锡纯所著的《医学衷中参西录》，是中西汇通的代表作；二是继续收集和整理前人的学术成果，如20世纪30年代，曹炳章主编的《中国医学大成》，是一部集128种从魏、晋至明、清历代重要中医学著作之汇编，堪称一部集古今中医学大成的巨著。

中华人民共和国成立以后，党和政府制订了中医政策，强调"中西并重""发展现代医药和传统医药""实现中医现代化"。中医药事业蓬勃发展，无论是在中医学理论的发掘、整理、继承方面，还是在应用现代科学技术研究中医学理论方面，都取得了较大进展，临床诊治水平也显著提高。主要表现在：一是大力发展中医药教育，通过多模式、多途径培养中医药人才；二是积极倡导中西医结合，合理吸收、采纳西医学的研究成果；三是提倡用现代多学科方法研究中医，并在诸多方面取得较大进展。随着生命科学的发展，中医学正在与生物信息、细胞分子、基因组及蛋白组学等前沿学科有机衔接，进一步揭示生命的本质，为人类健康事业不断作出新的贡献。

第二节　中医学理论体系的基本特点

中医学是在古代的唯物论和辩证法思想指导下，从"天人合一"的整体角度观察生命、健康、疾病问题；在临床诊治疾病的过程中，通过四诊收集临床资料，探求病因病机，以确立治则治法，这种辨证思维的过程就是辨证论治。因此，中医学理论体系有两个基本特点：一是整体观念，二是辨证论治。

一、整体观念

所谓整体，即完整性和统一性，是指事物是一个整体，事物内部是相互联系密不可分的，事物和事物之间是密切联系的。

整体观念是中医学认识自身以及人与环境联系性和统一性的学术思想。整体观念主要体现在两个方面：一是人体是一个有机整体；二是人与自然、社会环境存在统一性。这种整体观念贯穿于中医学的生理、病理、诊断、辨证、养生、防治等各个方面，在中医学基础理论和临床实践中发挥着重要的指导作用。

（一）人体是一个有机的整体

中医学认为，人是由若干脏腑、形体、官窍构成的有机整体，在生理上相互协调，在病理上相互影响，因此，诊断和治疗疾病时也必须从整体出发来考虑问题。

1.生理的整体性　就生理而言，人体是一个有机整体主要体现在两个方面：一是结构和功能上的"五脏一体观"；二是精神和形体上的"形神一体观"。

中医学认为人体是一个以心为主宰、五脏为中心的有机整体。人体由五脏（心、肝、脾、肺、肾）、六腑（胆、胃、小肠、大肠、膀胱、三焦）、形体（皮、脉、肉、筋、骨）、官窍（目、舌、口、鼻、耳、前阴、后阴）构成。每一脏、一腑、一体、一窍等，通过经络系统"内属于脏腑，外络于肢节"的连接作用，构成了心、肝、脾、肺、肾五个生理系统，亦称为"五脏系统"。这五大系统各有不同的生理功能，但相互联系，协调合作，共同完成人体的生理活动过程。同时，脏腑的功能活动要依赖精、气、血、津液的营养和支持，这些都是构成人体及维持人体生命活动的基本物质，而精、气、血、津液的生成、运行和输布等，又要依赖有关脏腑的功能活动。这种以五脏为中心的结构与功能相统一的整体性，称为"五脏一体观"。人体的正常生理活动，一方面需要各个脏腑发挥正常的生理功能，另一方面还需要脏腑之间能相辅相成或相反相成，维持其生理活动的协调平衡。如脾系统中，脾与胃相表里，脾在体合肉、主四肢、开窍于口、其华在唇；脾在五行属土，肺在五行属金，肝在五行属木；在生理关系上，脾土可以生肺金，肝木则可以疏脾土。其他脏腑亦是如此。又如人体对于水液的吸收、输布和排泄，亦是通过脾、肺、肾、肝、胃、三焦、小肠、大肠等脏腑的分工合作、相互协调来完成的。由于人体各脏腑之间的关系极为复杂，中医学借助于阴阳学说，宏观地来说明各脏腑之间相互制约、消长和转化所维持的相对的动态平衡，用五行学说来说明脏腑之间生中有克、克中有生的关系，对于维持机体相辅相成、制约调控的整体关系有重要意义。这种动态平衡观、制约调控观不仅对中医生理学的发展有重要意义，且对现代生理学之发展亦将有开阔思路的启迪意义。

中医学还强调在生命活动过程中的"形神一体观"。形，指人体的形体，包括构成人体的脏腑、经络、五体和官窍的形体结构及精、气、血、津液等生命物质；神，广义的神是指整个人体生命活动，狭义的神是指精神、意识、思维活动。"形神一体观"指的是具有物质结构特征的形体和包括精神意识思维活动在内的人体生命活动特征的神的统一性。"形"是"神"进行功能活动的物质基础，"神"具有能统驭"形"的作用。"形神一体观"强调结构和功能的一体、物质和能量的一体，二者相互依存，不可分离，是生命的保证。无"神"则"形"无以存，无"形"则"神"无以生，只有"形神一体"，相辅相成，生命活动才能旺盛。

2.病理的整体性　中医学不仅从整体上探讨人体的生理活动的基本规律，而且在分析疾病的发生、发展和变化规律时，也从整体出发去分析局部病变的整体反应，把局部与整体统一起来，既重视局部病变与其相关内在脏腑之联系，更强调该病变与其他脏腑之间的相互影响。如肝的疏泄功能失常时，不仅肝脏本身出现病变，而且常影响到脾的运化功能而出现脘腹胀满、不思饮食、腹痛腹泻等症，也可影响肺气的宣发肃降而见喘咳，还可影响心神而见烦躁不安或抑郁不乐，影响心血的运行而见胸部疼痛。所以中医学的病理整体观，主要体现在脏与脏、腑与腑、脏与腑、脏腑与形体官窍之间疾病的相互影响和相互传变。

由于人体又是形神统一的整体，生理上形神一体，在病理上也是相互影响的。形体的病变，包括精、气、血、津液的病变，可引起神的失常；而精神、情志的失常，也能损伤形体而出现精、气、血、津液的病变。

3. 诊断的整体性　中医诊察疾病，其主要理论根据是"有诸内，必形诸外"（《孟子·告子下》）。《灵枢·本脏》说："视其外应，以知其内脏，则知所病矣。"由于机体各脏腑、组织、器官在生理、病理上的相互联系和影响，这就决定了可以通过五官、形体、色脉等外在的异常表现，由表及里地了解和推断内脏之病变，从而作出正确的诊断。以舌诊为例，舌体通过经络的循行直接或间接地与五脏相通，故人体内部脏腑气血的盛衰和疾病的轻重顺逆等都可以反映于舌，所以察舌可以测知内脏之病理状态。其他如望色、切脉等诊察方法，之所以能诊断人体内在病变的寒热虚实，其道理是相似的。

4. 治疗的整体性　整体观念也贯穿在临床治疗当中，对于局部病变，要注意与其他脏腑组织之间的联系，常常须从整体着手，采用相应的整体调理方法。《素问·阴阳应象大论》所说的"从阴引阳，从阳引阴，以右治左，以左治右"，《灵枢·终始》所说的"病在上者下取之，病在下者高取之"等，都是在整体观念指导下确定的治疗原则。耳病治肾、鼻病治肺、目病治肝，以及脾病从肝论治、肺病从肾论治等，则是整体观念在治法上的具体体现。

人体是形神统一的整体，形弱则神衰，形病则可引起神病，神病亦可致形病，故历代医家在诊治疾病和养生防病中强调形神共养、形神共调，使形健而神旺；又要恬淡虚无，怡畅情志以养神，使神清而形健。

（二）人与外环境的统一性

人类生活在自然界中，自然环境的各种变化可直接或间接地影响人体，人体也发生着相应的变化；同时人又是社会的组成部分，社会因素对人体的影响也不容忽视。因此，人与外环境的统一性，体现在人与自然环境的统一性和人与社会环境的统一性两方面。

1. 人与自然环境的统一性　人类生活在自然界中，自然界存在着许多人类赖以生存的必要条件，如阳光、空气、水、土壤等。当自然环境发生变化，其相关因素又可直接或间接地影响人体的生命活动。这种人与自然息息相关，对自然的依存与适应关系就称为"天人相应"。人与自然界的统一性，主要表现在如下方面。

（1）自然环境对人体生理的影响　自然界四时气候有春温、夏热、秋凉、冬寒的变化规律，而万物顺应这一规律则有春生、夏长、秋收、冬藏的变化过程，人体的生理活动也会随之进行适应性的调节。盛夏天气炎热，人体气血运行流畅，阳气旺盛，脉象多浮大，皮肤腠理开张，津液外出而多汗；隆冬天气严寒，人体气血运行稍缓，阳气偏衰，脉象多沉小，皮肤腠理致密，津液趋下而多尿。这种适应性的生理变化，既维持了人的恒定体温，也反映了冬夏不同季节与人体气血运行和津液代谢的密切关系。现代运用脉象仪，对人体一年四季的脉象进行跟踪观察，也发现了脉象的四季变化情况。这些充分说明了人体生理活动受到四季气候变化的影响。

一日之中昼夜 24 小时的变化，人体的气血阴阳也随之产生相应的消长变化，正如《灵枢·顺气一日分为四时》所说："朝则为春，日中为夏，日入为秋，夜半为冬。"白天人体的阳气多趋于表，脏腑的功能活动比较活跃；夜晚人体的阳气多趋于里，人就需要休息和睡眠。这说明人体生理上确实存在着昼夜阴阳消长节律。这种昼夜的阴阳消长变化，对病情的发展亦有一定的影响。

地理环境的不同，由于气候、土质和水质的不同，对人体也会产生不同的影响。如东南地势平坦，气候温暖潮湿，人体腠理较疏松，体格多瘦弱；西北海拔较高，气候寒冷干燥，人体腠理较致密，体格多壮实。现代群体体质调查也表明，南北方、高低纬度之间，人群的体质存在着明显差异，故有"一方水土养一方人"之说。一旦易地而居，许多人便会感到不适应，有的会因此而生病，习惯上称"水土不服"；但经过一段时间，大多数人是能够适应的。所以说人对生存环境的适应不是消极的、被动的，而是积极的、主动的，能利用自然为人类服务。

（2）自然环境对人体病理的影响　在四时气候的变化中，随着季节的不同，常可发生一些季节性的多发病，或时令性的流行病。一般来说，春季多风病，夏季多暑病，长夏季节多发泄泻，秋季多发燥病，冬季则多发寒病。还有些年老体弱或慢性病患者，因适应能力差，往往在气候剧变或季节交替之际而导致旧病复发或病情加重。

在一天之内，昼夜的阴阳消长变化对病情的发展亦有一定的影响。一般疾病，大多是白天病情较轻，夜晚较重。这是由于早晨、中午、黄昏、夜半，人体的阳气存在着生、长、收、藏的变化，因而病情亦随之而有慧、安、加、甚等变化。

（3）自然环境对诊治的影响　中医学要求在临床诊断疾病时，必须运用四诊方法，判断疾病的原因、部位、性质，结合四时气候、地方水土、生活习惯、性情好恶、体质强弱、年龄性别、职业特点等，综合地研究，才能做出正确的诊断结论。

中医学在养生防病中，要顺应四时气候变化的规律，"法于四时""四气调神""春夏养阳，秋冬养阴"，以与自然环境保持协调统一，使精神内守，形体强壮。在气候变化剧烈或急骤时，做到"虚邪贼风，避之有时"，防止病邪侵犯人体而发病。在治疗疾病时，要做到"必先岁气，无伐天和"，充分了解气候变化的规律，并根据不同的气候和地理特点来考虑治疗用药。

2. 人和社会环境的统一性　人生活在错综复杂的社会环境中，不可避免地会受到社会政治、经济、文化、法律、生活方式、人际关系等多方面因素的干扰。社会的变迁、安定与动荡，以及个人地位的转换、经济条件的变化等，都直接或间接地影响着人体的健康与疾病。因此，中医学非常重视人与社会环境的和谐统一。

（1）社会环境对人体生理的影响　一般来说，良好的社会环境、有力的社会支持、融洽的人际关系，可使人精神振奋，勇于进取，有利于身心健康；而不利的社会环境，可使人精神压抑或紧张、恐惧，从而影响身心功能，危害身心健康。政治、经济地位过高易使人骄傲、霸道、目空一切，地位低下则使人产生自卑心理和颓丧情绪，从而影响人体脏腑功能和气血的流通。

（2）社会环境对人体病理的影响　社会地位、经济状况的剧烈变化，突发事件的产生，常可导致人精神、情志的不稳定，从而影响人体脏腑精气的功能而导致某些身心疾病的发生，也可使某些原发疾病如冠心病、高血压、肝炎、糖尿病等恶化，甚至死亡。因此，社会安定，人的生活有规律，抵抗力强，人们生病较少较轻，寿命也较长；社会动乱，人的生活不规律，抵抗力下降，各种疾病都容易发生，人们生病较多较重，死亡率也高。

（3）社会环境与疾病防治的关系　由于社会环境的改变主要通过影响人体的精神情志而对人体产生影响，因此在预防和治疗疾病时，必须充分考虑到社会因素对人体身心功能的影响，创造良好的社会氛围，维持身心健康，促进疾病向好的方向转化。

二、辨证论治

辨证论治，是中医学认识疾病和治疗疾病的基本原则，包括辨证和论治两个阶段，辨证是论治的依据和前提，论治是检验辨证正确与否的手段和方法。辨证论治，主要在于分析和辨别证候，讨论和确定治疗原则和方法，是理论和实践紧密结合的集中体现。

（一）病、症、证的区别及联系

1. 病、症、证的区别　病，即疾病。指致病邪气作用于人体，人体正气与之抗争而引起机体的阴阳失调、脏腑组织损伤、生理功能障碍的生命异常过程。疾病是有一定的病因、发病形式、病机、发展规律和转归的一种完整的过程。具体表现为若干特定的症状、体征，以及疾病某阶段的相应证候。如感冒、痢疾、疟疾、麻疹、哮喘和中风等。

症，即症状和体征的总称，是疾病过程中表现出的个别、孤立的现象，可以是患者异常的主观感觉或行为表现，如恶寒发热、恶心呕吐、烦躁易怒等（称症状），也可以是医生检查患者时发现的异常征象，如舌苔、脉象等（称体征）。任何疾病的发生和发展，总是通过一定的症状和体征而表现出来，故中医学认为疾病的临床表现以症状和体征为基本要素，是反映疾病或证候的组成部分。

证，是疾病过程中一定阶段的病位、病因、病性、病势及机体抗病能力的强弱等本质有机联系的反应状态。证候表现为临床可被观察到的症状与体征等，一般由一组相对固定的、有内在联系的、能揭示疾病某一阶段或某一类型病理本质的症状和体征构成。证能够反映疾病发展过程中某一阶段病理变化的本质，因而它比症状能更全面、更深刻、更准确地揭示疾病的本质。

2. 病、症、证的联系　病、症、证三者既有区别又有联系，均统一体现于病理变化之中。病是正邪斗争、阴阳失调的连续的全过程；症状仅仅是疾病过程中的个别表象，是构成病和证的基本要素；证则是疾病某阶段的病理变化本质的反映。证能将症状与疾病联系起来，从而能够揭示症状与疾病之间的内在联系，有益于对疾病过程的深入认识。

（二）辨证论治及其临床应用

1. 辨证论治的含义　辨证论治是中医学诊治疾病的基本理论与思维方法，即根据中医理论，分析四诊获得的临床资料，明确病变的本质，拟定治则治法。

所谓辨证，是在认识疾病的过程中确定证候的思维和实践过程，即将四诊（望、闻、问、切）所收集的资料，包括症状和体征，运用中医学理论进行分析、综合，辨清疾病的原因、性质、部位，以及邪正之间的关系，概括、判断为某种性质的证候的过程。所谓论治，是在辨证思维得出证候诊断基础上，确定相应的治则和治法，选择适当的治疗手段和方法来处理疾病的思维和实践过程。辨证是决定治疗的前提和依据，论治则是解决疾病的手段和方法，通过辨证论治的实际效果，可以检验辨证论治的正确与否。所以辨证论治的过程，就是认识疾病和解决疾病的过程，辨证与论治是中医诊治疾病过程中相互联系、不可分割的两个方面，是理论与实践相结合的体现，是指导中医临床理法方药具体运用的基本原则。

2. 辨证与辨病的关系　辨证与辨病，都是认识疾病的思维过程。辨证是对证候种类的分析和辨认，辨病是对疾病种类的分析和辨认。辨病是为了从邪正斗争的角度把握疾病的总体规律；辨证是为了辨别在特定时空条件下疾病的病理本质，即确定证型，从而根据证候来确立治法，据法处方以治疗疾病。

辨证论治在临床中的运用是体现出能够辩证地看待病与证的关系，既注意到一种病可出现多种证候，又考虑到不同的病也可出现相同性质的证候，因而在诊治疾病时就有"同病异治"和"异病同治"两种方法。

同病异治，是指同一疾病，由于发病的时间、地域不同，或处于疾病的不同阶段，或患者的体质差异，可出现不同的证候，因而治法就不一样。以感冒病为例，暑季感冒，多由感受暑湿邪气所致，故其治疗常需应用芳香化浊药物，以祛除暑湿。其他季节的感冒可表现为风寒、风热、风燥、气虚等不同的证候，所以就有辛温解表、辛凉解表、辛润解表、益气解表等相应的治法。又如在麻疹发病初起，麻疹未透，治宜发表透疹；疾病中期肺热壅盛，则常需清解肺热；疾病后期则多为余热未尽，肺胃阴伤，则又须以养阴清热为主。

异病同治，是指不同的疾病，在其发展过程中，由于出现了相同的病机和相同的证，因而也可采用相同的方法治疗。如久痢脱肛、子宫下垂是不同的病，但如果均表现为中气下陷证候，就都可以用补气升提的方法进行治疗。如痢疾和黄疸是两种不同的疾病，但在发展过程中都可以表现为湿热证或寒湿证，就都可以采用清利湿热或温化寒湿的方法来治疗。

中医学的辨证论治、辨病论治、辨症论治是同时存在的。临床上绝大多数的疾病，在辨病之后必须辨证才能辨清疾病复杂的病理本质，才能确定治则治法。对于比较简单的疾病，如某些皮肤科疾病，如湿疹、水痘，外科的肠痈，内科的疟疾、痢疾等，可用一方一药治疗，即辨病论治。有时也可以针对单个症状进行处理，即辨症论治。辨证论治是中医学治病方法的主流，辨病论治、辨症论治是对辨证论治的补充。

辨证论治的精神实质就是"证同治亦同，证异治亦异"。也就是说，中医治病更注重的是证的异同，其次才是病的异同。要发扬中医学辨证论治的特色，提高临床诊治水平，提高辨证的准确率，必须坚持辨病与辨证相结合的诊治思路。

总之，整体观念和辨证论治是中医临床诊治疾病过程中两个重要的思维方法和诊治原则，整体观念贯穿于诊治过程的始终，辨证论治则要求从整体出发。因此，整体观念和辨证论治就构成中医学理论体系的两个最基本特点。

第三节　中医学的主要思维方式

中医原创思维模式是中医学认识自然生命现象，解决医疗实践问题的开拓性、特有的、创造性的思维方式，是植根于中国传统文化、体现中医药本质与特色、相对稳定的思维模式和方法，是在中医自然科学和哲学的背景条件下，对人体生命、健康与疾病认知与实践的根本思维方式。掌握和运用中医原创思维，对于中医学理论体系和临床实践活动，具有重要的指导意义和应用价值，对当代和未来中医学领域的科学研究和创新发展具有极其重要的启示和促进作用。

一、象思维

"象"在中国传统文化中，主要有物象和意象两层意思，是事物表达于外的客观现象以及主观感知的体悟。物象思维，即形象思维，主要采取观察法，用直观形象和表象分析解决问题的思维方式。通过对客观事物的直接接触而获得的感性认识，常常是人们在实践中对客观事物的直接、生动的直觉反映。如《圣济经》说："见乃谓之象，物生而可见是谓有象。"意象思维，是在形象思维的基础上，运用概念、判断、演绎、推理等方法，从具体事物或现象进行抽象的思维方式。从众多不同事物的形象、现象、表象中"去粗取精、去伪存真、由此及彼、由表及里"地进行提炼，抽取事物的本质，舍弃非本质的特征，即《易传·系辞上》所说的"立象以尽意"。又如《周易·系辞》谓："夫象，圣人有以见天下之赜，而拟诸其形容，象其物宜，是故谓之象。"

象思维贯穿于中医学实践的整个过程中，是中医学获取知识、经验的重要方法，不仅要取人体的外在形象、征象，还通过获取天地之中的天象、地象、物象等运动规律，由表知里，领悟人体生命活动的内在生理病理之象。如自然界春季属木，阳气升发，草木枝叶条畅，而肝的疏泄功能主升散，性喜条达舒畅，与春之木气相像，故将肝归属于木。再如中医审察自然界的天象、气象（气候）、物象（物候），结合人体的藏象、舌象、脉象、病象（证候）等变化，据此来推测自然气化可能对人体产生的影响，分析人体病象、舌象、脉象来判断内在的病情。其整个过程就是当认识主体在获得"象"的信息后，在"有诸内必形于外"思想的影响下，从物象到意象，司外揣内，推测内在脏腑功能的变化。如《素问·评热病论》言："视其外应，以知其内脏，则知所病矣。"中医学通过援物比类、象征方式演绎推理，以"象"悟"类"，从而把握对象的世界联系，同时带有对未知的预测性，如《素问·五脏生成》提出："五脏之象，可以类推。"取五脏之象，以五行分类，推导其规律，这是中医学具有的创造性思维。中医学在认识病因时，把人体疾病过程中表现出来的症状和体征与自然界中的某些事物和现象进行类比推理，形成了独具特色的病因理论。如风具有轻扬向上、善动不居的特性，人体的病理变化中出现的肢体关节游走性疼痛、皮肤瘙痒无定处、头痛汗出、抽搐等，皆属风邪为患，治疗时应采用祛风的方法。

象思维是中医的根本特色，是中医诊疗过程中不可或缺的认知方式。中医象思维内涵极其丰富，包含脉象（如弦、浮、沉、滑、洪、细等），舌象（如舌质：淡、红；舌苔：白、黄、腻），面象（如面色：晦暗、萎黄等），体象（如寒：发抖、手足冰冷等反映寒象；热：痤疮、眼涩等反映热象；虚：自汗、手脚心热等反映阴虚象；实：面垢油光等反映实象），腹象（如腹满、腹胀、腹痛，饮食或饮水时得热则缓的腹寒象，喜/恶按的腹虚/实象），脏腑之象（居于内而形于外，如心主血、主汗、主笑、藏神、开窍于舌、其华在面），经络之象（手足三阴经、三阳经解释人体部位之病象），气血之象（如充足、虚弱），津液之象（如充足、亏虚）等有形的象思维，以及阴阳之象（用阴阳解释人体的寒热、虚实、升降等表现），五行之象（以五行之特性及其生克关系说明五脏之功能，如木性生发条达，肝性喜条达）等象思维。这些象思维都是中医人在漫长的临床实践过程中积累起来的，成为中医文化的灵魂。

二、形神一体的系统思维

"形神"概念既是一对重要的哲学概念，也是中医学生命观的基本内容，是中国古代哲学文化背景下对生命和谐延续的描述，二者的关系是一种重要的哲学思考。荀子认为，形是神的物质基础，神依赖于形，有了形体才会产生心理活动，提出了"形具而神生"的观点。《淮南子》在形神问题上提出"神主形从"说，认为神是形之君，形是受神主宰的，这全面体现了形和神的辩证统一，形神相须，形神一体，不可分离。中医学形神合一观体现了系统思维，对认识人体生命活动、疾病诊治与康复，以及养生保健等具有重要指导意义。

1. 形神构成　形，是事物的形体、形状、形质、形器、形象。中医学中的形，主要指形体及生命物质，如《灵枢·经水》说："若夫八尺之士，皮肉在此，外可度量切循而得之，其死可解剖而视之。其脏之坚脆，腑之大小，谷之多少，脉之长短，血之清浊，气之多少……皆有大数。"说明人体是一个实实在在的个体，其有大小、硬度、颜色，可视亦可及。中医的"形"包括容貌、形体、舌形、脏腑、经络、官窍、四肢、精血津液等。这些形的内容都为中医的诊疗提供信息，故也成为中医思维模式的内涵之一。

神的概念内涵十分广泛，包括自然规律、变化莫测、神采气色、聪明智慧、巧妙高明、精神活动、意识思维等。如《周易·系辞》说："阴阳不测之谓神。"但"形神一体"的"神"主要指生命活动的一切表现以及思维活动。中医学认为，人体是形和神的统一体，即"形与神俱"。如《素问·上古天真论》认为："故能形与神俱，而尽终其天年，度百岁而去。"生命体的构成及其生长壮老的过程，即形与神变化的外在表现。人之所以不同于其他生物，除形体外，更为重要的是有"神"。

2. 形神体用　体用指本体和作用。一般认为，"体"是内在、本质、本体，"用"是外在、表象、作用。形为神之体，神依附于形体，神不能离开形体而独立存在。神为形之用，神为生命活动的主宰，具有支配形体的生理功能以及感觉运动等作用。如《类经·针刺类》所说，"形者神之体，神者形之用"，形神关系至密，不可分割，相辅相成。在临床实践中，形体疾病可导致精神活动的异常。如中风、头痛、消渴等，常伴有健忘、失眠、焦虑、抑郁等症状。故善治形体疾病者，应同时调摄精神。反之，异常的精神、情志变化皆可导致形体病变，如《素问·疏五过论》说："凡欲诊病者，必问饮食居处，暴乐暴苦，始乐后苦，皆伤精气。精气竭绝，形体毁沮。"故调神的同时，亦应纠正形体异常。

3. 形神存亡　从人体发生学而论，形生而神具。《灵枢·天年》说："血气已和，营卫已通，五脏已成，神气舍心，魂魄毕具，乃成为人。"在气血营卫、脏腑经络等形体生成的基础上，人体生命活动乃至精神活动随之而生。神由形而出，神寄形为用。没有脱离形的神，也没有脱离神的形。形体存在，精神方存在，形体衰亡，精神亦毁灭。如《史记·太史公自序》说："神大用则竭，形大劳则敝，形神离则死……由是观之，神者生之本也，形者生之具也。"中医学认为神对形具有依附性，神不能离开形体而独立存在，只有依附于形体才能产生正常的思维功能。形坏则神去，神去则形死。如《中藏经·论小肠虚实寒热生死逆顺脉证之法》所说："其脏周密而不伤，伤则神去，神去则身死矣。"形体死亡，神亦消亡而不复存在。

形神一体的系统思维是中医原创思维模式的要素之一，思维认识的主体通过获取客体的信息进而认识客体，而作为思维对象的客体的人，中医学认为是形神相谐相依的统一体。形神一体的形神观反映了中医学的整体观念，对中医学的诊断、治疗、预后、养生康复及心身医学的发展等均具有重要的临床意义和价值。

三、变易思维

变易思维，是指在观察分析和研究处理问题时，注重事物的运动变化规律，中医学用来研究生命和健康过程以及防治疾病等的思维方式。变易，即改变、变化。变易思维突出体现于《周易》，如《易传·系辞下》云："易之为常也不可远，为道也屡迁，变动不居，周流六虚，上下无常，刚柔相易，不可为典要，唯变所适。"运动是物质的存在形式，宇宙的所有事物始终处于不断运动、变化之中，在运动变化中维持和谐的状态。中医在变易思维的指导下，更好地用动态的眼光和角度在变动中观察总结与自然相关的人体动态模型，形成具有动态特征的、体现人与自然密切关系的病因病机及治则治法。自然界的各种现象，包括生命活动、健康、疾病等都是物质运动的表现形式。物质世界的万事万物处在相互作用的普遍联系之中，处在不断产生、不断消亡的运动变化和发展的永恒的过程之中。相互关联、相互对立是事物固有的属性，对立面之间的相互制约和相互作用是普遍联系的最本质内容，同时又是事物自我发展的根本原因。

中医学的变易思维首先体现在恒动生命观。变易思维有这样几个明显特点：一是重生息，认为变易不是表面的流动，不是单纯的机械变化，而是不断有新质出现；二是重内因，强调天地万物的变易是源于自身的动力；三是重循环，认为宇宙万物的运动变化是周而复始的循环运动，把往复循环看作万物循环的客观规律。从运动变化角度把握人体生命规律，可以说是变易思维的体现。运动是物质的存在形式及其固有属性，"动而不息"是自然界的根本规律。人的生命活动、健康、疾病等都是物质运动的表现形式。生命在于运动，如朱丹溪《格致余论·相火论》说："天之生物，故恒于动，人之有生，亦恒于动。"恒动，即运动是永恒的、绝对的，静止是暂时的、相对的。运动是物质的存在形式。人的生、长、壮、老、已，充分体现了生命的动态过程。人的脏腑经络、精气血津液等处于不断的运动变化之中，肺的呼吸，心的搏动，脾的运化，肝的疏泄，肾的藏精，以及六腑的传导化物，气血循行，津液代谢，皆处于不断运动的状态。

中医学的变易思维其次体现在动静相召、阴阳和谐的生命观。动静相召的思维方式，强调事物运动变化的绝对性，同时注重在一定条件下、一定限度内、暂时的、相对的静止。相对静止，是事物存在和发展的必要条件，也是运动的另一表现形式。如《素问·天元纪大论》说："动静相召，上下相临，阴阳相错，而变由生也。"运动的相对静止，才可能成为具有确定性质和形态的事物，才能衡量和计算事物的运动，才可能在事物的内部生长出新的因素，为事物向高级形态发展准备条件。

动静相召、阴阳消长的根本，是使事物达到"中和"状态，即"致中和"。中，即中正，不偏不倚；和，即和谐，调和。"致中和"是中国传统文化的基本精神，如《礼记·中庸》说："致中和，天地位焉，万物育焉。"中国传统文化的"贵和尚中"思想对中医学理论体系的构建具有深刻影响。人体脏腑经络生理功能、气血津液生成输布动静相召、阴阳和谐，以达到"平""和"的生理状态。

中医学以中和、平衡为准绳，研究自然界五运六气、生理功能活动、养生保健预防、诊断治疗疾病等，如将自然界正常气候称为"平气"，指五运六气在动态中维持平衡的状态。如《素问·五常政大论》说："生而勿杀，长而勿罚，化而勿制，收而勿害，藏而勿抑，是谓平气。"如果脏腑经络生理功能、气血津液生成输布的动静相召失去"平""和"，则是疾病状态。阴阳消长运动变化失于平衡，称为"阴阳失调"，如《素问·生气通天论》说："凡阴阳之要，阳密乃固，两者不和，若春无秋，若冬无夏，因而和之，是谓圣度。"气血运行失常，会产生多种病证，如《素问·调经论》说："血气不和，百病乃变化而生。"因此，预防和治疗的原则是"谨察阴阳所在而调之，以平为期"等，皆体现出中医学动静相召、阴阳和谐的思维特点。重视人体内部生理功能的协调以及与内外环境的和谐，注重调节脏腑阴阳的整体平衡，是中医学的鲜明特色之一。

第四节　《中医基础理论》的主要内容和学习方法

一、《中医基础理论》的主要内容

中医基础理论，是关于中医学的基本概念、基本知识、基本原理和基本规律的科学知识体系。其内容包括阴阳五行学说、藏象学说、精气血津液学说、经络学说、体质学说、病因学说、病机学说及防治原则等，可分为中医学的哲学基础、中医学对人体生理的认识、中医学对疾病及其防治的认识三部分。

（一）中医学的哲学基础

中医学的哲学基础，主要包括气、阴阳、五行三个重要的哲学范畴。

气学说主张以"气一元论"的思想，阐释气是物质，是世界万物的本原。由气的运动变化而形成一切事物和现象的发生、发展和变化。

阴阳学说，是建立在唯物论基石之上的朴素的辩证法思想，是古人认识宇宙本原和阐释宇宙变化的一种宇宙观和方法论。阴阳学说以"一分为二"的观点，来说明事物与事物之间或一事物内部的两个方面存在着相互对立制约、互根互用、消长、转化等运动规律和形式。中医学将阴阳学说用于解释人体，认为人体是由各种既对立制约又协调统一的组织结构、生理功能所构成的有机整体。

五行学说，既是一种古代的宇宙观和方法论，又是一种原始而质朴的系统论。五行学说认为，宇宙万物可在不同层次上分为木、火、土、金、水五类，此五类不同层次的事物和现象之间的生克制化运动，构成了不断运动变化的世界。中医学以五行学说解释人体，构筑了以五脏为中心的五个生理病理系统，并阐释它们之间的相互关系及其与自然环境的密切联系。

（二）中医学对人体生理的认识

藏象学说，是关于人体脏腑的生理功能、病理变化及其相互关系的理论，是中医学理论体系的核心。其主要阐释五脏、六腑和奇恒之腑的形态、生理功能、生理特性、与形体官窍的关系及脏腑之间的相互关系。

精气血津液学说，主要阐释精、气、血、津液的概念、来源、分布、功能、代谢、相互关系及其与脏腑之间的关系。

经络学说，是关于经络的生理功能、病理变化及其与脏腑相互关系的理论。其主要介绍经络的概念、经络系统的组成、十二经脉及奇经八脉等的循行与功能、经络的生理功能和应用等。

体质学说，是关于人类个体体质差异的理论。其主要介绍体质的概念、影响体质的因素、正常体质的特征、体质理论的应用等。

（三）中医学对疾病及其防治的认识

病因学说，主要阐述各种致病因素的性质和致病特点。其主要介绍六淫、疠气、七情内伤、饮食失宜、劳逸失度、病理产物（痰饮、瘀血、毒邪、结石）等致病因素。

病机学说，是关于疾病的发生、发展变化和转归机制的理论。其主要阐述正气与邪气在发病中的作用及各种发病类型，邪正盛衰、阴阳失调、精气血津液失常、内生五邪等基本病机，以及疾病的传变形式和规律。

防治原则，是关于疾病的预防和治疗的思想和原则。其主要介绍治未病的预防思想及其与养生的关系，阐述治病求本的治疗思想和正治反治、标本缓急、扶正祛邪、调整阴阳、调理精气血津液、三因制宜等治疗原则。

上述内容，是中医学理论体系的重要组成部分，它们是来源于实践又指导医疗实践的基础理论和基本规律，因此是学习中医学临床各学科的基础，是探索中医学伟大宝库的阶梯，所以必须认真学习，切实掌握。

二、《中医基础理论》的学习方法

本课程属于中医学和中西医临床医学的专业基础课。要求学生掌握本课程中有关中医学的基本理论、基本知识和基本思维方法，包括中医学的思维方法（气、阴阳、五行学说）、中医学对人体生理的认识（藏象、精气血津液、经络、体质）、中医学对疾病及其防治的认识（病因、发病、病机、防治原则），为继续学习中医诊断学、中药学、方剂学、中医经典著作和临床各科知识打好基础。

学习中医学，既要继承发扬祖国医药学遗产，振兴我国的中医药事业，以更好地为中国人民和世界人民的保健事业服务；还要以辩证唯物主义和历史唯物主义为指导思想，充分认识学习基础理论的重要性，做到理论联系实际。在学习过程中，既要培养浓厚的学习兴趣，还要注重学习能力的培养，掌握中医学思维方式，掌握中医学的学习规律。

中医学与西医学是两个不同的医学理论体系，在思维方式上有本质的区别。在学习过程中，要切实掌握中医学的特点，既要联系现代医学科学知识，又不能生搬硬套；既要分清两个医学理论体系，又不能把它们对立起来，简单而不加分析地肯定一方面或否定一方面，这都不是科学的态度。

第一章
中医学的哲学基础

扫一扫，查阅
本章数字资源，
含 PPT、音视
频、图片等

【学习引导】

　　气、阴阳、五行学说是中国古代唯物主义哲学的基础，并作为传统文化的基石，渗透到当时的自然科学、文学艺术、行为道德等各个领域。中医学在形成和发展过程中，汲取中国古代哲学理论作为指导思想和论理方法，研究人体及其与自然环境的关系，说明人体的生理功能和病理变化，指导临床疾病的诊断和防治。因此，中医学理论体系具有中国传统文化深厚的底蕴，气、阴阳、五行学说融合贯穿于中医学的各个方面，是中医学理论体系重要的组成部分，对构建中医理论和指导临床实践具有重要的影响。通过学习这三大哲学理论的概念、基本观点和在中医学中的运用，就可以掌握中医学基本的认识论和方法论。

【名词术语】

　　气　阴阳　交合感应　对立制约　互根互用　消长平衡　阴阳转化　五行　五行相生　五行相克　五行制化　五行相乘　五行相侮　母子相及　滋水涵木　益火补土　金水相生　培土生金　抑木扶土　佐金平木　培土制水　泻南补北

　　气、阴阳、五行，属于中国古代哲学范畴，是古人用以认识和解释物质世界发生、发展和变化规律的世界观和方法论。

　　气学说认为，气是世界万物的本原，是构成万物的基本要素，气的运动变化是万物运动变化的原动力，气是万物相互联系的中介。阴阳学说是建立在气学说的基础之上，阐释物质世界阴阳二气的对立统一规律及其相互关系的学说。五行学说从物质世界相互关系的角度，阐释自然界以木、火、土、金、水为特征的各类事物和现象之间生克制化的关系。中国哲学理论认为，气是世界万物的本原，是天地万物统一的物质基础，宇宙物质的演化过程遵循"气－阴阳－五行－万物"的发生及发展规律。

第一节　气学说

　　气学说是中国古代最根本、最重要的哲学范畴和自然科学思想，是中国古人认识世界的自然观。在中医学形成和发展的进程中，气学说渗透并融入中医学理论体系，深刻地影响着中医学的形成和发展。同时，气学说在中医药学领域的广泛应用，也促进了中国古代哲学相关理论的发展。

一、气的基本概念

气是中国传统文化中的重要概念，"气"这一词所指代的内容十分丰富，它可以表征多种含义。因此，学习掌握气学说首先要明确"气"的概念的内涵及外延。

（一）气概念的形成

考究"气"概念，从古代文献及"气"字的起源来看，最初是指气态一类物质及自然界之气。如许慎《说文解字》说："气，云气也，象形。"又说："云，山川气也。"段玉裁注释曰："气本云气，引申凡气之称。"古人把似风似云之类的具有流动之象的存在称之为气。《素问·阴阳应象大论》中也说："地气上为云，天气下为雨。雨出地气，云出天气。"在对自然的认识上，古人将世界分为"形而上"与"形而下"。《周易·系辞》说："形而上者谓之道，形而下者谓之器。"即自然界的物质形态有两种存在形式，包括有形质结构的器和无形无象的道。这种无形无象的客观存在，古人统称为气。

（二）气的概念

气是自然界中极细微的物质，是构成世界的物质本原。气的存在可以通过其运动变化及其产生的物质而表现出来。气具有如下特征：其一，气极细微，无形无象，不为人类的视觉、触觉等感官所察知，可类比于现代科学中场性的物质存在。其二，气是宇宙物质的本原，是构成天地万物的基本元素。其三，运动是气的存在形式和固有属性。自然界和社会的一切现象，都是运动着的气的各种不同表现形态。其四，气的概念具有多层次性。物质世界从简单到复杂的演化过程中，实质上是气运动变化的结果。中国古代哲学中对气的内涵称谓颇多，如道、元气、精气、气、太极等，他们虽然都可以指代无形之物质存在，但所指物质层面有所不同。

二、气学说的基本内容

气学说以"气一元论"的思想来阐释物质世界的发生、发展及其变化规律。认为万物来源于气，气是构成自然万物的基本要素，万物运动变化的本质是气的运动变化，天地自然万物通过气相互联系在一起，由此构建起中国传统文化天人合一的整体观。

（一）气为万物之原本

宇宙万物，从原子到星系，从细胞到人体，小至基本粒子，大至茫茫宇宙，奇妙无比，奥秘无穷。然而，它们从何而来？怎样形成？中国古代哲学认为：宇宙万物是从无到有、从简单到复杂的一个演变过程。这个"无"即无形无象的客观存在，古人称之为气，气是世界的物质本原。东汉·王充谓："天地合气，万物自生。"北宋·张载认为："太虚不能无气，气不能不聚而为万物。"气是一种人类感官难以相及的至精至微的物质。气是世界的本原，是构成宇宙的初始物质，是构成天地万物的最基本元素。《素问·天元纪大论》引《太始天元册》记述："太虚寥廓，肇基化元，万物资始，五运终天，布气真灵，总统坤元，九星悬朗，七曜周旋，曰阴曰阳，曰柔曰刚，幽显既位，寒暑弛张，生生化化，品物咸章。"古人称宇宙为太虚，在广阔无垠的宇宙虚空中，充满着无穷无尽具有生化能力的元气。元气敷布宇空，统摄大地，天道以资始，地道以资生。一切有形之体皆赖元气生化而成。元气是宇宙的始基，是世界万物的渊源和归宿。因而，气是万物的本原，万物都是从气演化而来的。

（二）气是万物构成的基本要素

宇宙自然从无形到有形、从简单到复杂，自然界万物来源于无形之气。《列子·天瑞》说："夫有形者生于无形，则天地安从生？故曰有太易，有太初，有太始，有太素。太易者，未见气也；太初者，气之始也；太始者，形之始也；太素者，质之始也。气形质具而未相离，故曰浑沦。浑沦者，言万物相浑沦而未相离也。视之不见，听之不闻，循之不得，故曰易也。"因此，万物的特性是形气质混合体。这里的形、气、质是构成有形物质的三个基本要素："形"是指视之可见、触之可及的形态结构，"气"是指充斥于物质形态结构内外的无形场态客观存在，"质"是指表征该物质特性的物质信息。

总之，气是自然界的客观存在，是构成自然万物的最基本元素。万物具有形气质的特征，是形、气、质的统一体。

（三）气的运动变化是万物变化之肇基

气作为物质世界的本原及其重要组成部分，物质世界的运动变化必然首先是或伴随着气的运动变化。宇宙所发生的一切变化和过程，都是气运动的结果，气的运动变化，是万物变化之肇基。这种运动变化主要表现在以下两个方面：

其一，天地万物的形成是气运动变化的结果。天地万物的形成是气运动变化的结果，《庄子·齐物论》中指出，气"合则成体，散则成始"，即有形的万物是"气"凝聚的结果，"气"散则形消，而这又是新的有形之物形成的开始。该书还指出："其分也，成也；其成也，毁也。凡物无成与毁，复通为一。"这里的"一"即指宇宙的元气。气充塞于太虚之中，一切有形之物的生成和变化乃至消亡，无不是气运动变化的结果，正如《素问·五常政大论》中所说："气始而生化……气终而象变。"万物变化的动力是气的"动静相召，上下相临，阴阳相错，而变化由生也"。

其二，自然万物（包括人）的自身变化首先是气的运动变化。由于万物具有形、气、质的特征，是形、气、质的统一体。因此，自然万物（包括人）的自身变化，首先是气的运动变化。气的这种运动变化，一方面是自然万物之内在之气与外界之气的感应融合、出入聚散；另一方面是自然万物自身形与气之间的相互转化，即"气聚而成形，散而为气"。所以说在自然界中，无论是动植物的繁衍，还是无生命物质的生化聚散，自然万物的生成与凋亡、发展与变更，都是根源于其自身气的运动变化。诚如《素问·五常政大论》所谓："气始而生化，气散而有形，气布而蕃育，气终而象变，其致一也。"

（四）气是万物相互联系的中介

宇宙自然充满无形无象、育化万物的气，它贯通于天地万物之中，万物的运动变化和联系都是在气这个大背景下进行的。也就是说，气把自然万物连接成一个有机的整体，它是万物相互联系的中介。此外，由于自然万物除有形实体的存在外，其周围还有其无形的气，因而万物之间的联系，也必然首先是它们自身气的相互作用和联系。

三、气学说在中医学中的应用

中医学将中国古代气学说运用于人体生命科学的研究，建立起中医理论体系。用气学说来论述生命科学的基本问题，阐明人的生理、病理、诊断、治疗及养生康复，形成了独特的中医学整体观、生命观、疾病观、诊疗观及养生观。

（一）天人合一的整体观

气为宇宙万物的本原，为构成万物的最基本要素，因而宇宙之中，天地之间充满了无形无象、衍化万物的气，气成为天地自然万物联系的中介。人与自然通过气的关联，构成一个相互联系、相互影响的整体。人生活在自然之中，其生命活动也必然受到自然界的影响和相互作用。基于气学说的这一认识，中医学提出"人与天地相参"的观点，将人体置于自然环境之中，从人与自然的关系来考察人体生命活动，构建起中医学天人合一的整体观。站在气学说的角度来看，这一整体观是一个生动的客观存在，而不是思辨的臆想。

（二）形气神一体的生命观

气是自然界的客观存在，是构成自然万物的最基本元素，万物具有形、气、质的特征。人为自然界一物，其生命构成也是形、气、质的统一体。北宋·林亿在校正《素问》时说："按《乾凿度》云：夫有形者生于无形，故有太易，有太初，有太始，有太素。太易者，未见气也；太初者，气之始也；太始者，形之始也；太素者，质之始也。气、形、质具，而痾瘵由是萌生。"由此阐明人体生命具有形、气、质的特点。《淮南子·原道训》中明确指出人体生命由形、气、神三个要素构成："形者，生之舍也；气者生之充也；神者，生之制也。"这里的"形"即人体的形体组织结构，为生命的房舍；"气"是指充斥在人体生命之中的无形非实体物质，它充斥在人体组织中，弥散在有形实体的周围。"神"是指人体的精神意识，它是人体生命的主宰，对人体生命起主导作用。

中医学把气作为人体生命的重要组成部分，是生命构成要素之一。气在人体生命中，是人体生理功能的主要参与者。中医学将气在身体内的运动变化统称为气化。气的运行变化不息，维系着人体的生命进程，推动和调控着人体内的新陈代谢。气的运动变化停止，则意味着生命活动的终结。人体内气运动变化和大自然气机的变化一样，具有升、降、出、入四种变化形式。气的升降出入，在自然界，体现于天地之气的运动，有生、长、化、收、藏的季节更迭变化；在人体，则形气神融为一体，通过脏腑功能活动而体现出来，并有生、长、壮、老、已的生命活动过程。

（三）百病生于气的疾病观

气的运动变化是万物运动变化的肇基，万物的运动首先是气的运动变化。人体疾病的发生发展亦首先是因之于气的异常变化，故《素问·举痛论》说："百病生于气也。"人体之气的失常变化万千，可因于气的生成不足，发为气虚；也可因于气的升降出入运动失常，而为"气机失调"，包括气滞、气逆、气陷、气闭、气脱等。

从疾病发生原因的角度来看，由于人与自然是通过气构成相互联系、相互影响的统一整体，因而外界自然之气的变化必然影响到人体生命。天地自然界之气的运动变化，可表现为风、寒、暑、湿、燥、火六种气候的特征，即"六气"。六气是天地自然正常的气机变化，人与之相适应，《素问·宝命全形论》说："人以天地之气生，四时之法成。"但是如果六气过极，气候变化异常，或因人体体质虚弱，不足以抗拒其变化时，则成为致病因素，中医学称之为"六淫"。外界自然之气的运动变化对人体生命的作用和影响，中医学往往采用五运六气学说来阐述分析。

（四）察气调气的诊疗观

气作为人体生命构成的要素之一，其病理变化必然会通过一定的症状和体征表现出来。中医通过望、闻、问、切四诊，审神色声音，观形体顺逆，察五脏病形，以判别人体之气的运行及其虚实状态，如精神萎靡、倦怠乏力、脉虚弱是气虚的表现。从形、气、神相关来看，气能生形，气足则形神充，形健则气实，形羸则神气衰。如形体壮实，精神饱满，目光有神，则气亦充实。在疾病的诊察过程中，中医将人体置于天地自然环境中，十分注重考虑天地之气对人体生命的影响，如从五运六气的角度来推测、察知疾病的发生和发展。

在疾病的治疗上，中医学重视对人体之气的调节。人体之气的运动失调、虚实之变是疾病病机之根本，疾病的治疗便是针对这一疾病的本质变化，以调而平之。中医的诸多治疗方法和手段，都体现了"疏气令调""使其气和"的治疗法则。尤其是针刺、按摩、推拿、导引等为中医学重要的适宜技术，更是以"得气""行气"为法，调整激发经络之气，疏通经络，调整脏腑功能，从而达到治疗目的。

（五）保养气机的养生观

中医学的养生防病重视精、气、神，谓之人身"三宝"。《脾胃论·省言箴》说："气乃神之祖，精乃气之子，气者精神之根蒂也。"积气以成精，积精以全神。故调气在养生防病中具有重要意义。调气作为中医养生学的重要原则之一，包括调摄情志、起居有时、饮食有常、不妄作劳等具体方法，调其气和，以促进健康，延年益寿。另外，基于气学说构建起来的天人合一的整体观，中医养生十分强调顺应自然、气机相宜的养生法则，提出了"顺四时而适寒暑"的具体操作方法。人长养于天地之间，自然必须应时而动，方能生生不息，长生久视。

第二节　阴阳学说

阴阳学说是在气学说基础上建立起来的中国古代的对立统一理论，体现了中华民族辩证思维的特点。阴阳学说认为，物质世界以气为本原，气有阴阳之分，事物和现象通过阴阳二气的相互交感而产生，又在阴阳二气的对立、互根、消长、转化等相互作用下发展和变化。古人把阴阳学说应用于医学，形成了中医学的阴阳学说。作为中医学特有的认识论和方法论，阴阳学说从哲学的角度促进了中医学理论体系的形成和发展，是理解和掌握中医学理论体系的钥匙。故《灵枢·病传》说："明之阴阳，如惑之解，如醉之醒。"

一、阴阳的基本概念

（一）阴阳学说的源流

阴阳最早的文字记载，见于殷商时期的甲骨文，有"阳日""晦月"等字样。在甲骨文中，阴阳所指为日、月。但阴阳学说的起源则可追溯至远古时期，伏羲氏创造"— —"和"——"两个抽象的符号，"— —"为阴爻，表示阴；"——"为阳爻，表示阳。由"— —"和"——"两个卦爻衍生四象八卦。阴阳学说，是古人对物质世界整体性的认识中抽象出来的一种系统模型。古人认为，宇宙万物来源于气，气是构成宇宙万物的本原，是构成宇宙的原始物质。宇宙万物首先由原始一气演化成阴阳二气，再由阴阳二气进而演化出万事万物。因此，阴阳的原始概念是来源于古人对物质世界中气的体会和认识。阴阳二气指宇宙物质世界中两种不同特性的气,这两种气既相互依存、互根互用,又相互交感、相互对立。正是由于阴阳二气的这种交感运动变化,才演化出万事万物。因此,把握了阴阳的规律,便统领了万事万物的规律。由此,阴阳的概念由阴阳二气的概念演化成一个涵盖万事万物规律的哲学范畴概念,正所谓"一阴一阳谓之道"。

(二)阴阳的基本概念

阴阳,是对自然界相互关联的某些事物或现象中对立双方属性的概括。从其内涵上来说有二:其一,阴阳是指宇宙物质世界中两种不同特性的气;其二,阴阳是描述相互关联、相互对立事物特性的哲学范畴。阴阳的外延可概括为:凡是剧烈运动着的、外向的、上升的、温热的、明亮的、动能的、兴奋的都属于阳;凡是相对静止的、内守的、下降的、寒冷的、晦暗的、物质的、抑制的都属于阴。

《素问·阴阳应象大论》说:"阴阳者,天地之道也,万物之纲纪,变化之父母,生杀之本始,神明之府也。"这是中医学对阴阳基本概念的经典表述。宇宙间的一切事物或者事物内部都包含着相互对立的阴阳二气两个方面,阴阳二气之间对立统一的不断运动,推动了事物的发生、发展和演变。阴阳是宇宙万物新生、发展、消亡等运动变化的规律、纲领和内在动力。

二、阴阳的基本特性

(一)普遍性

阴阳是天地万物发生发展、运动变化的总规律,因此阴阳的对立统一法则广泛存在。不论是时间范畴的春夏秋冬、昼夜晨昏及空间范畴的天地、上下、内外、左右,还是生物界的雌雄牝牡及人体的男女、血气、脏腑、经络等,凡属于相互对立、相互关联的事物和现象,或同一事物相互对立统一的两个方面,皆可以用阴阳来分析概括。

(二)相关性

用阴阳属性划分的事物和现象,或一个事物的两个方面,必须是相互关联的,即必须在同一范畴或同一层次当中。这样才能用阴阳来概括说明,否则不构成阴阳关系。如昼与夜、热与寒、火与水、气与血等彼此是相互关联的,又相互对立,可以用阴阳来概括;而血与火、气与水不属于相互关联的事物,则不能用阴阳来区分其属性。

(三)相对性

事物的阴阳属性并不是绝对的,而是相对的。这种相对性体现在阴阳的无限可分性和阴阳的相互转化性。

所谓无限可分性,指对立统一的两种事物或一种事物的两个方面可以分为阴阳,而阴或阳的任何一方,还可以再分阴阳,即阴中有阳,阳中有阴,阴阳中复有阴阳。例如:昼为阳,夜为阴。白昼当中,上午为阳中之阳,下午为阳中之阴;黑夜之时,前半夜为阴中之阴,后半夜为阴中之阳。事物这种不断地用阴阳一分为二的规律,在自然界是普遍存在的。故《素问·阴阳离合论》说:"阴阳者,数之可十,推之可百,数之可千,推之可万,万之大不可胜数,然其要一也。"

所谓相互转化性,指事物的阴阳属性在一定条件下可以发生相互转化,阴可以转化为阳,阳也可以转化为阴。例如，在一年四季中，气温的寒热性质可发生转化，属于阳的夏季可以转化成属于阴的冬季，反之亦然。如此，阴阳转化，周而复始。事物阴阳属性的相互转化，揭示其运动的规律性和复杂性。故《素问·阴阳应象大论》说："重阴必阳，重阳必阴。"

（四）规定性

阴阳学说作为认识论、方法论，依据阴阳属性的特征，可将自然界相互对立、相互关联的事物或现象分成阴阳两类。《素问·阴阳应象大论》指出："水火者，阴阳之征兆也。"水为阴，其性寒凉、湿润、向下；火为阳，其性温热、干燥、向上。阴阳学说以水火作为阴阳的征象，反映了阴阳的基本特性。如此推演下去，即可以用来说明事物的阴阳特性。一般而言，凡是运动的、外向的、上升的、温热的、明亮的、兴奋的都属于阳；相对静止的、内守的、下降的、寒冷的、晦暗的、抑制的都属于阴。在医学领域中，将对于人体具有温煦、推动、兴奋等作用的物质或功能，归属于阳；具有滋润、凝聚、抑制作用的物质或功能，归属于阴。根据这一原则，建立了以阴阳为纲，把时间、空间，人的性别、体质、形体，以及病因、证候、药物等视为一个有机整体的宇宙观。

自然界和人体的阴阳属性归类如下（表1-1）。

表 1-1　阴阳属性归类表

自然界（外环境）						阴阳	人体（内环境）			
亮度	湿度	温度	空间	时间	季节		脏腑	部位	气血	功能
明亮	干燥	温热	天上外左南	白昼	春夏	阳	腑	腰背	气	兴奋
晦暗	湿润	凉寒	地下内右北	黑夜	秋冬	阴	脏	胸腹	血	抑制

三、阴阳学说的基本内容

阴阳学说，主要是对阴阳的相对属性的认识和对阴阳之间运动变化规律的把握。阴阳之间的运动变化，包括了阴阳之间交合感应、对立制约、互根互用、消长平衡及相互转化的关系。

（一）交合感应

阴阳交合感应，是指阴阳二气在运动中相互感应而交合，亦即相互发生作用的过程。中国古代哲学认为，宇宙万物的化生，来源于阴阳二气的相互交合感应的运动变化。阴阳交感是万物生成和变化的肇基，是万物运动发展的原动力。在自然界，天之阳气下降，地之阴气上升，阴阳二气相互感应、交合而化生出万物，形成阳光、雨露、云雾、雷电，乃至生命。在阳光雨露的沐浴滋润下，万物得以发育成长，生机勃勃。就人类生命而言，男女媾精，阴阳和合，才有新生命个体的诞生，人类才得以繁衍。因此，如果没有阴阳二气的交感运动，就没有自然界万物的化生与变化，也就没有生命。

阴阳交感的前提，在于阴阳二气的平衡协调。若没有阴阳二气的交感运动，新的事物就不会产生。只有阴阳二气相互感应而交融结合，在运动中达到和谐的状态，才能使对立着的阴阳双方实现统一，从而产生自然万物，包括人类。可见，阴阳二气的运动及其和谐是实现阴阳交感的基础条件。

（二）对立制约

阴阳对立制约，一方面是指阴阳二气的功能特征、作用趋向对立相反，即阴内聚、成形，阳外趋、活动。阴阳的这种特性促成了阴阳二气消长平衡的运动变化；另一方面是就哲学范畴而言，在自然界的一切事物和现象中，同一范畴内的两个方面，其特性相互对立相反，如天地、上下、内外、左右、动静、明暗、寒热等。阴阳的这种相互对立统一的特性，反映出自然界一切事物或现象都存在着相互对立、相反相成的阴阳两个方面。

阴阳对立相反导致阴阳的相互制约，如温暖阳热可以驱散寒凉阴冷，水可以制约火。阴阳双方制约的结果，使事物取得了动态平衡。在一定的限度内，阴阳双方保持着相互对立、相互制约的关系。如春、夏、秋、冬四季有温热寒凉的气候变化。春夏为阳，秋冬为阴，春夏之阳与秋冬之阴相对，但它们又相互制约。夏季本来炎热阳盛，但夏至以后阴气渐生，以制约火热之阳气；而冬季本来寒冷阴盛，但冬至以后阳气渐起，以制约严寒之阴气。春夏所表现的温热是因为春夏阳气日渐隆盛制约了秋冬的寒凉之气，而秋冬所表现的寒凉是因为秋冬阴气日渐充盛制约了春夏的温热之气。如此循环往复，年复一年。因此，阴阳的相互对立制约是自然界万事万物的运动变化、协调平衡的普遍规律。

（三）互根互用

阴阳互根互用，是指阴阳双方互为根本、相互为用。具体而言，阴阳双方互为存在的基础，任何一方都不能脱离对方而单独存在，并且阴阳双方在相互依存的基础上，不断地资生、促进和助长对方，即阴为阳之基，阳为阴之用。

就阴阳二气而言，同属于一个事物（物质）的阴阳两种不同性质的气是相互依存，是互根为一体、相互为用的。如人体阳气，是以阴精的存在为基础，而人体之阴精的内守，则需阳气的密固。并且，阴精与阳气相互为用、相互资生。

就哲学范畴而言，同一范畴内的阴阳两个方面是不可分割的。例如：以上与下而言，上为阳，下为阴，没有上，也就无所谓下，没有下，也就无所谓上；以内外而言，外为阳，内为阴。没有外，也就无所谓内；没有内，也就无所谓外。以寒热而言，热为阳，寒为阴。没有热，也就无所谓寒；没有寒，也就无所谓热。

中医学用阴阳互根互用的特征来阐述人体生理功能和生理物质之间的关系。如《素问·阴阳应象大论》中所总结的"阴在内，阳之守也；阳在外，阴之使也"。即固守于体内的生理物质（阴），是机体外在功能活动（阳）的物质基础；机体外在的功能活动（阳），是体内生理物质（阴）的外在表现。

如果由于某些原因，阴阳之间的这种互根互用关系遭到破坏，阴或阳的某一方虚损，日久可以导致对方的不足，就会形成"阴损及阳"或"阳损及阴"的阴阳互损的病变。当阴阳之间不能相互依存而分离决裂时，导致有阴无阳或有阳无阴，则"孤阴不生，独阳不长"，甚至"阴阳离决，精气乃竭"。

（四）消长平衡

阴阳消长是阴阳双方的增减、盛衰、进退的运动变化。阴阳对立双方不是处于静止不变的状态，而是始终处于此盛彼衰、此增彼减、此进彼退的运动变化之中。所谓的"消长平衡"是指阴和阳之间的平衡，是在一定限度内的"阴消阳长""阳消阴长"之中维持着相对的平衡。阴阳消长的运动变化形式体现在阴阳互为消长和阴阳皆消皆长两方面。

1. 阴阳互为消长 导致阴阳互为消长的根本原因，在于阴阳对立制约的关系。在阴阳双方彼此对立制约过程中，阴与阳之间可出现一方增长而另一方削减，或一方削减而另一方增长的互为消长的变化。前者称为此长彼消，包括阳长阴消或阴长阳消；后者称为此消彼长，包括阳消阴长或阴消阳长。如四时气候相对稳定的周期性变化，是自然界阴阳之气消长变化的结果。从冬至春及夏，气候从寒冷逐渐转暖变热，即为"阳长阴消"的过程；由夏至秋及冬，气候由炎热逐渐转凉变寒，即为"阳消阴长"的过程。

2. 阴阳皆消皆长 导致阴阳皆消皆长的根本原因，在于阴阳互根互用的关系。在阴阳双方彼此互根互用过程中，阴与阳之间会出现一方增长而另一方亦增长，或一方消减而另一方亦消减的皆消皆长的变化。前者称为此长彼长，包括阴随阳长或阳随阴长；后者称为此消彼消，包括阴随阳消或阳随阴消。如上述的四时气候变化中，随着春夏气温的逐渐升高而降雨量逐渐增多，即为"阴随阳长"的过程；随着秋冬气温的转凉而降雨量逐渐减少，即为"阴随阳消"的过程。

阴阳消长主要表现于增减盛衰运动的阴阳双方稳定在一定限度、一定时间内的和谐、匀平状态，即阴阳平衡。这是万事万物自身运动所形成的最佳状态。阴阳平衡，反映了阴阳之间对立制约和互根互用关系的协调稳定，自然界表现为正常的气候变化。因此，尽管阴阳的消长是绝对的，平衡是相对的，但保持阴阳双方在消长运动过程中的动态平衡极为重要。阴阳双方只有在不断的消长中维持动态平衡，才能促进事物运动变化，才能推动事物的正常发展。

如果由于某种原因，导致阴阳消长的运动变化失调，则属于异常状态。阴阳消长的运动变化出现太过或不及而出现超过正常的限度，阴阳相对的动态平衡被破坏，就会形成阴或阳的偏盛或偏衰，自然界就会出现气候异常变化。

（五）相互转化

阴阳相互转化，是指一个事物的总体属性在一定的条件下，可以向其相反的方向转化，即属阳的事物可以转化为属阴的事物、属阴的事物可以转化为属阳的事物。

阴阳的相互转化是阴阳双方的消长变化发展到一定的阶段，使事物的阴阳属性发生变化。因此阴阳消长是一个量变过程，阴阳的转化是在量变基础上的质变。阴阳相互转化，必须具备一定的条件，一般都产生于事物发展变化的"物极"阶段，即所谓"物极必反"。《素问·阴阳应象大论》以"重阴必阳，重阳必阴"和"寒极生热，热极生寒"，《灵枢·论疾诊尺》以"寒甚则热，热甚则寒"来阐释阴阳转化的机理。这里的"重""极"和"甚"就是促进事物的阴阳总体属性发生相互转化的必备条件。从自然界四季气候的变迁来看，由春温发展到夏天之"热极"，"夏至一阴生"，则逐渐向秋冬之寒凉而转化；秋凉发展到冬天之"寒极"，"冬至一阳生"，则逐渐向春夏之温热而转化。

阴阳转化既可以表现为渐变的形式，又可以表现为突变的形式。一般而言，四季的寒暑交替均属于"渐变"的形式；但某些时候，也会出现夏季骤冷和冬季暴热的气候"突变"的形式。

四、阴阳学说在中医学中的应用

中医学运用阴阳学说，以抽象的哲学理论指导对具体事物的认识，来阐明人体的组织结构、生理功能、病理变化、诊断辨证、预防治疗等，阴阳学说成为中医学的重要思维方法和理论基础。

（一）说明人体的组织结构

人体是一个有机整体，构成人体的脏腑经络、形体组织可以根据其所在部位、功能特点划分阴阳。故《素问·宝命全形论》说："人生有形，不离阴阳。"就人体部位而言，上部为阳，下部为阴；体表为阳，体内为阴；背为阳，腹为阴；四肢外侧为阳，内侧为阴。以脏腑来分，五脏为阴，六腑为阳。五脏之中又各有阴阳所属，即：心肺在上为阳，而心为阳中之阳，肺为阳中之阴；肝、脾、肾在下为阴，而肝为阴中之阳，脾为阴中之至阴，肾为阴中之阴。以经络而论，有阴经与阳经之分。以生命物质而论：气为阳，精血津液为阴；在气之中，营气为阴，卫气为阳等。总之，人体上下、左右、内外、表里、前后各形体结构，凡属相互关联又相互对立的部分，就可以用阴阳属性来表示。

（二）概括人体的生理功能

中医学应用阴阳学说界定人体健康和疾病的状态，机体阴阳平衡标志着健康。《素问·生气通天论》指出"阴平阳秘，精神乃治"，高度概括了人体阴阳对立统一的协调关系。

中医学认为，脏腑功能是人体生命活动的核心，心、肝、脾、肺、肾等脏腑皆有阴、阳之气的不同，脏腑之阴气主宁静、滋养、抑制的功能，脏腑之阳气主推动、温煦、兴奋的功能。脏腑阴阳之气的动静、温润、兴奋与抑制的协调平衡，是人体生理功能正常的保证。

精、气、血、津液是构成人体和维持生命活动的基本物质。气属阳，精、血、津液属阴。《素问·阴阳应象大论》说："阴在内，阳之守也；阳在外，阴之使也。"阴气主内，为阳气固守于外的物质基础；阳气主外，为精、血、津液生成、输布的动力。阴阳和谐，脏腑经络功能正常，气血运行有序，形神相得，则人体保持健康状态。

中医学将人体与大自然看成一个统一的整体，人体内部以及人体与环境之间必须保持阴阳的平衡。天地阴阳之气消长转化，人体气血亦有相应的变化。例如：春夏为阳，气候温热，人体则面色微红、汗出而排尿减少、脉弦或洪；秋冬为阴，气候凉寒，人体则面色微白、汗少而排尿增多、脉浮涩或沉，以调节内外阴阳之气的平衡。《素问·生气通天论》说："平旦人气生，日中而阳气隆，日西而阳气已虚，气门乃闭。"这说明了昼夜人体阴阳之气顺应自然界阴阳之气消长变化的一般规律。

（三）阐释人体的病理变化

人体正常的生命活动是阴阳平衡的结果。平衡的破坏意味着疾病的发生，故阴阳失调是疾病的基本病机之一。用阴阳学说来阐释人体的病理变化，主要表现在以下两个方面：

1. 分析病因的阴阳属性　中医学根据致病因素的性质及其致病特点，对病因进行阴阳属性的分析。《素问·调经论》说："夫邪之生也，或生于阴，或生于阳。"一般而言，六淫属阳邪，情志失调、饮食居处等属阴邪。阴阳之中复有阴阳，如六淫之中，风邪、暑邪、火（热）邪为阳，寒邪、湿邪为阴。

2. 分析病机的基本规律　疾病的发生发展过程就是邪正斗争的过程。邪正斗争导致阴阳失调而发生疾病。《素问·著至教论》说："合而病至，偏害阴阳。"阴阳失调的主要表现形式是阴阳偏盛、偏衰和互损。

（1）**阴阳偏盛**　是指阴阳任何一方超过正常限度的病理状态，包括阴偏盛、阳偏盛，即阴胜、阳胜。《素问·阴阳应象大论》指出："阴胜则阳病，阳胜则阴病。阳胜则热，阴胜则寒。"

阴偏盛、阳偏盛：阴胜则寒，是阴邪偏盛而表现出寒的病理变化。阳胜则热，是阳邪亢盛而表现出热的病理变化。《素问·通评虚实论》说："邪气盛则实。"故阴阳偏盛所形成的病证是实证。阴偏盛导致实寒证，阳偏盛导致实热证。

阴胜则阳病、阳胜则阴病：阴邪过于偏盛，则过度制约阳气而致其不足，即阴胜则阳病；阳邪过于亢盛，则过度耗损阴液而致其不足，即阳胜则阴病。这是阴阳双方对立制约太过的结果。

（2）阴阳偏衰　是指阴阳任何一方低于正常水平的病理状态，包括阴偏衰、阳偏衰，即阴虚、阳虚。《素问·调经论》指出："阳虚则外寒，阴虚则内热。"

阴偏衰、阳偏衰：阴虚则热，是阴液不足而表现出热的病理变化。阳虚则寒，是阳气虚损而表现出寒的病理变化。《素问·通评虚实论》说："精气夺则虚。"故阴阳偏衰所形成的病证是虚证。阴偏衰导致虚热证，阳偏衰导致虚寒证。

阴虚则阳亢、阳虚则阴盛：阴液过于不足，则无力制约阳气而致其相对偏盛，即阴虚则阳亢；阳气过于虚损，则无力制约阴气而致其相对偏盛，即阳虚则阴盛。这是阴阳双方对立制约不足的结果。

阴阳偏盛及阴阳偏衰是临床上寒热病证形成的基本病机，也是阴阳失调病机最根本的病理状态。"阴胜则寒，阳胜则热，阴虚则热，阳虚则寒"，为寒热性疾病的病理总纲。

（3）阴阳互损　是指阴阳一方虚损导致另一方也不足的病理状态，包括阴损及阳、阳损及阴。阴损及阳，是阴虚损导致阳也不足的病理变化。阳损及阴，是阳虚损导致阴也不足的病理变化。这是阴阳双方互根互用的结果，最终都导致阴阳两虚，但阴损及阳是以阴虚为主的阴阳两虚，阳损及阴是以阳虚为主的阴阳两虚。

此外，用阴阳学说解释病理时，还有阴阳格拒和阴阳亡失方面的内容，将在"病机"章中介绍。

（四）指导疾病的诊断

阴阳失调是疾病发生、发展、变化的根本原因，由此所产生的各种错综复杂的临床表现都可以用阴阳分析归纳，有助于对病变的总体属性作出判断，从而把握疾病的关键。因此《素问·阴阳应象大论》说："善诊者，察色按脉，先别阴阳。"阴阳学说用于疾病的诊断，旨在辨别四诊资料和疾病证候的阴阳属性。

1. 诊察疾病　收集望、闻、问、切四诊所获得的症状和体征，辨别其阴阳属性。如望诊之望色，以色黄、赤为阳，青、白、黑为阴；色泽鲜明为阳，晦暗为阴。闻诊之听声音，以语声高亢洪亮、呼吸气粗为阳，语声低微无力、呼吸气弱为阴。问诊之症状，口渴喜冷为阳，口不渴喜热为阴。切诊之脉象，以浮、数、洪、滑为阳，沉、迟、细、涩为阴等。

2. 辨识病证　病证是中医学诊断疾病的核心。在临床辨证中，只有分清阴阳，才能抓住疾病的本质，做到执简驭繁。所以辨别病证属阴或属阳，是诊断疾病的重要原则，在临床上具有重要的意义。中医学的八纲辨证就是以阴阳作为总纲，其中表证、热证、实证为阳；里证、寒证、虚证为阴。脏腑辨证中，根据阴阳失调所在脏腑又需进一步确定某一脏腑的具体证候。如同为阳虚证，又有心阳虚、肺阳虚、肾阳虚、胃阳虚等不同的证。疾病的病理变化虽然错综复杂，千变万化，但依据阴阳学说可将其概括为阴证和阳证两大类。

（五）指导疾病的防治

调整阴阳，使之维持或恢复协调平衡，是防治疾病的基本原则，也是阴阳学说用于疾病防治的主要内容。

1. 养生防病　中医学运用阴阳学说来阐发养生理论，指导养生实践。阴阳学说认为，人体的阴阳与四时阴阳变化相适应，就可以延年益寿。因此，养生最根本的原则就是要"法于阴阳"。故《素问·四气调神大论》说："夫四时阴阳者，万物之根本也，所以圣人春夏养阳，秋冬养阴，以从其根，故与万物沉浮于生长之门。"因而顺应自然，以保持机体内部以及机体内外环境之间的阴阳平衡，可以达到增进健康、预防疾病的目的。

2. 确定治则　阴阳失调是疾病的基本病机，阴阳偏盛、偏衰和互损是其主要表现形式，因而调整阴阳，泻其有余，补其不足，恢复阴阳的协调平衡，是治疗疾病的基本原则。《素问·至真要大论》说："谨察阴阳所在而调之，以平为期。"

阴阳偏盛的治疗原则：阴阳偏盛，为邪气有余之实证。故其治疗原则为"损其有余"，即"实者泻之"。

阴阳偏衰的治疗原则：阴阳偏衰，为正气不足之虚证。故其治疗原则为"补其不足"，即"虚则补之"。

（六）归纳药物的性能

治疗疾病，以调整阴阳为基本原则，再结合药物的阴阳属性和作用，选择相应的药物，调整疾病过程中的阴阳失调，从而达到"以平为期"的治疗目的。

中药具有四气、五味、升降浮沉的特性。四气，即寒、热、温、凉四种药性，其中温、热为阳，寒、凉为阴。五味，即酸、苦、甘、辛、咸五种药味。有些药物具有淡味或涩味，故实际上不止五味，但习惯上仍称为"五味"。其中辛、甘、淡味为阳，酸、苦、咸味为阴。如《素问·至真要大论》说："辛甘发散为阳，酸苦涌泄为阴，咸味涌泄为阴，淡味渗泄为阳。"升降浮沉，即药物对人体作用的不同趋向性，升、浮为阳，沉、降为阴。

第三节　五行学说

五行学说是在气学说的基础上建立起来的中国古代的五行生克模式，以木、火、土、金、水五种要素的特性及其"相生"和"相克"规律来认识世界、解释世界，是探求宇宙自然规律的认识论和方法论，与阴阳学说具有同等重要地位。《灵枢·通天》说："天地之间，六合之内，不离于五，人亦应之，非徒一阴一阳而已也。"五行学说认为，物质世界都是由木、火、土、金、水五种要素所构成的，自然界各种事物和现象的发生、发展和变化，都是这五种要素不断运动和相互作用的结果，从而维持着事物整体的动态平衡。

中医学将五行学说应用于医学，强调人与天地万物一样都要受到它的支配。《素问·脏气法时论》曰："五行者，金木水火土也，更贵更贱，以知死生，以决成败，而定五脏之气。间甚之时，死生之期也。"五行学说与阴阳学说一起，贯穿于中医学理论体系的各个方面，成为中医学理论体系不可或缺的一部分。

一、五行的概念、特性与归类

（一）五行的基本概念

五行，即木、火、土、金、水五类要素及其运动变化。五行中的"五"指由宇宙本原之气分化的构成宇宙万物的木、火、土、金、水五类基本物质要素;"行"即运动变化。

五行学说的起源,可追溯到我国的殷商时代。古人很早就从农业生产的需要出发,建立了当时的天文历象之学,认识了四时和五方。如《史记·天官书》说:"斗为帝车,运于中央,临制四乡。分阴阳,建四时,均五行,移节度,定诸纪,皆系于斗。"基于五方四时气候对自然界万物的变化形成了"天之五行"的概念。与此同时,先民认识到木、火、土、金、水是人们日常生活和生产中不可缺少的五种基本物质要素,如《左传·襄公二十七年》说:"天生五材,民并用之,废一不可。"并且相互杂合化生万物,于是形成"地之五行"的概念。古人在气为万物之本原的指导下,认为天之五行与地之五行皆由宇宙本原之气所分化,有其共同的生成本原,故以五行统括天地自然,用以解释自然界万物的生成和运动变化。如《尚书·周书·洪范》疏曰:"言五者,各有材干也。谓之行者,若在天,则为五气流行;在地,世所行用也。"

《尚书·周书·洪范》中首先提出"五行"一词,并从哲学的高度对五行的特性作了抽象概括:"五行,一曰水,二曰木,三曰火,四曰金,五曰土。水曰润下,火曰炎上,木曰曲直,金曰从革,土爰稼穑。"此时的五行,已从五方、五时、五材认识的基础上抽象出来,上升为哲学的概念。从万物由气所化生的角度来看,五行是宇宙万物中五类不同特性的气,古人借用人们所熟知的木、火、土、金、水五种物质现象的特征来命名。因此,五行实为抽象的宇宙本原之气所分化,是宇宙万物万象的构成质料和本原,并非具体的风、暑、湿、燥、寒五时气候变化和可见的木、火、土、金、水五种自然物质。古人运用抽象出来的五行特性,采用取象比类和推演络绎的方法,将自然界中的万事万物分为五类,并以五行之间的相互关系来解释事物和现象发生、发展、变化的规律。

(二)五行的特性

古人在长期的生活和生产实践中,借用木、火、土、金、水五种自然物质来表征自然界存在的五类不同特性的气,进而分析、归纳各种事物和现象的五行属性。因此,五行的特性,大大超越了这五种具体物质本身,是对这五种物质特性的抽象概括,因而可以分析同类事物或现象的本质特征。

1. 木的特性 "木曰曲直"。曲,屈也;直,伸也。曲直,指木具有能屈能伸、向上向外舒展的特性。引申为凡具有生长、升发、伸展、舒畅等性质和作用的事物或现象,均归属于木。

2. 火的特性 "火曰炎上"。炎,炎热;上,上升。炎上,指火具有炎热、上升、光明的特性。引申为凡具有温热、升腾、明亮等性质和作用的事物或现象,均归属于火。

3. 土的特性 "土爰稼穑"。"爰"通"曰";稼,播种;穑,收获。稼穑,指土具有播种和收获,即孕育生机、长养万物的特性,故称土载四行,为万物之母。引申为凡具有生化、承载、受纳等性质和作用的事物或现象,均归属于土。

4. 金的特性 "金曰从革"。从,顺也;革,变革。从革,指金虽具有质地刚硬,但也可变革的特性。引申为凡具有沉降、肃杀、收敛、清洁、发声等性质和作用的事物或现象,均归属于金。

5. 水的特性 "水曰润下"。润,滋润;下,下行。润下,指水具有滋润、下行的特性。引申为凡具有滋润、下行、寒冷、闭藏等性质和作用的事物或现象,均归属于水。

(三)事物或现象的五行归类

依据五行各自的特性,对自然界的各种事物或现象进行归类,分别归属于木、火、土、金、水五大系统。具体归类的方法，主要有取象比类法和演绎推理法两种。

1. 取象比类法 是指将物象特征抽象并推论出其五行归属的思维过程。"取象"，即是从事物的形象（形态、作用、性质等）中找出能反映其本质的特有征象；"比类"，即是以五行各自的特征属性为基准，与某种事物所特有的征象相比较，以确定其五行的归属。事物属性与木的特性相类似者，则将其归属于木；与火的特性相类似者，则将其归属于火；其他以此类推。例如：以方位配五行，日出东方，与木的升发特性相类似，故东方归属于木；南方炎热，与火的温热特性相类似，故南方归属于火；中原地带土地肥沃，万物繁茂，与土的生化特性相类似，故中央归属于土；日落于西，与金的沉降特性相类似，故西方归属于金；北方寒冷，与水的阴寒特性相类似，故北方归属于水。

2. 演绎推理法 是指由一般性的前提推导出个别或特殊的结论的思维过程。在五行学说中，把已知的五脏的五行归属作为推理的一般性前提，推理与五脏相关的其他事物，从而确定这些事物的五行归属。例如：已知肝属木（一般性前提），由于肝合胆、主筋、其华在爪、开窍于目，因此可推理胆、筋、爪、目皆属于木；同理，心属火，而小肠、脉、面、舌与心相关，故亦属于火；脾属土，胃、肌肉、唇、口与脾相关，故亦属于土；肺属金，大肠、皮、毛、鼻与肺相关，故亦属于金；肾属水，膀胱、骨、发、耳与相关，故亦属于水。

五行学说以天人相应理论为指导思想，以五行为中心，以空间结构的五方、时间结构的五季、人体结构的五脏为基本框架，将自然界的各种事物或现象以及人体的脏腑形体官窍等，按五行属性进行归类，从而将人体的生命活动与自然界的事物或现象联系起来，形成了联系人体内外环境的木、火、土、金、水五大系统，不仅说明了人体内在脏腑的整体性，而且也反映了人与自然环境的统一性。

自然界和人体的五行归类见表1-2。

表1-2 五行归类表

自然界（外环境）							五行	人体（内环境）						
五音	五味	五色	五化	五气	五方	五季		五脏	五腑	五官	五体	五志	五液	五脉
角	酸	青	生	风	东	春	木	肝	胆	目	筋	怒	泪	弦
徵	苦	赤	长	暑	南	夏	火	心	小肠	舌	脉	喜	汗	洪
宫	甘	黄	化	湿	中	长夏	土	脾	胃	口	肉	思	涎	缓
商	辛	白	收	燥	西	秋	金	肺	大肠	鼻	皮	悲	涕	浮
羽	咸	黑	藏	寒	北	冬	水	肾	膀胱	耳	骨	恐	唾	沉

二、五行学说的基本内容

五行学说的基本内容包括五行的相生、相克、制化，以及相乘、相侮、母子相及等。五行的相生和相克，代表自然界事物或现象之间关系的正常状态；五行制化，是自然界事物或现象通过相生相克以协调平衡的机制；五行的相乘相侮和母病及子、子病及母，代表五行相生相克关系失常时，自然界事物或现象之间的平衡关系失调的异常状态。

（一）五行正常关系——相生、相克与制化

1. 五行相生 生，即资生、助长、促进之意。所谓相生，是指木、火、土、金、水五行之间

存在着有序的依次递相资生、助长和促进的关系。

五行相生的次序：木生火，火生土，土生金，金生水，水生木。

在五行相生的关系中，五行中任何一行，都存在着"生我"和"我生"两方面的关系。《难经》将相生关系称为"母子"关系："生我"者为"母"，"我生"者为"子"。如以木为例，"生我"者为水，"我生"者为火，故水为木之"母"，而火为木之"子"。其余亦依次类推。

2. 五行相克　克，即克制、制约、控制之意。所谓相克，是指木、火、土、金、水五行之间存在着有序的间隔递相克制和制约的关系。

五行相克的次序：木克土，土克水，水克火，火克金，金克木。土得木疏，则土不过壅；水得土渗，则水不过泛；火得水伏，则火不过炎；金得火热，则金不过收；木得金敛，则木不过升。此皆气化自然之妙用。

在五行相克的关系中，五行中任何一行，都存在着"克我"和"我克"两方面的关系，《内经》将相克关系称为"所不胜""所胜"的关系："克我"者为我之"所不胜"，"我克"者为我之"所胜"。如以木为例，"克我"者为金，"我克"者为土，故金为木之"所不胜"，土为木之"所胜"。其余亦依次类推。

在上述生克关系中，任何一行皆有"生我"和"我生"及"克我"和"我克"四个方面的关系。以土为例，"生我"者火，"我生"者金，"克我"者木，"我克"者水（图1-1、图1-2）。

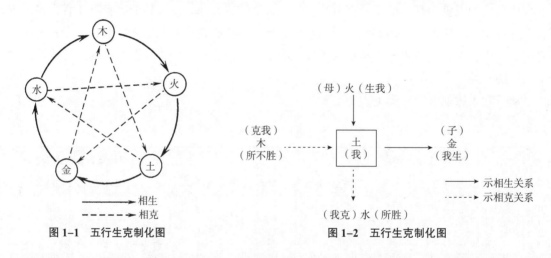

图1-1　五行生克制化图　　　　　图1-2　五行生克制化图

3. 五行制化　制即克制，化即生化。所谓制化，是指五行之间相互生化，相互制约，化中有制，制中有化，相辅相成，从而维持相对平衡和正常的协调关系。

《素问·六微旨大论》提出："亢则害，承乃制，制则生化。"五行制化，属于五行相生与相克相结合的自我调节。五行的相生与相克是不可分割的两个方面：没有相生，就没有事物的发生与成长；没有相克，就不能维持事物在正常协调关系下的变化与发展。因此，只有生中有克，克中有生，相互生化，相互制约，才能维持事物间的平衡协调，促进稳定有序的变化与发展。故明·张介宾《类经图翼·运气上》说："盖造化之机，不可无生，亦不可无制。无生则发育无由，无制则亢而为害。"

五行制化的规律，是五行中只要有一行旺盛，会导致所胜一行削减，必有所不胜一行来克制它，从而维持五行之间新的协调平衡。例如，木旺克土，土能生金，金又克木；火旺克金，金能生水，水又克火。余可类推。五行系统间通过复杂的调控机制，防止自身某些方面的太过与不及，从而保证了生克之间的动态平衡。五行学说用这一理论来说明自然界气候的正常变迁和自然界的生态平衡。

（二）五行异常关系——相乘、相侮与母病及子、子病及母

1. 五行相乘　乘，欺凌、恃强凌弱，即克制太过。所谓相乘，是指五行中的某一行对其所胜一行的过度克制。

五行相乘的次序与相克一致，即木乘土，土乘水，水乘火，火乘金，金乘木。

导致五行相乘的原因，有"太过"和"不及"两种情况。

太过导致的相乘，指五行中的所不胜一行过于亢盛，对其所胜一行克制太过，引起所胜一行不及，从而导致五行之间生克制化的异常。例如，正常情况下，木克土，若木气过于亢盛，则对土克制太过，从而导致土的相对不足。这种由于木的太过而引起的相乘，称为"木旺乘土"。

不及导致的相乘，指五行中的所胜一行过于不足，会引起所不胜一行相对亢盛，导致对其所胜一行克制太过，使其本身更加虚弱。仍以木和土为例，若土气过于虚弱，木虽然处于正常水平，但土仍难以承受木的克制，因而导致木克土的力量相对增强，使土更显不足。这种由于土的不足而引起的相乘，称为"土虚木乘"。

"相克"和"相乘"尽管在次序上相同，但是两者所反映的五行之间关系的本质是不同的。相克是五行之间递相制约的正常关系；而相乘则是五行之间异常的制约关系。

2. 五行相侮　侮，即欺侮。所谓相侮，是指五行中的某一行对其所不胜一行的反向克制，又称"反克"。

五行相侮的次序与相克相反，即木侮金，金侮火，火侮水，水侮土，土侮木。

导致五行相侮的原因，亦有"太过"和"不及"两种情况。

太过导致的相侮，指五行中的所胜一行过于亢盛，使所不胜一行不仅不能克制它，反而受到它的反向克制，即对其所不胜一行进行反克。例如，木气过于亢盛，其所不胜的金不仅不能克制木，反而被木所欺侮，出现反向克制的现象。这种由于木的太过而引起的相侮，称为"木旺侮金"。

不及导致的相侮，指五行中的所不胜一行过于不足，不仅不能制约其所胜的一行，反而受到其所胜行的反向克制。例如，木气过于虚弱，则土因木衰而反克木。这种由于木的不及而引起的相侮，称为"木虚土侮"。

五行之间的相乘和相侮，均为五行之间生克制化关系遭到破坏后出现的异常相克现象，都可以因五行中的任何一行的"太过"或"不及"而引起。两者之间既有区别，又相互关联。相乘与相侮的主要区别在于，相乘是顺五行递相克制的次序发生的克制太过，相侮是逆五行相克次序而出现的反克。其关联性表现在发生相乘时，也可同时发生相侮；同样，在发生相侮时，也可同时发生相乘。例如，木气过于强盛时，不仅会过度克制其所胜之土，即"木旺乘土"，而且可以恃己之强反向克制己所不胜的金，即"木旺侮金"；反之，木气虚弱时，则不仅金来乘木，即"木虚金乘"，而且其所胜之土也乘其虚而反克之，即"木虚土侮"。即《素问·五运行大论》所说："气有余，则制己所胜而侮所不胜；其不及，则己所不胜侮而乘之，己所胜轻而侮之。"这是对五行相乘与相侮及其相互关系的概括说明。

3. 母病及子　指五行中母的一行异常，影响到其子行，导致母子两行皆异常。其与相生次序一致。例如，水生木，水为母，木为子，水不足则不能生木，导致母子俱虚，水竭木枯。

4. 子病及母　指五行中子的一行异常，影响到其母行，导致母子两行皆异常。其与相生次序相反。例如，木生火，木为母，火为子，火旺引起木亢，导致木火俱亢。

五行之间的母病及子和子病及母，是五行相生关系的异常。

因此，五行中任何一行出现"太过"或"不及"时，都可能对其他四行产生"相乘""相侮"或"母病及子""子病及母"的异常作用（图1-3）。

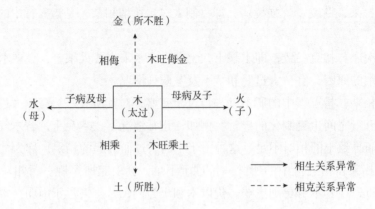

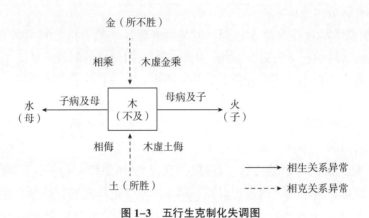

图1-3 五行生克制化失调图

总之，五行相生相克及其制化，是自然界事物间协调发展的正常状态，必须注意顺应和维持；而五行的相乘相侮与母病及子、子病及母，是自然界事物间关系失去平衡的异常状态，应当尽量避免和纠正。

三、五行学说在中医学中的应用

五行学说在中医学的应用，主要是运用五行的特性，来分析和归纳人体的形体结构及其功能，以及人体与外界环境各要素间的联系，构建天人一体的五脏系统；运用五行的生克制化，阐释人体五脏间的生理联系；运用五行的相乘相侮和母子相及，解释五脏病变的相互影响，指导疾病的诊断和防治。因此，五行学说作为中医学主要的思维方法，对于中医学理论体系的建立起着重要作用，而且还对中医临床诊断、治疗和养生康复实践具有重要指导意义。

（一）构建五脏一体系统

中医学以五脏为中心，是基于五行学说构建了内外联系的天人合一的五脏系统。故《素问·天元纪大论》说："天有五行御五位，以生寒、暑、燥、湿、风。人有五脏化五气，以生喜、怒、思、忧、恐。"中医学运用类比的方法在五脏配五行的基础上，演绎推理整个人体的组织结构与功能，将人体的形体、官窍、情志等分归于五脏，构建以五脏为中心的生理病理系统。同时又将自然界的五方、五气、五味等与人体的五脏联系起来，将人体内外环境联结成一个密切联系的整体，构建了以五脏为中心的天人相应的五脏一体系统，从而奠定了藏象学说的理论基础。《素问·阴阳应象大论》中指出："东方生风，风生木，木生酸，酸生肝，肝生筋，筋生心，肝主目……在体为筋，在脏为肝，在色为苍，在音为角，在声为呼，在变动为握，在窍为目，在味为酸，在志为怒。"《素问·金匮真言论》中也记述："东方青色，入通于肝，开窍于目，藏精于肝，其病发惊骇，其味酸，其类草木……其音角，其数八，是以知病之在筋也，其臭臊。"这样把自然界的东方、春季、风气、青色、酸味等，通过五行的木与人体的肝、筋、目、怒联系起来，构建了联系人体内外环境统一的肝木系统。此以肝脏为例，其他脏腑亦如此，体现了天人相应的整体观念。

（二）分析五脏功能关系

五行学说在生理方面的应用，主要以五行特性类比五脏的生理功能，以五行生克制化说明五脏之间的生理联系。

1. 分析五脏生理功能　运用五行学说，将人体的内脏分别归属于五行，并以五行的特性来分析五脏的生理功能。如木有生长升发、舒畅条达的特性，肝属木，故肝喜条达而恶抑郁，有疏通气血、调畅情志的功能；火有温热、光明的特性，心属火，故心有主血脉以维持体温恒定、主神明为脏腑之主的功能；土有生化万物的特性，脾属土，故脾有运化水谷，化生精微以营养脏腑形体的功能。金有清肃、收敛的特性，肺属金，故肺性清肃，有肃降的功能；水有闭藏、滋润、下行的特性，肾属水，故肾性蛰藏，有藏精、主水的功能。

2. 分析五脏相互关系　五脏功能虽然各有所司，但是五脏之间又存在着生理上的内在联系。中医学运用五行学说，阐释了五脏之间的主要关系，具体反映在五脏相生、五脏相克和五脏制化等方面。

（1）五脏相生　运用五行相生的理论，说明五脏之间相互资生和促进的生理关系。如木生火，即肝生心，肝藏血，调节血量，可助心行血；肝主疏泄，调畅情志，与心主神明关系密切。火生土，即心生脾，心阳能温煦脾气，加强脾的运化功能。土生金，即脾生肺，脾主运化，化生精微以充养肺气。金生水，即肺生肾，肺气布津，滋养肾阴；肺气肃降，助肾纳气。水生木，即肾生肝，肾精化血养肝；肾阴助肝阴以防肝阳上亢。五脏之间维持递相资生和促进的关系，才能维持体内正常的生理功能。

（2）五脏相克　用五行相克的理论，说明五脏之间相互制约和抑制的生理关系。如木克土，即肝克脾，肝气疏泄，以防脾气的壅滞，有利于脾的正常运化。土克水，即脾克肾，脾能运化水湿，以防肾水泛溢。水克火，即肾克心，肾藏精，肾水上济于心，以防心火之亢烈。火克金，即心克肺，心阳温肺，以防肺气清肃太过。金克木，即肺克肝，肺气肃降，以制约肝阳上亢。由于五脏之间的相克关系，从而维持体内生理功能的协调和有序状态。

（3）五脏制化　依据五行学说，五脏中每一脏都具有我生、生我和我克、克我的生理关系。五脏制化，说明每一脏在功能上因有他脏的资助而不至于虚损，又因有他脏的制约而不至于过亢。本脏之气虚损，则有他脏之气补之；本脏之气太盛，又可由他脏之气制约。如肝（木）偏虚，则有肾（水）生之；肝（木）偏亢，则有肺（金）克之。这种制化关系把五脏联系成一个有机的整体，从而保证了人体内环境的平衡。

（三）阐释五脏传变规律

人体是一个有机整体，五脏之间生理上相互资生、相互制约，因而在病理上必然相互影响，本脏之病可以传至他脏，他脏之病也可以传至本脏，这种病理上的相互影响称之为传变。从五行学说来说明五脏传变规律，可以分为相生关系传变和相克关系传变。

1. 相生关系传变　包括"母病及子"和"子病及母"两个方面。

母病及子，即疾病从母脏传及子脏。例如，肾水生肝木，肾病及肝，即属母病及子。临床常见的有肾精不足不能滋养肝血而致的肝肾精血亏虚证、肾阴不足不能涵养肝木而致的肝阳上亢证等。他脏之间的母病及子，可以此类推。

子病及母，即疾病从子脏传及母脏。例如，肝木生心火，心病及肝，即属子病及母。临床常见的有心血不足累及肝血亏虚而致的心肝血虚证、心火旺盛引动肝火而致的心肝火旺证等。

2. 相克关系传变　包括"相乘"和"相侮"两个方面。

相乘，即相克太过致病。形成五脏相乘有两种情况，即太过和不及的相乘。如正常情况下是肝木克脾土，若发生相乘时，就会出现"肝气乘脾"（即木旺乘土）和"脾虚肝乘"（即土虚木乘）两种情况。

相侮，即反向克制致病。形成五脏相侮亦有两种情况，即太过和不及的相侮。如正常情况下是肺金克肝木，若发生相侮时，就会出现"肝火犯肺"（即木火刑金）和"肺虚肝侮"（即金虚木侮）两种情况。

总之，五脏的传变规律，可用五行的乘侮和母子相及规律来阐释。如肝有病，病传至心，为母病及子；病传至肾，为子病及母；病传至脾，为相乘；病传至肺，为相侮。其他四脏，以此类推。

（四）指导疾病的诊断

五行学说将人体五脏、六腑、五窍、五体、五脉与自然界五色、五味、五季等作了相应联系，构建了天人一体的五脏系统，为诊断和治疗奠定了理论基础。因此，通过临床综合四诊所搜集的资料，依据事物属性的五行归类及乘侮、母子相及规律，可确定五脏病位，判断疾病传变。即如《灵枢·本脏》所谓："视其外应，以知其内脏。"

病位的确定包括以本脏所主之色、味、脉来诊断本脏之病和以他脏所主之色、味、脉来推测五脏相兼病变。例如，面见青色，喜食酸味，脉弦，病位在肝；面见赤色，口苦，脉洪，病位在心，是心火亢盛。余者类推。根据五行乘侮、母子相及规律，可以推断疾病的传变。例如，脾虚患者，面当黄色，若见青色，为土虚木乘，即脾虚肝乘；心病而面见黑色，为水来乘火，多见于肾水上凌于心等。故《难经·六十一难》说："望而知之者，望见其五色，以知其病。闻而知之者，闻其五音，以别其病。问而知之者，问其所欲五味，以知其病所起所在也。切脉而知之者，诊其寸口，视其虚实，以知其病，病在何脏腑也。"

（五）指导疾病的防治

在临床上，依据五行乘侮、母子相及规律，在预防疾病传变和确定治则治法，以及指导针灸取穴和情志疾病的治疗等方面有着重要的指导意义。

1. 预防疾病传变　根据五行母子相及和乘侮规律，可以判断五脏疾病的发展趋势。即一脏有病，可以传及其他四脏，如肝有病可以影响到心、肺、脾、肾等脏。他脏有病，亦可传及本脏，如心、肺、脾、肾有病，也可影响到肝。因此，临床治疗时，除对所病本脏进行治疗外，还要依据其传变规律，调整其他脏的太过与不及，防止其传变，使其恢复正常的功能活动。如肝气太过，肝木旺则乘脾土，此时宜在柔肝的基础上培补脾气，使肝气得平、脾气得健，则肝病不传于脾。如《难经·七十七难》所说："见肝之病，则知肝当传之于脾，故先实其脾气。"疾病能否传变，主要取决于脏气的盛衰。"盛则传，虚则受"，是五脏疾病传变的基本规律。

2. 确定治则治法　根据五行相生相克规律，来确定相应的治疗原则和治疗方法。

（1）依据相生规律确定治则和治法　临床上运用五行相生规律来治疗疾病，其基本治疗原则是补母和泻子，适用于五脏病变中母子关系失常的病证。《难经·六十九难》中指出"补母"与"泻子"的法则："虚者补其母，实者泻其子。"

补母：即"虚者补其母"。指五脏病变之虚证，除补益本脏外，还可以补其母脏。适用于五脏病变中母子关系失常的虚证。例如，肝血不足，除滋补肝血外，还可补肾益精，通过"水生木"的作用促进肝血的恢复。

泻子：即"实者泻其子"。指五脏病变之实证，除泻其本脏外，还可以泻其子脏。适用于五脏病变中母子关系失常的实证。例如，肝火炽盛，除清泻肝火外，还可清泻心火，以消除亢盛的肝火。

在五行相生规律确定的治则指导下，临床常用的治法有滋水涵木法、益火补土法、培土生金法、金水相生法。

滋水涵木法（滋肾养肝法）：是滋肾阴以养肝阴的治法，适用于肾阴亏损而肝阴不足，甚者肝阳上亢之证。

益火补土法（温肾健脾法）：是温肾阳以补脾阳的治法，适用于肾阳衰微而致脾阳不振之证。就五脏配属五行关系而言，心属火，脾属土。但是，这里所说的益火补土法之"火"指命门之火（肾阳），而非心火，此借五行"火生土"之理说明命门之火温煦脾阳的关系。

金水相生法（滋养肺肾法）：是滋养肺肾之阴的治法，适用于肺阴亏虚不能滋养肾阴，或肾阴亏虚不能滋养肺阴的肺肾阴虚证。

培土生金法（补养脾肺法）：是补脾气以益肺气的治法，适用于脾气虚弱，以致肺气虚弱之证。

（2）根据相克规律确定治则和治法　临床上由于五行相克规律异常而出现的相乘相侮等病理变化的原因，不外乎"太过"和"不及"两个方面。因而运用相克规律来治疗疾病，其基本治疗原则为抑强和扶弱，适用于五脏病变中相乘或相侮的病证。

抑强：适用于相克太过引起的相乘和相侮。例如，肝气横逆，乘脾犯胃，出现肝脾不调、肝胃不和之证，治疗当以平肝为主；或脾胃壅滞，影响肝气调达，治当以运脾和胃为主。木本克土，前者为"木旺乘土"，后者为"土壅木郁"，抑制其强者，则被克脏的功能自然易于恢复。

扶弱：适用于相克不及引起的相乘和相侮。例如，脾气虚弱，肝气乘虚而入，导致肝脾不和证；或因脾虚不仅不能制水，反遭肾水反克之水湿泛滥证。木本克土，土本克水，前者为"土虚木乘"，后者为"土虚水侮"，治疗都当以健脾为主。扶助弱者，加强其力量，可以恢复脏腑正常的功能。

在五行相克规律确定的治则指导下，临床常用的治法有抑木扶土法、培土制水法、佐金平木法、泻南补北法。

抑木扶土法（疏肝健脾法）：是疏肝平肝、健脾和胃治疗肝脾不调或肝气犯胃证的治法，适用于木旺乘土或土虚木乘之证。对木旺乘土之证，以抑木为主，扶土为辅；对土虚木乘之证，以扶土为主，抑木为辅。

培土制水法（敦土利水法）：是培补脾土以制约水湿停聚的治法，适用于脾虚不运，水湿泛溢而致水肿胀满之证。

佐金平木法（滋肺清肝法）：是益肺降气以制约肝火的治法，适用于肝火犯肺证。

泻南补北法（滋阴降火法）：是泻心火补肾水的治法，适用于心肾不交证。对以心火偏亢为主，不能下交于肾之证，以泻心火为主，兼补肾水；对以肾阴亏虚为主，不能上济于心之证，当以补肾水为主，兼泻心火。

3. 指导情志病治疗 情志生于五脏，是五脏功能活动所产生的情志变化。如《素问·阴阳应象大论》说："人有五脏化五气，以生喜、怒、思、忧、恐。"由于五脏分别归属于五行，存在相克的关系，故情志之间也具有相互抑制的关系。临床上可以运用不同情志的相互抑制关系来达到治疗情志病的目的。《素问·阴阳应象大论》中明确提出："怒伤肝，悲胜怒……喜伤心，恐胜喜……思伤脾，怒胜思……忧伤肺，喜胜忧……恐伤肾，思胜恐。"这就是情志病治疗中所谓的"以情胜情"之法。

4. 指导针灸取穴 针灸疗法中，手足十二经脉的"五输穴"配属五行。针灸治疗时，根据病证虚实不同，按五行生克规律选穴施治。例如，肝虚之证，根据"虚者补其母"的治则，取肾经合穴（水穴）阴谷，或取本经的合穴（水穴）曲泉进行治疗。肝实之证，根据"实者泻其子"的治则，取心经荥穴（火穴）少府，或取本经荥穴（火穴）行间进行治疗，以达到补虚泻实、恢复脏腑正常功能的目的。

运用五行生克规律指导治疗，在临床上有一定的应用价值。疾病多呈现复杂的病理变化，相应地，中医学治疗疾病的治则和治法非常丰富，临床上既要正确地掌握五行的规律，又要根据辨证的具体情况灵活运用。

【现代研究】

1. 气学说的研究 场是物理学的概念范畴。现代物理学把物质的形成归结为两种，即实物与场。实体物质包括电子、原子、分子等基本粒子构成的实物粒子形态；场包括引力场、电场、磁场、电磁波、可见光等。每一种实物都是与其场相共存的。人体的场与人体状态，包括人的意识状态有密切关系，因此它不同于简单的物理场，因而称之为人体生物场。有研究者认为，人体生物场这个概念在很大程度上反映了中医气的实质。

近30年来，人们对生物场的实质做了一些有意义的探讨。研究认为，人体或生物体任何部位都存在着由生物体各部分细胞所形成的细胞生物场，其所表现或被测得的任何物理学结果都是一种生物场效应。这种生物场效应在人体和生物体可以感觉得到，也可以通过物理学方法检测出来，但是用肉眼却难以直接观察到。细胞生物场效应与周围物质之间是相互关联和相互影响的，也就是说，改变物质可以改变细胞生物场效应；反之，改变或影响细胞生物场效应也可以改变或影响周围物质。近年来，随着科学技术的发展，高灵敏度、高分辨率仪器的出现，研究人员发现人体生物场具有独特的电磁属性，它能反映人体生命活动的状态。随着场的物理理论的深入研究，人们也开拓了思路，对人体生物场的认识也上升到现代量子论水平。

目前种种关于人体之气的理论虽然未必全面，现代科学对人体生物场的认识也不尽详然，人体之气是否能等同于生物场，这些都还在探索之中；但有一点是可以肯定的，人体之气是真实的客观存在。

2. 阴阳学说的研究 1973年美国生物学家Goldberg提出了"阴阳学说与cAMP和cGMP双向调节关系的假说"，即作为二元论的东方医学阴阳学说的物质基础。国内，沈自尹院士提出

"阴阳常阈调节论"，促进了西医学对于人体调节机制认识的深化。应用西医学解释阴阳学说，诸如呼吸的出与入、血压的升与降、神经的兴奋与抑制、交感与副交感、代谢的合成与分解、内分泌的正反馈与负反馈、免疫系统的抗原与抗体、辅助性免疫细胞与抑制性免疫细胞、离子的阴与阳等，皆存在着相互依存、相互制约和相互转化的对立统一关系，这些功能处于相对的动态平衡，才能维持机体的健康。

3. 五行学说的研究　美籍奥地利学者贝特朗菲的"一般系统论"被引入中医学领域进行研究，认为藏象体系由五个具有五行属性的功能系统组成。有学者提出，可以用"集合论""拓扑学"和"联立微分方程"表述五行相生相克关系，并将其归纳为数学模型。根据计算机网络结构的特性，将五行结构纳入计算机网络结构进行模拟研究，对五行网络结构进行了计算机模型算法设计。有研究提出，在生命系统中，存在着线形、环形和网络型三种类型的因果结构，环形（反馈）因果关系和网络因果关系是生物体中常见的因果关系类型，而五行系统中的生克制化、亢害承制关系与这种网络关系极为近似。

【经典医论】

《淮南子·原道训》：夫形者，生之舍也；气者，生之充也；神者，生之制也。一失位则三者伤矣。

明·吴崑《医方考·气门》：气化即物生，气变即物易，气盛即物壮，气弱即物衰，气正即物和，气乱即物病，气绝即物死。是气之当养也，明矣……气者，万物之所资始也，天非此气不足以长养万物，人非此气不足以有生。

西汉·董仲舒《春秋繁露·五行之义》：天有五行，一曰木，二曰火，三曰土，四曰金，五曰水。木，五行之始也；水，五行之终也；土，五行之中也。此其天次之序也……是故木居东方而主春气，火居南方而主夏气，金居西方而主秋气，水居北方而主冬气。是故木主生而金主杀，火主暑而水主寒。

明·张介宾《类经图翼·运气·五行统论》：五行者，水火木金土也。五行即阴阳之质，阴阳即五行之气，气非质不立，质非气不行。行也者，所以行阴阳之气也……盖造化之机，不可无生，亦不可无制。无生则发育无由，无制则亢而为害。生克循环，营运不息，而天地之道，斯无穷矣。

清·石寿堂《医原·人身一小天地论》：人禀阴阳五行之气，以生于天地间，无处不与天地合。人之有病，犹天地阴阳之不得其宜。故欲知人，必先知天地。《易》曰：立天之道，曰阴与阳；立地之道，曰柔与刚。盖刚柔之质，即阴阳之气所凝结。

清·唐宗海《中西汇通医经精义·气味阴阳》：积阳为天，积阴为地。阳为气，阴为味。人与万物同一天地，即同一阴阳。万物各禀天地之阴阳，以变化人身之阴阳。

【思维训练】

典型案例一

武胜门外夏姓，因街市流行霍乱，夫妇均受传染，同时病发，均大吐大泻大汗出，肢厥脉厥，腹痛筋转，目陷皮瘪，证象颇同。但男则舌苔白，津满，渴不欲饮，喜热，吐泻清冷，不大臭，其筋转强直拘挛，是为寒多；女则舌苔黄，中心灰黑，津少，口大渴，饮冷不休，吐泻甚臭，其筋转抽掣急剧，是为热多。同居一室，同一样生活，又同日发病……此一夫一妇，一寒一热，一用四逆汤，甘草、干姜、附子加黄肉、木瓜；一用甘露饮，白术、茯苓、猪苓、泽泻、条桂、滑石、石膏、寒水石，加蚕沙、省头草，均连续频进如前法。结果三剂后，夫妇均吐泻止，厥回脉出而愈。（《冉雪峰医案·霍乱四》）

思考问题：如何通过阴阳理论对该病例进行阴阳辨证分析？如何具体运用阴阳的特性分析疾病的临床表现，并阐释归纳其阴阳证型？同时思考为什么夫妇同日感邪发病，却用不同的治法和方药？说明中医学治疗疾病的侧重点是关注病，还是关注证？是关注病因，还是关注症状？是针对病因治疗，还是针对证候治疗？体现了中医学的什么诊疗特点？

案例分析：中医师要在临床的千头万绪中很好地把握病情，其中概括性最高的方法即为阴阳总纲法，这是中医临床中常用的整体思维的一种方法，也是中医师临床诊治疾病之准则。张介宾在《景岳全书·传忠录》中说："凡诊病施治，必须先审阴阳，乃为医道之纲领……设能明彻阴阳，则医理虽玄，思过半矣。"本案为夫妇同日感邪发病，证象颇同，然高明的医生着眼于患者舌苔、口渴饮水、喜冷热、吐泻物气味等差异，从临床现象辨别病证的阴阳属性，治病求本，获得佳效。说明了熟谙阴阳规定性的临床实用价值，以及阴阳辨证思维的临床指导价值，很好地体现了中医辨证论治的诊疗特点。

典型案例二

戴人路经古亳，逢一妇，病喜笑不止，已半年。众医治之术空。戴人以沧盐成块者二两余，火烧通赤，放冷细研，以河水一大碗，同煎三五沸，稍温，与饮之。以钗探咽中，吐去热痰五升。次服火剂，火主苦，解毒汤是也。数日而笑定矣。《内经》曰："神有余则笑不休。"所谓神者，心火是也。火得风而成焰，即笑之象也。（《儒门事亲》）

思考问题：如何通过五行理论对该病例进行五行辨证分析？如何具体运用五行归类法分析疾病的临床表现与诊断治疗的相关性，并运用五行学说的基本内容即生克制化说明其治疗原理？

案例分析：在中医的临床思维中，经常运用五行学说中归类的方法，将有关症状归类，使复杂多样的临床表现归纳为几类，化繁为简，为我们分析病机提供了方便。戴人即张从正，善用汗、吐、下三法，为攻邪派的代表。本案患者病喜笑不止半年，因喜在五行属火，故戴人运用五行归类法，将其诊断为心火。盐味咸，五行属水，水可制火，故以盐涌吐之。后又以解毒汤治之，解毒汤味多苦寒，寒为水之属，亦水可制火，服之，数日笑定。其诊断、治疗均不离五行归类、五行生克制化之思维，可见五行辨证思维方法对指导临床确有独到之处。

【学习引导】

中医"象"思维，以整体观念为理论指导，通过运用"有诸内必形诸外""司外揣内"的思维方法，系统地研究了"活体"人内在生理病理的变化规律以及人体本身与自然界的整体联系，实现了在认识上从实体到功能的转变，形成了"天人合一"的"四时五脏阴阳"理论，建立了"以五脏为中心"的藏象系统，阐述了人体各种动态的生理病理现象。通过学习五脏、六腑、奇恒之腑各自的生理病理，以及各脏腑之间的有机联系，可以正确把握中医学对活体人生命活动规律的认识，深入了解整体观思想在人体生理病理中的体现。

【名词术语】

藏象　奇恒之腑　心主血脉　心主神志　心包络　肺主气　肺主宣发肃降　肺朝百脉　肺主通调水道　肺主治节　肺为娇脏　肺为华盖　气门　腠理　脾主运化　脾气健运　脾主统血　脾主升　肝主疏泄　肝主藏血　肝主升发　肝体阴用阳　肝为刚脏　肾藏精　肾主封藏　肾主纳气　肾主水　天癸　命门　七冲门　胆主决断　胃主通降　胃气　胃喜润恶燥　泌别清浊　小肠主液　大肠主津　上焦如雾　中焦如沤　下焦如渎　髓海　元神之府　胞宫　精室　心肾相交　精血同源

第一节　藏象概述

一、藏象的基本概念

"藏象"一词，首见于《素问·六节藏象论》。藏象，即指藏于体内的内脏及其表现于外的生理病理现象，以及与自然界相应的事物和现象。脏腑虽然藏于体内，但其生理功能和病理变化均有征象表现于外。正如张介宾在《类经·藏象类》所言："象，形象也。藏居于内，形见于外，故曰藏象。"

藏象学说，即通过对人体生理病理现象的观察，研究人体各脏腑的生理功能、病理变化、脏腑之间及其与精气血津液相互关系的理论。藏象学说通过观察外在征象来研究内部脏腑的活动规律，即《灵枢·本脏》所谓："视其外应，以知其内脏。"一般而言，任何外在的表象都提示一定内在的运动规律，外在的各种变化与内在脏腑的功能活动密切相关。藏象学说把藏与象有机结合起来，对于阐明人体生理、病理及指导临床实践具有普遍的意义。

二、藏象学说的基本内容

藏象学说，以脏腑为基础来认识人的生理病理。脏腑即内脏的总称，根据脏腑的功能特点，可分为三大类，即脏、腑和奇恒之腑。脏有五，即心、肺、脾、肝、肾，合称五脏；腑有六，即胆、胃、小肠、大肠、膀胱、三焦，合称六腑；奇恒之腑亦有六，即脑、髓、骨、脉、胆、女子胞。

五脏六腑各有其生理特点。五脏共同的生理特点是化生和贮藏精气，六腑共同的生理特点是受盛和传化水谷；从形态而言，五脏多为实体性器官，六腑多为管腔性器官。正如《素问·五脏别论》所说："所谓五脏者，藏精气而不泻也，故满而不能实；六腑者，传化物而不藏，故实而不能满也。"这里的"实"和"满"是针对精气和水谷的各自特点而言。唐·王冰注曰："精气为满，水谷为实。五脏但藏精气，故满而不实；六腑则不藏精气，但受水谷，故实而不能满也。"五脏六腑的生理特点，对脏腑疾病的辨证论治具有重要指导意义。病理上"脏病多虚""腑病多实"，临床治疗时"脏病宜补""腑病宜泻"。奇恒之腑在形态上中空与六腑相似，功能上贮藏精气与五脏相类，即形态似腑、功能似脏，与五脏、六腑均有区别，故称为奇恒之腑。

三、藏象学说的形成

藏象学说的形成，主要源于以下几个方面。

一是古代的解剖知识。《内经》对解剖人体、观察脏腑有详细的描述，如《灵枢·经水》说："夫八尺之士，皮肉在此，外可度量切循而得之。其死，可解剖而视之。其脏之坚脆，腑之大小，谷之多少，脉之长短，血之清浊……皆有大数。"《灵枢·肠胃》说："咽门……至胃长一尺六寸。胃纡曲屈，伸之，长二尺六寸，大一尺五寸，径五寸，大容三斗五升。"而《难经》《医林改错》等对脏腑的位置、形态、重量、色泽等都有更详尽的描述。这些古代的解剖学知识，奠定了藏象学说的形态学基础。

二是对人体生理病理现象的长期观察。古人在长期的生活和医疗实践中，通过观察人体的生理功能、病理变化，并结合当时的解剖学知识，对人体的各脏腑组织及其功能有了进一步认识，对藏象学说的形成起到了重要作用。如人体肌表受寒，会出现恶寒、鼻塞、喷嚏、咳嗽等症状，从而得出"肺主皮毛"的理论。再如通过解剖得知，心居胸中，又与脉管相连，同时观察到血在脉中流动，与心脏搏动密切相关。若心跳停止，则血不流动，神志同时消失，由此得出"心主血脉""心主神志"的结论。

三是大量医疗实践经验的反证。如通过用养血安神药物治疗不寐、用清心化痰药物治疗烦躁狂乱，证明了"心主神志"的认识；而补肾药物可以加速骨折的愈合，从而认识到骨和肾的关系，反证了"肾主骨"理论。如此，通过长期临床经验的大量积累，最后升华为理论。

四是古代哲学思想的渗透。以阴阳、五行学说等为代表的古代哲学思想渗透到中医学中，对藏象学说的形成及系统化起到了重要作用。如运用五行学说的理论，将复杂的人体组织结构划分为五大系统，每个系统都以五脏为核心，同时联系六腑、五官、五体、五志，体现了人体整体功能的统一。同时，五脏与自然界的方位、季节、五气、五化、五色、五味等相联系，体现了人与自然环境的统一性。

总之，藏象学说的形成是古代医家在长期医疗实践中，以解剖知识为基础，运用了"有诸内，必形诸外"的研究方法，通过长期的观察、反复的实践、大量的积累，并以古代哲学思想为指导而形成的系统知识。

四、藏象学说的特点

藏象学说的特点，是以五脏为中心的整体观，主要体现在以五脏为中心的人体自身的整体性及五脏与自然环境的统一性两个方面。

人体是一个极其复杂的有机整体，藏象学说以五脏为中心，通过经络系统"内属于脏腑，外络于肢节"，将六腑、五官、五体、五志、四肢百骸等全身脏腑形体官窍联结成有机整体，构成五大功能系统。五脏是系统的核心，人体所有的组织器官都可以包括在这五大系统之中。这五大功能系统之间，在形态结构上不可分割，在生理功能上相互协调，在物质代谢上相互联系，在病理变化上相互影响。

同时，人与自然环境保持着统一性。自然界的季节、方位、五气、五化等与人体五大功能系统密切联系，构成了人体内外环境相应的统一体。

需要指出的是，藏象学说中脏腑的名称，虽与现代解剖学的脏器名称相同，但其范围和生理功能及病理表现不同。藏象学说中，一个脏腑的功能，可能包括现代解剖学中几个脏器的功能；同样，现代解剖学中一个脏器的功能，可能分散于藏象学说的几个脏腑的功能之中。中医藏象学说中的脏腑，不单纯是一个解剖学概念，更重要的是它综合概括了人体某一系统中相关的生理和病理现象的系统概念。

第二节　五　脏

五脏，即肝、心、脾、肺、肾的合称。五脏的共同生理特点是化生和贮藏精气，神志活动归属于五脏。五脏功能虽各有所司，但彼此协调，共同完成生命活动。本节主要阐述五脏的主要生理功能、生理特性及其与五体、五官、五志、五液、时令的关系等。

一、心

心居胸腔，肺之下，横膈之上，外有心包护卫。心的主要生理功能是主血脉和主神志。《素问·灵兰秘典论》称之为"君主之官"。心为阳脏而主神明，在五行中属火，与夏气相通应。心在体合脉，其华在面，在窍为舌，在志为喜，在液为汗。

（一）生理功能

1. 主血脉　心主血脉，是指心具有主持全身血液和脉管，推动血液在脉道中运行的功能。主，有主持、主管之义；血，即血液；脉，即脉道，又称"血府"，为气血运行的通路。在心、血、脉组成的密闭系统中，心起主宰作用。故有《素问·五脏生成》中"诸血者，皆属于心"和《素问·痿论》中"心主身之血脉"之说。心气是推动血液运行的主要动力，在心气的推动下，血循脉道到达五脏六腑、形体官窍，以维持人体正常的生理功能。

心主血脉的主要条件：一是心气充沛，即心脏的搏动功能正常。血的运行是多个脏腑共同作用的结果，但主要依赖心气的推动。心气充沛，则能维持正常的心力、心律和心率，血才能正常运行，通达全身。二是血液充盈。血是供给人体各脏腑组织营养物质的载体，只有血液充盈，心主血脉的生理功能才能正常发挥。三是脉道通畅。脉道滑利通畅，血才能正常循行而不受阻碍。

在心气推动下，血行脉中，将营养物质输送于全身。人体五脏六腑、四肢百骸、肌肉皮毛等，皆有赖于血的濡养，才能发挥其正常的生理功能，以维持人体的生命活动。

心主血脉的功能正常与否可从面色、舌色、脉象、胸部感觉等反映出来。心主血脉功能正常，则面色红润光泽，舌质淡红，脉象和缓有力，胸部感觉舒畅。若心气不足，运血无力，可见面色白，舌质色淡，脉虚无力，心悸胸闷等。若心血亏虚，则面色苍白，舌质淡白，脉象细弱，心悸怔忡等。若心脉痹阻，则见面色紫暗，唇舌青紫，或伴有瘀斑，脉象细涩或结代，胸闷刺痛等。

2. 主神志　心主神志，又称心主神明或心藏神，是指心具有主司人体精神意识思维活动，主宰整个人体生命活动的生理功能。《素问·灵兰秘典论》说："心者，君主之官，神明出焉。"

人体之神的含义有二：一是指人体生命活动的主宰及其外在表现，即广义之神。可以通过面部表情、目光眼神、言语应答、肢体动作、思维意识等反映出来，这是中医诊断疾病"望神"的重要内容。二是指人的精神、意识、思维、情感活动等，也称为狭义之神。心主神志，既包括广义之神，又包括狭义之神。

心主司人的精神意识思维活动。《灵枢·本神》说："所以任物者谓之心。"即指心具有接受、处理和反应外界客观事物，从而进行意识、情志活动的生理功能。任，即接受、担任；物，指客观外界事物。人的精神、意识活动，虽分属于五脏，但主要归属于心。因此，心主神志的功能正常，则精神振奋，思维清晰，反应敏捷。若心主神志失常，则见精神活动或意识思维异常，而见少寐多梦、失眠健忘、神志不宁、精神委顿，甚至谵狂、神昏等。

心主宰整个人体的生命活动。人体各个脏腑组织器官，虽各有不同的生理功能，但必须在心的主宰和调节下，才能相互配合，共同完成整体生命活动。《灵枢·邪客》将心称为"五脏六腑之大主"。心的功能正常，人体各脏腑的功能则正常；若心神失常，神志昏乱，则脏腑失调，功能异常，诸病由生。正如《素问·灵兰秘典论》所说："故主明则下安……主不明则十二官危。"

心主神志理论一直指导着中医学的临床实践。临床所见由心血不足、痰火扰心等所引起的健忘失眠、精神狂乱等症，采用养心安神、清泻心火、化痰开窍等治法，是临床上治疗精神、情志病证常用而有效的方法。

心主神志和心主血脉密切相关。血液是神志活动的物质基础，心神必须依赖心血的濡养，故《灵枢·营卫生会》说："血者，神气也。"心主血脉功能正常，心神得养，则神志活动正常。相反，心血的运行亦依靠心神的调控。心神正常，则心气推动血脉流畅。若心血不足，心神失养，则见精神恍惚、心悸怔忡、失眠多梦等心神失常之症；若精神高度紧张，或突受惊恐，常见心悸怔忡、面色红赤或面白无华等血行异常之症。

（二）生理特性

1. 心为阳脏　心为阳脏，是指心居胸中，在五行属火，为阳中之太阳，故称为阳脏。即如《素问·六节藏象论》所说："心者生之本，神之变也……为阳中之太阳，通于夏气。"心以阳气为用，心阳推动血液运行，温通全身血脉，使人体生机不息。若心阳不足，既可导致血行迟缓，瘀滞不畅，又可引起精神委顿。

2. 心性通明　心性通明，是指心脉以通为本，心神以明为要。心主血脉，依赖于心阳的温煦和心气的推动作用。若心阳充足，心搏有力，则心脉畅通，血运正常。心为君主之官，为五脏六腑之大主，心性通明，则脏腑协调，气血通畅，精神振奋，思维敏捷。故唐宗海在《血证论》中说："心为火脏，烛照万物。"若心阳不足，失于温煦，则可致血行迟缓，瘀滞不畅，出现精神委顿、神志恍惚等症。

（三）生理联系

1. 在志为喜 心在志为喜，是指心的生理功能与精神情志的"喜"关系密切。中医学将喜、怒、思、悲、恐称作五志，分属于五脏。《素问·阴阳应象大论》说："在脏为心……在志为喜。"喜属于对外界刺激产生的良性反应，对心主血脉生理功能发挥有益。因此，《素问·举痛论》说："喜则气和志达，营卫通利。"但喜乐过度，则可使心神异常，如《灵枢·本神》说："喜乐者，神惮散而不藏。"

心主神志的功能有太过与不及的变化。精神亢奋可使人喜笑不休，精神萎靡可使人易于悲哀，即如《素问·调经论》所说："神有余则笑不休，神不足则悲。"另外，心为神明之主，不仅过喜能伤心，而且五志过极均可伤及心神。故《灵枢·邪气脏腑病形》说："愁忧恐惧则伤心。"

2. 在体合脉，其华在面 心在体合脉，是指全身的血脉都属于心，在心气的推动下，血在脉中正常运行。体，即形体；脉，即血脉。由于脉直接与心相连。因此，脉与心脏的关系最为密切，故称心主血脉。

心其华在面，是指心脏精气的盛衰，可从面部的色泽表现出来。华，即荣华、光彩。五脏精气的盛衰，均可以显现于与之相应的某些体表组织器官上，称为五华。观察五华的变化，对诊察内脏疾患具有一定的临床意义。由于头面部的血脉极其丰富，全身血气皆上注于面，故心的精气盛衰及其生理功能正常与否，可以显露于面部的色泽变化。心气旺盛，血脉充盈，则面部红润光泽。心气不足，可见面白晦滞；心血亏虚，则见面色无华；心脉痹阻，则见面色青紫；心火亢盛，则见面色红赤；心阳暴脱，可见面色苍白晦暗。

3. 在窍为舌 心在窍为舌，又称心开窍于舌，是指心的功能活动可反映于舌。舌为心之外候，又称舌为"心之苗"。因为心与舌体通过经脉相互联系，《灵枢·经脉》说："手少阴之别……循经入于心中，系舌本。"《灵枢·脉度》说："心气通于舌，心和则舌能知五味矣。"心主血脉，心之气血通过经脉上荣于舌，使之发挥鉴别五味的作用。另外，心主血脉，而舌体血脉丰富，故舌色能灵敏地反映心主血脉的功能。观察舌的变化可以了解心主血脉及神志功能正常与否。心的功能正常，则舌体红活荣润，柔软灵活，味觉灵敏，语言流利。若热入营血，则舌质红绛；心火上炎，则舌红生疮；心血瘀阻，则舌质紫暗，或有瘀斑。若心主神志功能失常，则可见舌强、语謇，甚或失语等。

4. 在液为汗 心在液为汗，是指汗液的生成排泄与心的关系密切。汗是津液通过阳气的蒸化，经玄府排出的液体。《素问·阴阳别论》称为"阳加于阴谓之汗"。心主血脉，血由津液和营气所组成，血液与津液同源互化，血中的津液渗出脉外则为津液，津液通过阳气的蒸化后从玄府排出，即为汗液。故有"血汗同源"及"汗为心之液"之说。心血充盈，津液充足，汗化有源。汗出过多，津液大伤，必然耗及心血，可见心悸怔忡之症。

5. 在时应夏 心在时应夏，是指心脏的生理特点与四时之夏相类似。人与天地相应，五脏阴阳和自然界的四时阴阳相应。夏季天气炎热，万物生长旺盛，而心属火，阳气最盛，为阳中之阳，同气相求，故心与夏季相应。若心阳虚衰之人，其病情常在夏季缓解；而阴虚阳盛之人，在夏季又往往加重。即《素问·阴阳应象大论》所说的"阳胜则身热……能冬不能夏"。

【附】心包络

心包络，又称心包，为心脏外围之包膜，具有保护心脏、代心受邪的作用。在经络学说中，手厥阴心包经与手少阳三焦经互为表里，故心包络亦属于脏。古代医家认为，心为人身之君主，邪不得犯，所以外邪侵袭心时，首先侵袭心包络，故心包有"代君受邪"的功用。如《灵枢·邪客》说："心者，五脏六腑之大主也，精神之所舍也。其脏坚固，邪弗能容也。容之则心伤，心伤则神去，神去则死矣。故诸邪之在于心者，皆在于心之包络。"受其影响，在温病学说中，将外感热病中出现的神昏谵语等心神失常的变化，称为"热入心包"；将由痰浊引起的神识模糊、精神呆滞等心神混乱的病证，称为"痰浊蒙蔽心包"。实际上，心包受邪所出现的病证，即心的病证，是心神失常的表现。

二、肺

肺居胸腔，左右各一，上通过气道与喉、鼻相通，故称喉为肺之门户，鼻为肺之外窍。肺在五脏六腑之中其位最高，故有"华盖"之称。肺在五行中属金，为阳中之阴，与自然界之秋气相应。肺的主要生理功能是主气，司呼吸，主宣发肃降，通调水道，朝百脉，主治节。肺在体合皮，其华在毛，在窍为鼻，在志为悲（忧），在液为涕。

（一）生理功能

1. 主气、司呼吸　肺主气，是指肺具有主持和调节人体之气的作用。主，即主持、主管。《素问·五脏生成》说："诸气者，皆属于肺。"肺主气的功能包括主呼吸之气和主一身之气两个方面。

（1）主呼吸之气　肺主呼吸之气，是指肺为体内气体交换的场所，通过肺的宣发肃降，吸入清气，排出浊气，实现机体内外的气体交换。《素问·阴阳应象大论》说："天气通于肺。"肺的宣降功能正常，则呼吸顺畅，气体交换正常。若外感风寒，可致肺的宣发功能失常，出现胸闷鼻塞、恶寒无汗等症；同时也可引起肺的肃降功能失常，而见咳嗽喘息等症。

（2）主一身之气　肺主一身之气，是指肺具有主持调节全身各脏腑之气的作用。主要表现在两个方面：一是参与宗气的生成。人体之气由肺吸入的清气、脾胃运化的水谷精气和肾所藏的先天之精气所构成。宗气由肺吸入的自然界清气与脾胃运化的水谷之精气结合而成。宗气在肺中生成，积于胸中，能促进肺的呼吸，并能贯注心脉，以助心行血。宗气在生命活动中占有重要的地位，因而肺的呼吸功能，不仅影响着宗气的生成，也影响着一身之气的盛衰。二是调节全身气机。气机是指气的升降出入运动，肺的宣发和肃降正常，有节律地一呼一吸，调节全身之气的升降出入运动，进而维持全身气机的协调。

肺主呼吸之气和肺主一身之气都依赖于肺的呼吸功能。肺的呼吸功能正常，才能吸入清气、呼出浊气，进行体内外的气体交换，并促进宗气的生成以及全身气机的调节。

2. 主宣发肃降　肺主宣发，是指肺气具有向上升宣和向外布散的作用。肺主肃降，是指肺气向下的通降和使呼吸道保持洁净通畅的作用。宣发，即宣布和发散；肃降，即清肃下降。

肺主宣发的生理功能，主要体现在三个方面：一是呼出体内浊气。通过肺气向上向外运动，将体内产生的浊气经口鼻排出体外。二是向上向外布散精微。肺将脾所转输的津液和部分水谷精微向上向外布散，外达肌腠皮毛，并将津液化为汗液，排出体外，以滋润肌肤。三是宣发卫气。卫气通过肺的宣发作用布散全身，外达肌表，以发挥其温分肉、充皮肤、肥腠理、司开阖的作用。若肺失宣发，则见呼吸不畅、胸闷喘咳、恶寒无汗等症状。

肺主肃降的生理功能，也主要体现在三个方面：一是吸入自然界之清气。通过肺气向内向下的运动，吸入自然界的清气并向下布散。二是向下向内输布精微。将脾转输至肺的水谷精微向下向内布散，以滋润五脏六腑，并可将多余之津液下达膀胱。三是清肃异物。肺气的肃降作用，能及时清肃肺和呼吸道的异物，使呼吸道保持洁净、通畅。若肺失肃降，则可出现呼吸表浅或短促、胸闷咳痰、喘促气逆等症。

肺的宣发和肃降功能，涉及主气、司呼吸、主津液代谢和卫气的输布等，说明宣发肃降是肺的最基本功能，肺的其他功能都要通过宣发和肃降来完成。而肺的宣发和肃降，是相互制约、相互为用的两个方面。没有正常的宣发，就不能有正常的肃降；反之，肺气不降，必然会使肺宣发不利。

3. 主通调水道 肺主通调水道，是指肺通过宣发和肃降作用对于体内水液的运行、输布和排泄起着疏通和调节作用。通，即疏通；调，即调节；水道，即水液运行、输布和排泄的道路。肺的宣发作用，使水液向上向外布散，外达皮毛肌腠，并通过汗和呼吸排出体外。肺的肃降作用，使水液向下向内输送，通过肾和膀胱的气化，化为尿液，排出体外。

肺为华盖，居人体上焦，肺的宣发肃降作用对于体内津液代谢起着重要的调节作用，故有"肺为水之上源""肺主行水"之说。肺主通调水道，全赖肺的宣发肃降功能。若外邪袭肺，肺失宣发，可致水液向上向外输布失常，出现恶寒无汗、头面水肿等症。若肺失肃降，水液内停，可致小便不利、痰饮或水肿。故此类疾病临床上多用宣肺化痰和宣肺利水法来治疗，即"提壶揭盖"法。

4. 朝百脉，主治节 肺朝百脉，是指全身的血液都经百脉会聚于肺，经过肺的呼吸，进行体内外的气体交换，然后将富有清气的血液输送到全身。朝，朝向、聚会；百脉，指许多经脉。

肺朝百脉的生理作用，主要表现为助心行血。全身的血脉均统属于心，心气是推动血液运行的基本动力，而血液的运行又赖于肺气的推动和调节，肺通过宣发和肃降，调节全身气机，从而促进血液运行。若肺气虚弱或壅塞，不能助心行血，则可导致血行不畅、瘀阻血脉，临床可见心悸胸闷、唇青舌紫等症。

肺主治节，是指肺具有辅助心脏，即治理调节全身气血津液及各脏腑组织生理功能的作用。治节，即治理调节。《素问·灵兰秘典论》说："肺者，相傅之官，治节出焉。"

肺主治节，主要表现在四个方面：一是调节呼吸运动。肺主呼吸，肺有节律地一呼一吸，治理调节全身的呼吸运动。二是调节全身气机。随着肺的宣发肃降，治理调节全身的气机，即气的升降出入运动。三是调节血液的运行。通过肺朝百脉和气的升降出入运动，辅助心脏，治理和调节血液的运行。四是调节津液代谢。通过肺的宣发肃降，治理和调节全身水液的运行、输布和排泄。由此可见，肺主治节，是对肺主要生理功能的总概括。

（二）生理特性

1. 肺为娇脏 肺为娇脏，是对肺的生理病理特征的概括。肺叶娇嫩，不耐寒热，易被邪侵，称为娇脏。肺外合皮毛，开窍于鼻，与天气直接相通，外感六淫，侵袭人体，无论从口鼻还是皮毛而入，均易犯肺而为病。

2. 肺喜润恶燥 肺性喜清润，而恶干燥。燥邪最易耗伤肺津，引起各种肺燥的症状，如口鼻干燥、皮肤干燥，或干咳少痰、咽干喑哑等。

（三）生理联系

1. 在志为悲（忧） 肺在志为悲（忧），是指肺的生理功能与悲忧等情志关系密切。悲为对往事感到难过，忧为对未来感到担心，悲忧常常相伴，故同属肺志。悲忧为不良情志刺激，一般不会致人发病。但过度悲哀或过度忧伤，可使人体之气不断消耗。如《素问·举痛论》说："悲则气消。"悲伤过度，可出现呼吸气短等肺气不足的现象。反之，肺气虚时，机体对外来非良性刺激的耐受能力下降，则易于产生悲忧的情绪变化。

2. 在体合皮，其华在毛　肺在体合皮，是指肺与皮毛相互为用，共同发挥温煦肌体、卫护肌表、防御外邪的作用。皮毛，包括皮肤、汗腺、毫毛等组织，为一身之表。它们依赖于卫气和津液的温养和润泽，具有防御外邪、调节津液代谢、调节体温和辅助呼吸的作用。肺主皮毛，是指肺与皮毛的关系密切。

肺对皮毛的作用：一是肺宣发卫气布达于皮毛。卫气具有温养皮毛、抵御外邪和调节汗孔开阖的作用。卫气依赖于肺气的宣发，才能布散于肌肤，发挥其生理效应。二是肺输布精微以充养皮毛。肺将脾转输的水谷精微向上向外布散，外达于皮毛肌腠，使皮肤滋润，毛发光泽。若肺气虚，可致卫表不固，而见自汗、易于感冒，又可因皮毛失去濡养，而见枯槁不泽。

皮毛可以宣散肺气，协助调节呼吸，因此《内经》把汗孔称作"玄府"，又叫"气门"。皮毛排泄汗液，汗液通过玄府排出体外，同时也具有宣散肺气的作用。如寒邪客表，可见恶寒无汗、胸闷气喘、发热头痛等肺失宣降症状。

3. 在窍为鼻　鼻为呼吸之气出入的通道，与肺直接相连，所以称鼻为肺之窍。鼻的通气和嗅觉功能，全赖于肺气的宣发作用。肺气宣畅，则鼻窍通利，呼吸平稳，嗅觉灵敏；肺失宣发，则鼻塞不通，呼吸不利，嗅觉失灵。《灵枢·脉度》中说："肺气通于鼻，肺和则鼻能知臭香矣。"临床上常将鼻的病变从肺论治，如鼻塞流涕、嗅觉失常等症状，多用辛温宣肺法治疗。

喉亦为肺之门户，为呼吸之气出入之道，又是发音的主要器官。肺之经络上通于喉，喉的通气和发音与肺的关系密切。若肺气宣畅，则呼吸通利，声音洪亮；肺气不足，鼓动无力，则声音低微。若肺阴不足，虚火内盛，则咽喉隐痛，声音嘶哑；邪热壅肺，则咽喉肿痛，声音重浊，甚则失音。故有"金破不鸣"和"金实不鸣"之称。

4. 在液为涕　肺在液为涕，是指鼻涕多少可反映肺的生理病理状态。涕，为鼻腔的分泌液，有润泽鼻窍的作用。涕液由肺津所化，由肺气的宣发作用布散于鼻窍，《素问·宣明五气》说："五脏化液……肺为涕。"在正常情况下，涕液可润泽鼻窍而不会外流。病理情况下，常见鼻液分泌的异常。若寒邪袭肺，则鼻流清涕；风热犯肺，则鼻流浊涕；燥邪犯肺，则见鼻干而痛。

5. 在时应秋　肺在时应秋，是指肺脏的功能特点与四时之秋相类似。秋令气燥，暑去而凉生，草木皆凋，而肺气清肃下行，为阳中之阴，与秋季特点相类，同属于五行之金，故肺在时为秋。秋季气候多清凉干燥，而肺为清虚之脏，喜润恶燥，故燥易伤肺，而见干咳无痰、口鼻干燥、皮肤干裂等秋燥伤肺之症。

三、脾

脾居中焦，位于膈膜之下，形如刀镰。脾的主要生理功能是主运化，主统血，主升，为后天之本、气血生化之源。脾的生理特点是居中央，灌四旁，喜燥恶湿。脾在体合肌肉、主四肢，在窍为口，其华在唇，在志为思，在液为涎。脾在五行属土，为阴中之至阴，与四时之长夏相应，旺于四时。

（一）生理功能

1. 主运化　脾主运化，是指脾具有将饮食物转化为水谷精微，并将其吸收转输至全身的生理功能。包括运化水谷和运化水液两个方面。

（1）运化水谷　是指脾对饮食物的消化吸收和对精微物质的转输作用。饮食物进入胃，经胃的受纳腐熟，进行初步消化，下传小肠作进一步的消化吸收。此过程必须依赖脾气的作用，才能将饮食物化为精微，精微物质再经脾气的作用由小肠吸收。被吸收的精微物质，一方面由脾上输心肺，化生气血，以营养全身；另一方面由脾气的散精作用直接转输至全身，发挥其营养作用。

脾的运化功能强健，即"脾气健运"，则气血生化有源，脏腑经络、四肢百骸及筋肉皮毛等组织，得到充足的营养，而发挥其生理功能。脾的运化功能减退，称为"脾失健运"，一方面表现为对饮食物的消化功能减弱，出现食欲不振、腹胀便溏等症；另一方面表现为对水谷精微的吸收不足，气血生化乏源，出现精神萎靡、倦怠乏力、头晕眼花、形体消瘦等症。

（2）运化水液 是指脾对水液的吸收和输布作用。水入于胃，在脾的作用下将水液化为津液而被吸收，再经脾的转输作用，将津液输布至全身，以濡润脏腑组织器官。脾主运化，还可将多余水液上输至肺，经过肺的宣发肃降以及肾的气化，化为汗和尿，排出体外。由于脾居中焦，为气机升降的枢纽，因此脾在人体水液代谢过程中起着重要的调节作用。脾气健运，水液吸收输布正常，脏腑组织就能得到津液的濡润，多余水液则及时排泄。若脾失健运，水液的吸收和输布障碍，则水液停聚，可出现水湿痰饮，甚至水肿等病理产物。因此有"脾虚水肿""脾虚生湿"和"脾为生痰之源"之说，正如《素问·至真要大论》所言："诸湿肿满，皆属于脾。"临床治疗此类病证，多用健脾化湿之法。

运化水谷和运化水液，是脾主运化的两个方面，二者同时进行，生理上相互联系，病理上相互影响，临床上常常互见。

人出生后，人体生命活动的维持源于气血津液，气血津液源于饮食水谷，而水谷精微的化生则依赖于脾的运化功能，故称脾为"后天之本""气血生化之源"。因此，在日常生活中，不但要注意饮食营养，而且要注意保护脾胃。脾气健运，则气血充盛，正气充足，人体不易受邪，即《金匮要略·脏腑经络先后病脉证》所谓"四季脾旺不受邪"。若脾失健运，则气血亏虚，正气不足，人体易感邪受病，正如《脾胃论·脾胃胜衰论》所说："百病皆由脾胃衰而生也。"

2. 主统血 脾主统血，是指脾具有统摄血液在血脉中正常运行而不逸出脉外的功能。统，即统摄，控制。脾统血，《难经·四十二难》称为"脾裹血"。明·薛己《薛氏医案》指出："心主血，肝藏血，脾能统摄于血。"脾统血的机理有二：一是脾藏营。营为水谷之精气，化生于中焦，与津液相合构成血液，善行不息，脾能收摄营气，故可防止血溢脉外。二是气能摄血，是气的固摄功能的体现。脾气健运，一身之气化生有源，气足而固摄有权，血液在脉内正常运行，而不致外逸。若脾失健运，气生无源，则固摄乏力，血不归经，溢出脉外，常见便血、尿血、崩漏、齿衄、肌衄等，称为脾不统血，临床常用健脾益气摄血之法治疗。

3. 主升 脾主升，是指脾气具有升输精微和升举内脏的功能。脾气的作用特点以上升为主，故称脾主升，主要包括升输精微和升举内脏两个方面。

（1）升输精微 是指脾具有将水谷精微上输心肺，通过心肺的作用化生气血，以营养全身的作用。"清"是指水谷精微等营养物质。脾之升清与胃之降浊相对而言，《临证指南医案·脾胃门》说："脾宜升则健，胃宜降则和。"二者升降相因，相反相成。脾升胃降，相互协调，则水谷精微上输、布散，糟粕物质下行、排出，各行其道。若脾气虚弱，清气不升，则头目清窍失养，可见头目眩晕、神疲乏力；清气在下，可见腹部坠胀、泄泻便溏。浊气不降，停滞于中，可见脘腹胀满、大便秘结；逆而向上，则见呃逆嗳气、恶心呕吐等症。正如《素问·阴阳应象大论》所说："清气在下，则生飧泄，浊气在上，则生䐜胀。"

（2）升举内脏 是指脾具有维持内脏位置的相对稳定，防止内脏下垂的作用。脾气上升是防止内脏位置下垂的前提，脾胃气机升降相因，协调平衡，是维持内脏位置相对恒定的重要条件。

若脾气亏虚，升举无力，逆而下陷，除可见腹部坠胀、便意频频外，还可见胃下垂、肾下垂、子宫脱垂、脱肛等内脏下垂之证。此类病证，称为脾气下陷或中气下陷，临床常以健脾益气升提之法治疗。

（二）生理特性

1. 脾喜燥恶湿　脾喜燥恶湿与胃喜润恶燥是相对而言。脾为太阴湿土之脏，主运化水液，脾气健运，水液得以正常输布，无水湿痰饮等病理产物停聚之患，故脾喜燥恶湿。若脾失健运，运化水液的功能障碍，可致水湿痰饮内生；而水湿过盛，困遏脾气，使脾运化水液的功能减弱，每易导致水湿内生。此外，外湿侵袭，极易困脾，造成脾失健运。脾气不为水湿所困，是脾气健运的前提，故脾喜燥恶湿。临床上，对脾虚生湿者，应健脾利湿；对湿邪困脾者，当芳香醒脾，正所谓"治湿不治脾，非其治也"。

2. 脾居中央灌四旁　脾在五行属土，在方位居中央。在中土五行模式中，肝肺心肾分主东西南北四方，而脾居中央，与四脏相连，即如《素问·太阴阳明论》所说："脾者土也，治中央。"脾主运化，化生水谷精微，除上输心肺，化生气血，布散全身外，还可直接向四周脏腑进行布散，故《素问·玉机真脏论》说："脾脉者土也，孤脏，以灌四旁者也。"另外，脾胃居中焦，为气机升降之枢，无论肝肺气机的升降相合，还是心肾水火的既济相交，皆须依赖脾胃气机升降的协调。

（三）生理联系

1. 在志为思　脾在志为思，是指脾的生理功能与思虑密切相关。思，即思虑，是以脾主运化的水谷精微为物质基础。脾气健运，水谷精微充足，气血旺盛，则思虑正常。脾虚气弱之人，常见思虑不决。而思虑过度，或所思不遂，常会影响气血运行，导致脾气郁结，运化失常，出现纳呆不饥、脘腹胀满、头目眩晕等症。思虽为脾志，但与心神亦有关，即所谓"思出于心，而脾应之"。

2. 在体合肉，主四肢　脾在体合肉，是指人体肌肉的丰满壮实与脾的运化功能密切相关。肉，即肌肉，有保护内脏、抗御外邪和进行运动的功能。四肢与躯干相对而言，是人体之末，故又称"四末"，具有主管运动和支撑身体的作用。脾主运化，将水谷化为精微，并将水谷精微转输至肌肉，以充养四肢，故《素问·痿论》曰："脾主身之肌肉。"脾气健运，水谷精微充足，则肌肉丰满壮实，四肢强劲有力。若脾失健运，水谷精微的生成或转输障碍，肌肉、四肢失养，则肌肉消瘦，四肢软弱无力，甚至痿废不用。因此，肌肉、四肢的功能正常与否，与脾气的运化功能密切相关。

3. 在窍为口，其华在唇　脾开窍于口，是指脾运化功能可通过食欲、口味反映出来。口即口腔，是消化道的最上端，具有接纳饮食、辨别五味、分泌涎液等功能。由于脾之经脉"连舌本，散舌下"，又主司味觉，故人的食欲、口味等与脾的运化功能密切相关，食欲和口味都可反映脾的运化功能。《素问·阴阳应象大论》说："脾主口……在窍为口。"脾气健运，则食欲旺盛，口味正常。如《灵枢·脉度》所说："脾气通于口，脾和则口能知五谷矣。"若脾失健运，湿浊内生，可见食欲不振、口淡无味，或口甜口腻等症。

脾其华在唇，是指唇的色泽是脾生理功能的反映。唇由肌肉构成，赖脾运化的水谷精微及化生的气血以营养。《素问·五脏生成》说："脾之合肉也，其荣唇也。"《灵枢·五阅五使》说："口唇者，脾之官也。"脾气健运，气血充盈，则唇红光泽；脾失健运，气血不足，则唇淡无泽。

4. 在液为涎　脾在液为涎，是指涎液的分泌与脾的功能关系密切。涎为口津中较清稀的部分，又称"口水"，具有保护和润泽口腔的作用。在进食与咀嚼时，涎液产生，以助饮食物的吞咽和消化。涎由脾精所化，故《素问·宣明五气》说："脾为涎。"脾气健运，涎液化生正常，上行润口，而不溢于口外。若脾气虚弱，气不摄津，可造成口干涎少或涎液过多、口角流涎等症。

5. 在时应长夏　脾在时应长夏，是脾的功能特点与长夏气候特点相类似。五脏应四时，脾与四季之外的"长夏"（即阴历六月）相通应。长夏之季，中原地带多气候炎热，雨水较多，天阳下迫，地气上腾，湿热蕴蒸，万物华实，恰合土生万物之象。脾主运化，化生气血，以奉生身，与长夏同气相求而相通。长夏之湿虽主生化，若湿性太过，反困其脾，使脾气不运。故至夏秋之交，湿热交争，脾虚之人，易为湿伤，变生百病。

此外，还有"脾主四时"之说，即脾主四季之末的各十八日，表明四时之中皆有土气，而脾不独主一时。人体生命活动的维持，依赖脾胃所化生水谷精微的充养；心肺肝肾的生理功能，皆赖脾气及其化生精微物质的支撑。脾气健运，则四脏得养，功能正常发挥，人体康健；反之，脾失健运，气血不足，则脏腑失养，百病由生。

四、肝

肝位于膈膜下，右胁内。肝的主要生理功能是主疏泄和主藏血。肝为刚脏，主升主动，喜条达而恶抑郁，体阴而用阳。《素问·灵兰秘典论》说："肝者，将军之官，谋虑出焉。"肝在五行属木，为阴中之阳，与四时之春季相应。肝在体合筋，其华在爪，在窍为目，在液为泪，在志为怒。

（一）生理功能

1. 主疏泄　肝主疏泄，是指肝具有疏通畅达全身气血津液的作用。疏，即疏通，畅达；泄，即宣通，发散。"疏泄"一词，最早见于《内经》。《素问·五常政大论》曰："土疏泄，苍气达。"而肝主疏泄，则首先见于《格致余论》："主闭藏者肾也，司疏泄者肝也。"肝主疏泄，反映了肝为刚脏及肝主动、主升的特点，是维持肝脏本身及相关脏腑的功能协调的重要条件。肝主疏泄主要表现在以下几个方面。

（1）调畅全身气机　气机，即气的升降出入运动。机体脏腑、经络、形体、官窍的功能活动，全赖于气的升降出入运动。由于肝气的生理特点是主升、主动，这对于全身气机的疏通、畅达，是一个重要的因素。因此，肝的疏泄功能，对各脏腑经络之气升降出入的协调平衡起着重要的调节作用。正如清·周学海《读医随笔》所说："凡脏腑十二经之气化，皆必借肝胆之气化以鼓舞之，始能调畅而不病。"肝的疏泄功能正常，则气机调畅，气血和调，经络通利，脏腑、形体、官窍等的功能活动协调一致。

若肝失疏泄，主要出现以下两方面的病理变化：一是疏泄不及，常因情志抑郁，肝气不舒，气机不得畅达，形成气机郁结的病理变化，临床多见心情抑郁、胸闷、善太息、胸胁少腹胀满等症，称为肝气郁结；二是疏泄太过，常因大怒暴怒，或气郁化火，导致肝气亢逆，升发太过，或气火上逆的病理变化，多见急躁易怒、头目胀痛、面红目赤、胸胁乳房胀痛等症，又称肝气上逆。

（2）促进血行津布　气无形而动，血与津液有形而静，血液的运行和津液的输布，有赖于气机的调畅。人体的气血相依相随，运行不息，气为血之帅，气行则血行。肝主疏泄，调畅气机，促进血行，因此全身血液的运行，有赖于肝气的条达舒畅。肝主疏泄功能正常，气机调畅，则血运通达，经脉通利，脏腑和调。若肝气郁结，则血行不畅，血液瘀滞，而为瘀血，出现胸胁刺痛，甚至癥积肿块，或女子经行不畅、经行腹痛，甚至经闭不孕等。若肝气上逆，血随气逆，可见吐血、咯血，甚则猝倒昏厥，或见月经过多、崩漏下血等症。如《素问·调经论》所言："血之与气，并走于上，则为大厥，厥则暴死，气复反则生，不反则死。"

人体的津液代谢与肝主疏泄也密切相关。津液的运行依赖于气的推动作用，气机调畅，升降出入正常，津液得以正常输布与排泄，即气能行津。肝主疏泄，调节三焦水道，可促进津液的运行，使之无聚湿生痰之患。若肝失疏泄，气机郁结，则致津行障碍，而生水湿痰饮，或出现肢体水肿或痰气交阻之症。

（3）促进脾胃运化　脾气以升为健，胃气以降为和，脾胃的运化功能，主要体现在脾胃之气的升降相因，平衡协调。肝主疏泄对脾胃运化的调节，主要表现在两个方面：一是调节脾胃气机的升降。肝气疏泄，调畅气机，有助于脾胃之气的升降，促进脾胃的运化功能。另一方面，调节胆汁的分泌与排泄。饮食物的消化吸收依赖于胆汁的促进作用，而胆汁的分泌和排泄则依赖肝主疏泄的功能。肝的疏泄功能正常，全身气机调畅，则胆汁分泌与排泄正常。若肝失疏泄，肝气郁结，或肝气上逆，胆汁则不能正常分泌与排泄，而见纳呆腹胀、口苦黄疸或厌食油腻等症。若肝病以影响脾土为主，导致脾失健运，纳食不化，出现胸胁胀满、腹胀腹痛或肠鸣泄泻等症，称为"肝气乘脾"或"肝脾不调"，治宜疏肝健脾或调理肝脾；若肝病以影响胃土为主，导致胃失和降，可见脘痞纳呆、恶心呕吐或嗳气泛酸等症，称为"肝气犯胃"或"肝胃不和"，治宜疏肝和胃或平肝健胃。

（4）调畅情志活动　情志，是指七情与五志，包括人的情感、情绪、认知等，是精神活动的一部分。情志活动分属五脏，由心主宰，与肝的关系十分密切。人体情志活动以五脏功能为基础，而五脏的功能活动又有赖于气机的调畅和血液的正常运行。肝的疏泄功能正常，则气机调畅，血行畅通，气血和调，因而能使人精神愉快，心情舒畅。肝的疏泄功能失常，气血运行不畅，则见情志异常。若疏泄不及，即肝气郁结，可见心情抑郁不乐、多疑善虑、胸闷太息等症；若疏泄太过，肝气上逆，或肝郁化火，常见急躁易怒、心烦失眠、情绪易于激动等症。反之，情志活动异常，亦可影响肝的疏泄功能，导致肝气郁结或肝气上逆等证。由于情志异常与肝失疏泄密切相关，所以临床治疗情志病，也常用疏肝理气、调畅气机之法。

（5）调节生殖功能　指男子的排精、女子的月经与肝主疏泄功能密切相关。精的闭藏在肾、排泄在肝，肝肾两脏，疏泄与封藏，相互协调，相反相成，是精液正常藏泄的必要条件。正如朱震亨在《格致余论·阳有余阴不足论》所说："主闭藏者肾也，司疏泄者肝也。"肝的疏泄功能正常，气机调畅，则精液排泄通畅有度；若肝失疏泄，气机郁结，则表现为排精不畅；而肝气亢逆，又可发生遗精、早泄等。

女子的月经是一个复杂的生理过程，与肝的疏泄和肾之闭藏相互协调的状态密切相关。气机调畅是女子月经通畅有度的重要条件。因此，女子月经也受肝之疏泄功能的影响。肝之疏泄功能正常，则经期正常，经行通畅；若肝失疏泄，气机不畅，则见经期异常，经行不畅，甚或痛经、闭经等。因此，临床上对于女子月经不调的病证，疏肝为常用的治疗大法。由于肝的疏泄功能对女子的月经与生殖尤为重要，故有"女子以肝为先天"之说。

肝的疏泄功能，有调畅气机、促进血行津布、调畅情志、促进脾胃运化等多方面的生理作用，但其中最主要的是调畅气机。因为气的升降出入运动，是人体生命活动最基本的形式，升降出入的协调平衡，是维持气血津液正常运行和脏腑功能协调的基本条件。调畅情志、促进脾胃运化等作用，都以肝的调畅气机为前提。所以说调畅气机是肝主疏泄功能中最主要的生理作用。

2. 主藏血 肝藏血，是指肝具有贮藏血液、调节血量和防止出血的功能。《灵枢·本神》说："肝藏血，血舍魂。"肝藏血的功能主要体现在以下三个方面：

（1）贮藏血液 肝能贮藏大量的血液，一方面供养机体各脏腑组织；另一方面濡养肝脏系统，保持肝体柔和，维持肝的疏泄功能正常，又可以防止出血。如果肝的藏血功能减弱，不仅可见肝血亏虚，无以濡养脏腑组织器官的表现，还可导致出血症状。

（2）调节血量 肝贮藏充足的血液，可根据生理需要调节人体各脏腑和相关部位血量的多少。人体各脏腑和相关部位所需血量，是随着机体活动量的增减、情绪的改变、气候的变化等因素而进行自我调节的。当剧烈活动或情绪激动时，血量需求相应增加，肝能把贮藏的血液通过肝气的疏泄作用，输布到相应的脏腑和相关部位，以保证机体活动所需。正如《素问·五脏生成》所说："肝受血而能视，足受血而能步，掌受血而能握，指受血而能摄。"当人体安静或情绪稳定时，机体各部，特别是肢体官窍需求相应减少，多余之血则归藏于肝。《素问·五脏生成》说："人卧血归于肝。"唐代医家王冰注释曰："肝藏血，心行之，人动则血运于诸经，人静则血归于肝脏。何者？肝主血海故也。"

肝调节血量，是在肝主藏血和肝主疏泄功能的共同作用下完成的。肝血充足，机体脏腑组织得养，而血的输送又依赖肝的疏泄功能。只有肝疏泄有度，气机调畅，血液才能正常出入，使之"归于肝脏"或"运于诸经"，以有效地调节血量。

（3）防止出血 是指肝气能收摄、约束血液，防止血液逸出脉外的功能。肝气充足，收摄有力，藏血正常，而无出血之患。若肝气亏虚，藏血失常，收摄无力，或肝火旺盛，灼伤脉络，迫血妄行，皆可导致各种出血症状。

（二）生理特性

1. 肝为刚脏 肝为刚脏，是指肝喜条达，阳气用事，其气易上亢逆乱的特性。肝在五行属木，木性曲直，冲和条达，伸展舒畅。肝气主升主动，有木的喜条达而恶抑郁之性，故《素问·灵兰秘典论》称肝为"将军之官"。肝病常表现为肝气不受遏郁而升动太过的病理变化，如肝气上逆、肝火上炎、肝阳上亢等，临床多出现头晕目眩、烦躁易怒、筋脉拘挛、四肢抽搐，甚则角弓反张等症，反映了肝的刚强易亢之性。临床常用镇肝平肝之法治疗，亦可以柔克刚，以合木曰曲直之性。

肝为刚脏与肺为娇脏是相对而言的，刚脏与娇脏刚柔相济，则阴阳和调，气机升降有序。若肝气升动太过，则肺气肃降不及，临床可见咳嗽气喘、两胁灼痛等"左升太过，右降不及"的病理变化。

2. 肝主升发 肝主升发，是指肝具有升动阳气，条达舒畅，生机不息的特性。肝在五行属木，通于春气，春为四季之始，阳气始发，内孕生升之机，以推动自然万物之生长变化。肝气通于春，肝气升发能启动诸脏而生机不息。肝气对气机的影响，主要表现为升举和疏通之用。肝升肺降，气之升降出入运动协调平衡，脏腑经络之气始能调畅，生命活动得以正常进行。

3. 肝体阴用阳 肝体阴用阳，是指肝的本体属阴，而肝的功能属阳。"体"是指本体，"用"是指功能及特性。由于肝主藏血，以血为体，血属阴；肝主疏泄，主升主动，以气为用，气属阳，故有"肝体阴而用阳"之说。肝主疏泄功能正常，气机调畅，血运通达，藏血才有保障；肝藏血功能正常，肝体柔和，阴能制阳，肝阳不亢，才能维持全身气机疏通畅达。若肝失疏泄，则常致血运失常；肝的阴血不足，失其柔和之性，可致肝阳升发太过，则致阳亢风动之证。

（三）生理联系

1. 在志为怒 肝在志为怒，是指肝的功能与怒志关系密切。怒本情之正，为七情之一，以肝血为物质基础，与肝主疏泄密切相关。肝血充足，肝气平和，虽受外界刺激，则怒而不过，有所节制。若肝血不足，不能涵养怒志，或肝阴不足，肝阳偏亢，则稍有刺激，即怒不可遏。同时，肝之疏泄功能，对维持情志活动也十分重要，故《素问·脏气法时论》说："肝病者……令人善怒。"怒在一定限度内的情绪发泄，使肝之气机得以疏泄，对维持机体的生理平衡有重要意义。但大怒或郁怒不解，对于机体则是一种不良刺激。大怒暴怒，可导致肝气上逆，血随气升，而见头痛头晕，甚或中风昏厥。如《素问·生气通天论》说："阳气者，大怒则形气绝，而血菀于上，使人薄厥。"郁怒则使肝气郁结，或致血与津液运行障碍，导致瘀血内阻，痰饮内生。临床治疗郁怒气滞者，应疏肝解郁；治疗大怒气逆者，当平肝降逆。

2. 在体合筋，其华在爪 肝在体合筋，又称肝主筋，是指肝血具有滋养全身筋膜的功能。筋，即筋膜，包括肌腱和韧带，有连接关节肌肉、主司运动和保护内脏等功能。筋有赖于肝血的滋养，才能发挥其正常的功能。故肝血充足，筋得其养，则筋力强健，运动灵活而有力，能耐受疲劳，并能较快地解除疲劳。若肝血不足，筋失所养，运动能力减退，动作迟缓，活动不灵，易于疲劳，所以《素问·六节藏象论》称肝为"罢极之本"。临床上，许多筋的病变都与肝有关，如肝血不足，血不养筋，还见肢体麻木、屈伸不利或手足震颤等肝风内动证候；而邪热过盛，燔灼肝经，而见四肢抽搐、角弓反张等症。临床治疗时多从肝着手，运用养血柔肝或凉血平肝之法，故《素问·至真要大论》说："诸风掉眩，皆属于肝。"

肝其华在爪，是指爪甲的色泽形态能反映肝的功能。爪，即爪甲，包括指甲和趾甲，为筋之延续，故有"爪为筋之余"之说。爪甲有赖肝血的濡养，肝血充足，爪得所养，则爪甲坚韧，红润光泽。若肝血不足，爪甲失养，则爪甲痿软而薄，淡白枯槁，甚则变形、脆裂。

3. 在窍为目 肝在窍为目，是指肝的功能可以通过眼目表现出来。目，又称"精明"，为视觉器官，具有视物功能。目之功能与五脏均有关联，但与肝的关系最为密切。肝的经脉上连目系，其视物功能有赖于肝血濡养。肝血充足，肝气调和，视物清晰。若肝血不足，目失所养，则视物不清，两目干涩，甚或夜盲；肝经风热，则目赤痒痛；肝火上炎，则目赤肿痛；肝阳上亢，可见头目眩晕；肝风内动，则目睛上吊，两目斜视；肝胆湿热，熏蒸于目，则面目发黄。由于肝与目在生理病理上关系密切，所以临床上治疗目疾主要从肝论治。

《灵枢·大惑论》曰："五脏六腑之精，皆上注于目而为之精……目者，五脏六腑之精也。"因此，目之视物功能，还有赖于五脏六腑之精的濡养。《内经》还将目分属五脏，如白睛属肺、黑睛属肝、瞳仁属肾、眼胞属脾、两眦血络属心，这是后世中医眼科五轮学说的理论基础。

4. 在液为泪 肝在液为泪，是指泪液的分泌能够反映肝的功能。泪具有濡润眼睛和清洁眼球的功能。肝开窍于目，肝之功能正常，泪液分泌适量，濡润眼目而不外溢。若肝之阴血不足，则泪液分泌减少，两目干涩；而肝经热盛，则见目赤肿痛、迎风流泪等。

5. 在时应春 肝在时应春，是指肝的功能特点与四时之春的特点相类似。春为一年之始，阳气始生，万物萌发，欣欣向荣。肝主疏泄，喜条达而恶抑郁，为"阴中之少阳"，故与春气相通。春季天气转暖而风气偏胜，人体之肝气应之而旺，故肝气偏旺、肝阳偏亢或脾胃虚弱之人，在春季易致疾病复发或加重。春季多风，风属木，故风气通于肝，临床上凡动摇不定、善行数变的病证，多称为"肝风"。

五、肾

肾居腰部，脊柱两侧，左右各一。《素问·脉要精微论》说："腰者，肾之府。"肾的主要生理功能是主藏精、主水、主纳气。肾又被称为先天之本、封藏之本。《素问·灵兰秘典论》说："肾者，作强之官，伎巧出焉。"肾在五行属水，为阴中之阴，与四时之冬气相应。肾在体合骨，生髓通脑，其华在发，开窍于耳及二阴，在液为唾，在志为恐。

（一）生理功能

1.藏精，主生长发育与生殖

（1）主藏精 是指肾具有贮存封藏人身之精的功能。《素问·六节藏象论》说："肾者，主蛰，封藏之本，精之处也。"精藏于肾，可防止其无故流失，为精在体内充分发挥生理效应创造必要条件。

精，是构成人体和维持人体生命活动的最基本物质，是生命之源，是脏腑形体官窍功能活动的物质基础。故《素问·金匮真言论》说："夫精者，身之本也。"精有广义、狭义之分。广义的精，泛指体内一切精微物质，人体的气、血、津液等皆属"精"的范畴；狭义的精，是指禀受于父母而藏之于肾、具有生殖繁衍作用的精微物质，又称生殖之精。

按精的来源，可分为先、后天之精。先天之精禀受于父母，与生俱来，是构成人体的原始物质，具有繁衍后代的功能，亦能促进生长发育。《灵枢·决气》说："两神相搏，合而成形，常先身生，是谓精。"《灵枢·经脉》说："人始生，先成精。"后天之精是人出生后，由脾胃从饮食水谷中摄取的水谷之精，具有培补先天之精和濡养脏腑组织的功能。后天之精由脾转输到五脏六腑，成为脏腑之精，其剩余部分则贮藏于肾，以充养先天之精。如《素问·上古天真论》说："肾者主水，受五脏六腑之精而藏之。"因此，肾精来源于先天，充养于后天，是肾及整个人体生理活动的物质基础。先、后天之精共藏于肾中，相互依存，相互为用。后天之精有赖先天之精的资助才能不断地化生，先天之精也须依赖后天之精的不断充养才能日渐充盛，即所谓"先天生后天，后天养先天"，二者融为一体，共藏肾中，而成肾精。

肾主藏精的功能，依赖于肾气的作用。肾气为肾精所化之气，是肾生理活动的物质基础及动力来源。肾气充足，则肾的封藏功能正常，肾精就可发挥其生理效应。如果肾气亏虚，封藏功能减弱，称为肾失封藏，可见精的无故流失，出现遗精、早泄等失精的病证。

肾所藏的"先天之精"是人体生长、发育的根本，所藏的"后天之精"是维持生命的物质基础。肾藏精，精化气，肾精足则肾气充，肾精亏则肾气衰。

（2）主生长发育 人体的生长壮老已的生命过程，可以分为幼年期、青年期、壮年期和老年期等几个阶段，而每一个阶段的生长发育变化都是肾精和肾气所决定的，并可以从齿、骨、发等肾之外候的变化中表现出来。《素问·上古天真论》具体叙述了人体生长发育的过程和生殖功能与肾精、肾气的密切关系："女子七岁，肾气盛，齿更发长。二七而天癸至，任脉通，太冲脉盛，月事以时下，故有子。三七，肾气平均，故真牙生而长极。四七，筋骨坚，发长极，身体盛壮。五七，阳明脉衰，面始焦，发始堕。六七，三阳脉衰于上，面皆焦，发始白。七七，任脉虚，太冲脉衰少，天癸竭，地道不通，故形坏而无子也。丈夫八岁，肾气实，发长齿更。二八，肾气盛，天癸至，精气溢泻，阴阳和，故能有子。三八，肾气平均，筋骨劲强，故真牙生而长极。四八，筋骨隆盛，肌肉满壮。五八，肾气衰，发堕齿槁。六八，阳气衰竭于上，面焦，发鬓颁白。七八，肝气衰，筋不能动，天癸竭，精少，肾脏衰，形体皆极。八八，则齿发去。"《内经》

通过观察人一生中齿、发、筋骨、面容、运动状况的变化，记述了肾精及肾气的盛衰情况。人体的生长、发育、衰老与肾中精气的盛衰有密切关系。若肾中精气虚弱，则小儿生长发育不良，可见身材矮小、头发稀疏，或见五迟（立迟、语迟、行迟、发迟、齿迟）、五软（头软、项软、手足软、肌肉软、口软）等症；成人则见牙齿松动、须发早白易脱、腰膝酸软等早衰之症。临床治疗此类病证，常以补肾为主。同时，肾主生长发育的理论对养生保健、延年益寿也具有重要意义。

（3）主生殖 人体生殖器官的发育、生殖功能的形成与维持，都与肾精及肾气的盛衰密切相关。《素问·上古天真论》在叙述人体生长发育的过程中指出，人体生殖功能的形成与盛衰，其决定因素是天癸。天癸，是肾中精气充盈到一定程度而产生的具有促进生殖器官发育和维持生殖功能的精微物质。由于肾属水，癸在天干中也属水，所以叫作"天癸"。人出生后，随着肾精及肾气的不断充盈，便产生了天癸。天癸至，女子月经来潮，男子出现遗精排精，说明生殖器官已经发育成熟，具备生殖功能。而后，肾精及肾气不断充盛，以维持人体的生殖功能。中年以后，随着肾中精气的逐渐衰减，天癸亦随之减少，甚至衰竭，生殖功能逐渐衰退，直至丧失，进入老年期。可见肾精和肾气关系着人体的生殖功能，为人体生命之本原。若肾中精气不足，青年人可见生殖器官发育不良，性成熟迟缓；中年人则见生殖功能减退，表现为男子精少不育和女子不孕或小产、滑胎等病证。临床此类疾病，多从补养肾精肾气着手进行治疗。

2. 主水 肾主水，是指肾有主持和调节全身水液代谢的功能。人体的水液代谢，包括水液的生成、输布和排泄等。肺、脾胃、肾、膀胱、三焦等脏腑，都参与了人体的水液代谢，其中肾起着主宰和调节作用。

肾主水的功能是通过肾的气化作用实现的，具体表现在三个方面：一是促进各脏腑的气化。肾的气化，能促进和调节参与水液代谢的脏腑，使其发挥各自的生理功能，从而促进全身的水液代谢。二是升清降浊。肾能将被脏腑组织利用后下达膀胱的水液，经肾的蒸腾气化作用升清降浊，将其中之清者重新吸收，由脾气的转输作用通过三焦水道上输于肺，重新参与水液代谢；浊者化为尿液，在膀胱的气化作用下排出体外。三是司膀胱开阖。尿液的生成和排泄在维持机体水液代谢平衡过程中起着关键作用。而尿液的生成和排泄则必须依赖肾的气化作用。肾气充足，气化正常，膀胱开阖有度，尿液正常生成和排泄。肾气不足，则气化功能失常，膀胱开阖失度，或见多尿、遗尿、小便清长，甚或小便失禁等症；或见尿少尿闭、肢体水肿等症；或可造成水液停聚，而产生水湿痰饮等病理产物。故《素问·水热穴论》说："肾者，胃之关也，关门不利，故聚水而从其类也，上下溢于皮肤，故为胕肿。胕肿者，聚水而生病也。"

3. 主纳气 肾主纳气，是指肾具有摄纳肺所吸入的清气而维持正常呼吸的功能。人体的呼吸功能由肺所主，呼气主要依赖肺气的宣发作用，吸气主要依赖肺气的肃降作用。但吸入的清气，必须由肺气的肃降作用下达于肾，经肾气的摄纳潜藏，才能使呼吸保持一定深度，维持体内外气体的正常交换。因此，人体的呼吸运动，需要肺和肾的相互配合才能完成。如《难经·四难》所说："呼出心与肺，吸入肾与肝。"清·林珮琴在《类证治裁·喘证》中说："肺为气之主，肾为气之根。肺主出气，肾主纳气。阴阳相交，呼吸乃和。"肾的纳气功能，实际上是肾的封藏作用在呼吸运动中的具体体现。

肾气充足，摄纳有权，则呼吸深长，均匀和调。若肾气亏虚，摄纳无力，气浮于上，则会出现呼吸表浅，或呼多吸少，动则喘甚，不能平卧等病理表现，称为"肾不纳气"，治疗当以补肾纳气为主。

肾藏精，精化气，肾精与肾气主司人体的生长发育和生殖；肾气分阴阳，肾阴与肾阳是一身阴阳之根本，对脏腑功能的发挥具有促进和调节作用，并主司和调节人体的水液代谢；肾气的封藏与摄纳作用，维持呼吸的深度，以利气体交换。因此，肾的生理功能都是以藏精化气为基础的。

（二）生理特性

1. 肾主封藏 肾主封藏，是指肾以封藏为要，为人体阴精所聚之处。肾的特点为主闭藏，肾精是人体生命动力之本原，宜藏而不宜泄。正如《素问·六节藏象论》所说："肾者，主蛰，封藏之本，精之处也。"若肾精充足，阴阳相济，则精气封藏正常。因此，肾主封藏是对肾藏精功能的高度概括。肾藏精、主纳气、主生殖等功能，都是肾主封藏的具体体现。因此，若肾失封藏，可表现为肾不纳气的喘息，或肾精不固的滑精、早泄，或冲任不固的崩漏、滑胎，或二便失摄的遗尿、小便失禁、大便溏泻，甚则滑脱不禁等。治疗多以补肾益气为法，辅以固摄收敛之品。

2. 肾为水火之宅 肾为水火之宅，是指肾为人体水火潜藏之脏。肾为水火之脏，内藏真阴、真阳。真阴、真阳，又名元阴、元阳，是人体生命活动的原动力。由于肾藏精，精化气，气分阴阳，肾阴肾阳具有滋润和温煦各脏腑阴阳，发挥其正常生理功能的作用。肾阴为人体阴液之根，对全身各个脏腑组织起着滋养和濡润作用，即《景岳全书·传忠录》所谓："五脏之阴气，非此不能滋。"肾阳为人体阳气之本，对全身各个脏腑组织起着温煦和推动作用，即《景岳全书·传忠录》所谓："五脏之阳气，非此不能发。"肾阴充，则全身诸脏之阴足；肾阳旺，则全身诸脏之阳盛。

病理上，若肾阴和肾阳的动态平衡遭到破坏，可形成肾阴虚和肾阳虚的病理变化。肾阴虚可见五心烦热、潮热盗汗、腰膝酸软、眩晕耳鸣等表现；肾阳虚则出现形寒肢冷、腰膝冷痛、男子阳痿、女子宫寒不孕等症状。由于肾阴和肾阳为各脏腑阴阳之本，因此肾的阴阳失调，也会导致其他脏腑的阴阳失调。如肾阴虚，不能上济心阴，可导致心肾阴虚证；肾阴不足，不能滋养肺阴，可见肺肾阴虚证；肾阴亏虚，不能养肝阴，涵养肝阳，则可出现肝肾阴虚，甚至肝阳上亢或肝风内动之证。若肾阳虚，不能温心阳，可导致心肾阳虚证；肾阳不足，不能温脾阳，可见脾肾阳虚，水湿内生之证。反之，其他脏腑的阴阳失调，日久也会累及于肾，而导致肾的阴阳失调，因此有"五脏之伤，穷必及肾"之说。

（三）生理联系

1. 在志为恐 肾在志为恐，是指恐的情志活动与肾关系密切。恐，即恐惧、害怕。恐由内生，为自知而胆怯。《素问·阴阳应象大论》说："在脏为肾……在志为恐。"肾精充足，人体在接受外界刺激时能产生相应的心理调节。若肾精不足，则心理调节能力下降，稍受刺激，则表现为恐惧不宁，手足无措。若过恐伤肾，可导致遗精、滑胎或二便失禁等肾气不固的病证，即如《素问·举痛论》所说的"恐则气下"。

2. 在体合骨，生髓，其华在发 肾在体合骨，又称肾主骨，是指肾精生髓而充骨的功能。肾藏精，精生髓，髓居骨中。骨的生长有赖于骨髓提供营养。肾精充足，骨髓充盈，骨有所养，则骨壮有力。若肾精不足，骨髓生化无源，骨失所养，则会出现小儿囟门迟闭、骨软无力、骨质疏松、易于骨折等。因此，对于此类病证，常以补肾之法治疗。

齿为骨之余。齿与骨同出一源，亦由肾精充养。所以，牙齿的生长和脱落与肾精的盛衰密切相关。肾精充盛，则齿有所养，表现为牙齿坚固整齐；肾精不足，则齿失濡养，而见牙齿生长迟缓、易于松动或过早脱落等。

肾其华在发。头发的生长，有赖于血液的营养，故称"发为血之余"。但头发的生长又根源于肾，肾精化血，精血旺盛，则头发得养而浓密润泽。故《素问·六节藏象论》说："肾者……其华在发。"头发为肾之外候，肾精的盛衰可显露于头发。幼年时期，肾精渐充，精血渐盈，发有所养，可见头发生长旺盛；青壮之年，精血旺盛，头发浓密而有光泽；年老之人，精血衰少，发白而脱。若肾精不足，精血亏虚，则发失所养，小儿可出现发长迟缓或稀疏萎黄；青壮之年，可见发枯无华或早脱、早白等症。上述病证皆可考虑从肾论治。

3. 在窍为耳及二阴　耳是听觉器官，肾开窍于耳，是指耳的听觉功能与肾精盛衰密切相关。肾精充盈，髓海得养，则听觉灵敏。若肾精亏虚，髓海不充，耳之听力减退，或见耳鸣，甚则耳聋。人到老年，由于肾精衰少，也可出现听力减退。临床常以耳的听觉变化作为判断肾精盛衰的重要标志。

肾在窍为二阴，是指二阴的功能与肾精盛衰密切相关。二阴，即前阴和后阴。前阴具有生殖和排尿功能。肾藏精，主生殖，主水，与前阴关系密切。后阴，即肛门，又称魄门、谷道，具有排泄粪便的功能。粪便的排泄虽与脾气运化和大肠传导有关，但亦要靠肾气的推动和固摄作用。若肾气不足，则推动无力，致气虚便秘；若肾阳虚衰，温煦无权，固摄无力，可表现为久泄滑脱或五更泄泻。

4. 在液为唾　肾在液为唾，是指唾液的分泌与肾的功能关系密切。唾是舌下之金津、玉液二穴分泌的液态物质，与涎同为口津，其中较稠厚为唾、较清稀者为涎。唾为肾精所化，有润泽口腔、溶润食物及滋养肾精的功能。肾精充足，则唾液分泌正常，表现为口腔润泽、吞咽流利。肾精不足，则唾少咽干。古人常以舌抵上腭，待唾液满口后，缓缓咽之，以回养肾精。

5. 在时应冬　肾在时应冬，是指肾的功能特点与四时之冬的特点相类似。隆冬时节，气候寒冷，水冰地坼，万物蛰伏。而肾为水脏，主藏精，为封藏之本，与冬天特点相类，故以肾应冬。若素体阳虚，或久病阳虚之人，多在冬季发病；若患阳虚性慢性疾病，如咳喘病、胸痹病、胃肠病、骨关节病等，则易在冬季寒冷时复发或加重。

【附1】命门

命门，即生命之门，指藏有先天水火的重要组织，是人体生命的关键根本之处。命门一词，最早见于《内经》。如《灵枢·根结》说："太阳根于至阴，结于命门。命门者，目也。"而由《难经》提出"左肾右命门"理论之后，命门便归属于脏腑的范畴。汉代以降，历代医家对命门阐发较少，至明清以来，对命门开展了较为深入的研究，并形成了命门学说。近代医家对命门的部位、形态及生理功能，提出了各种不同的见解。归纳起来，其分歧主要体现于以下几个方面。

1. 关于命门的部位　有右肾、两肾和两肾之间为命门之不同。

（1）左肾右命门说　《难经》首先提出此说，如《难经·三十六难》说："肾两者，非皆肾也，其左者为肾，右者为命门。"自《难经》之后，晋·王叔和、宋·陈无择、明·李梴等人皆以右肾为命门。其中，李梴的《医学入门·命门赋》对命门的部位和生理功能论述得更为详尽："命门下寄肾右，而丝系曲透膀胱之间，上为心包，膈膜横连脂漫之外，配左肾以藏真精，男女阴阳攸分，相君火以系元气，疾病生死是赖。"这一理论同时也是后世"寸口脉"脏腑定位的依据，当今脉学仍以左尺脉候肾、右尺脉候命门。

（2）两肾总号为命门说　元·滑寿首倡此说，他提出："命门，其气与肾通，是肾之两者，其实一耳。"至明·虞抟明确提出："两肾总号为命门。"他在《医学正传·医学或问》中说："夫两肾固为真原之根本，性命之所关，虽有水脏，而实有相火寓乎其中，象水中之龙火，因其动而发也。寓意当以两肾总号为命门，其命门穴正象门中之杖，司开阖之象也。"张介宾也持此论，其在《类经附翼·求正录·三焦包络命门辨》说："是命门总乎两肾，而两肾皆属命门。"他认为肾就是命门，命门亦是肾。

（3）两肾之间为命门说　此说首推明·赵献可。他在《医贯·内经十二官论》中指出："命门即在两肾各一寸五分之间，当一身之中，《内经》曰'七节之旁，中有小心'是也，名曰命门，是真君真主，乃一身之太极，无形可见，而两肾之中，是其安宅也。"他认为十二官之外，还有一个人身之主，即命门。赵氏观点对后世影响很大，清代医家陈士铎、陈修园、林珮琴、张路玉、黄宫琇等均宗此说。

2. 关于命门的形态　就命门之形态，分有形与无形之论。《难经》认为右肾为命门，为有形。如《难经·三十九难》说："肾两者，非皆肾也，其左为肾，右为命门。"明·张介宾认为命门为子宫，为精室，也为有形。而明·孙一奎在《医旨绪余》中认为命门不是一个具体而有形质的脏器，只不过是肾间动气。

3. 关于命门的功能　关于命门之功能，有主火、主水火、主肾间动气之区别。

明·赵献可认为命门即真火，主持一身阳气。他在《医贯·内经十二官论》说："余有一譬焉，譬之元宵之鳌山走马灯，拜者舞者飞者走者，无一不具，其中间唯是一火耳。火旺则动速，火微则动缓，火熄则寂然不动……夫既曰立命之门，火乃人身之至宝。"清·陈士铎在《石室秘录》中指出："命门者，先天之火也……心得命门而神明有主，始可以应物。肝得命门而谋虑，胆得命门而决断，胃得命门而能受纳，脾得命门而能转输，肺得命门而治节，大肠得命门而传导，小肠得命门而布化，肾得命门而作强，三焦得命门而决渎，膀胱得命门而收藏，无不借命门之火而温养也。"他认为命门真火是各脏腑功能活动的根本。明·张介宾在《景岳全书·传忠录》中提出："命门为元气之根，为水火之宅。五脏之阴气，非此不能滋；五脏之阳气，非此不能发。"他认为命门的功能包括了阴阳水火两方面的作用。而明·孙一奎在《医旨绪余·命门图说》中指出："越人亦曰：'肾间动气者，人之生命，五脏六腑之本，十二经脉之根，呼吸之门，三焦之原。'命门之意，盖本于此……命门乃两肾中间之动气，非水非火，乃造化之枢纽、阴阳之根蒂，即先天之太极。"他认为命门是两肾中间的动气，非水非火，是造化之枢纽，即《难经·八难》的"肾间动气"。

综上所述，历代医家虽对命门的部位、形态、功能有不同的认识，但对命门的功能与肾相关的认识是基本一致的。历代医家大多认为命门与肾同为五脏之本，是人体阴阳的根本，又称真阴和真阳、元阴和元阳、真水和真火。因此，可以认为，肾阳即命门之火，肾阴即命门之水。古代医家之所以提出"命门"，无非是强调肾气及肾阴肾阳在生命活动中的重要性。正如孙一奎在《医旨绪余·命门图说》中说："追越人两呼命门为精神之舍，元气之系，男子藏精，女子系胞者，岂漫语哉！是极归重于肾为言，谓肾间原气，人之生命，故不可不重也。"

【附2】五脏藏神

中医学将神分为魂、神、意、魄、志，分别归藏于肝、心、脾、肺、肾五脏，故五脏又称为"五神藏"，如《素问·宣明五气》所说："心藏神，肺藏魄，肝藏魂，脾藏意，肾藏志。"五神产生的物质基础是五脏所藏的精气，如《灵枢·本神》说："肝藏血，血舍魂……脾藏营，营舍意……心藏脉，脉舍神……肺藏气，气舍魄……肾藏精，精舍志。"五脏精气充盛，则五神安藏守舍，而见神识清晰、思维敏捷、运动灵活、睡眠安好、意志坚定、刚柔相济；五脏精气亏虚，不能化生或涵养五神，可见五神异常，出现各种病变。五脏藏神，除心藏神外，还包括肝藏魂、肺藏魄、脾藏意、肾藏志。

肝藏魂，指人的梦寐恍惚变幻游行等精神活动与肝的功能关系密切。魂为随神而往来的精神活动，寄居于血，肝藏血，故肝藏魂。《灵枢·本神》说："随神往来者谓之魂。"又说："肝藏血，血舍魂。"张景岳注曰："魂之为言，如梦寐恍惚，变幻游行之境皆是也。"肝藏血功能正常，则魂有所舍；肝血不足，则魂不守舍，出现梦游、梦呓及幻觉等症。情志因素亦可伤及肝藏之魂，出现神志失常症状。故《灵枢·本神》说："肝，悲哀动中则伤魂，魂伤则狂忘不精，不精则不正。"《素问·六节藏象论》曰："肝者，罢极之本，魂之居也。"

肺藏魄，指人的本能感觉和运动反应等与肺的功能关系密切。魄，是精神活动中有关本能感觉和支配动作的功能。《灵枢·本神》说："并精而出入者谓之魄。"《左传·昭公七年》说："人生始化曰魄。"注曰："形也，既生魄，阳曰魂。疏：附形之灵为魄。"魄者，即附体之神，初生之时，耳目心识，手足运动，啼呼为声，皆为魄之用也，即指依附形体而存在的肢体器官的本能运动，如《类经》所说："魄之为用，能动能作，痛痒由之而觉也。"即听觉、视觉、排便、手握、足步等皆属于魄的范畴。肺主气以养魄，故魄藏于肺。《灵枢·本神》说："肺藏气，气舍魄。"《素问·宣明五气》说："肺藏魄。"张志聪注："魄乃阴精所生，肺为阴脏，故主藏魄。"

脾藏意，指人的意念记忆等思维活动与脾的功能关系密切。意，意念，记忆，是五脏精气所化生的认知活动之一，为脾所主。《灵枢·本神》说："所以任物者谓之心，心有所忆谓之意。"脾主运化，化生水谷精气，是产生记忆思维活动的物质基础。思虑过度可伤脾，影响脾的健运，而出现食欲不振、胸腹痞满等症。

肾藏志，指人的志向或意志力等与肾的功能关系密切。志，指志向，尤其指坚定不移的志向，属精神活动之一，《灵枢·本神》说："意之所存谓之志。"志出于心，但其坚定不移，须依赖于人体精气的充盛。肾藏精，是一身精气之根。肾精充足，志方能坚。肾主骨生髓，通于脑，肾精气充盛则脑髓充而精力旺盛，意志力强；肾精气不足，则精神不振、健忘。

第三节　六　腑

六腑，即胆、胃、小肠、大肠、膀胱、三焦六个器官的总称。六腑共同的生理功能是受盛和传化水谷，即主持饮食物的消化、吸收和糟粕的传导排泄。饮食物入口，通过食道入胃，经胃的腐熟下传于小肠，经小肠的受盛化物和泌别清浊，其清者（水谷精微）由脾吸收，转输于四脏，布散于全身；其浊者（食物糟粕）下传于大肠，经大肠的传导，形成粪便排出体外；脏腑代谢后产生的浊液，则经三焦注入膀胱，在肾气的蒸腾气化作用下，形成尿液排出体外。饮食物在其消化排泄过程中，要通过七道关隘，《难经》称为"七冲门"。《难经·四十四难》说："唇为飞门，齿为户门，会厌为吸门，胃为贲门，太仓下口为幽门，大肠小肠会为阑门，下极为魄门。"七冲门中任何一门发生病变，都会影响饮食水谷的受纳、消化、吸收和排泄。

六腑共同的生理特点是"泻而不藏""实而不满"。六腑受盛和传化水谷的生理功能，必须不断地虚实更替，及时排空其内容物，才能保持其通畅及功能的协调。故有六腑"以通为用""以降为顺"之说。六腑通降太过或不及，都会影响饮食水谷的受盛和传化，导致各种病理状态。

一、胆

胆位于右胁下，与肝紧密相连，附于肝之短叶间，其形如囊，故又称胆囊。肝胆之间有经脉相互络属，互为表里。胆的主要生理功能是藏泄胆汁，主决断。

1. 藏泄胆汁 胆主藏泄胆汁，是指胆具有贮藏和排泄胆汁的功能。胆汁来源于肝，是肝之余气所化生。元·戴起宗《脉诀刊误》中说："其胆之精气，则因肝之余气溢入于胆。"胆汁生成后，贮藏于胆，在肝的疏泄作用下，使之排泄于小肠，促进饮食水谷的消化吸收。由于胆汁是一种清纯、清净的精微物质，故又称胆为"中精之腑"（《灵枢·本输》）、"中清之腑"（《备急千金要方》）。若肝胆的功能正常，则胆汁的分泌和排泄畅达，人体的消化功能得以正常发挥。若肝胆疏泄不利，胆汁的分泌排泄障碍，影响脾胃运化功能，则出现胁下胀痛、食入不化、厌食油腻、恶心呕吐、泄泻便溏、口苦黄疸等症状。

2. 主决断 胆主决断，指胆在精神意识思维活动中，具有判断事物、作出决定的作用。《素问·灵兰秘典论》说："胆者，中正之官，决断出焉。"胆主决断对于防御和消除某些精神刺激（如大惊卒恐等）的不良影响，维持和调节气血正常运行，确保脏腑之间关系协调，有着重要的作用。一般来说，胆气壮盛之人，勇于决断，外界的精神刺激对其所造成的影响较小，而且恢复也较快；胆气虚怯之人，优柔寡断，百虑不决，在受到不良精神刺激的影响时，则易于出现胆怯易惊、善太息、不寐、多梦等精神情志异常的病变。

在藏象学说中，胆既属六腑，又属奇恒之腑。胆在形态上中空有腔，与其他五腑相似，排泄胆汁有助于饮食物的消化，并与肝经相互络属而有表里关系，故为六腑之一；而胆本身不直接传化饮食物，且藏精舍神、主决断，功能与五脏相同，与六腑传化水谷、排泄糟粕有别，故又为奇恒之腑之一。

二、胃

胃又称"胃脘"，分为上、中、下三部：上部称为上脘，包括贲门；下部称为下脘，包括幽门；上下脘之间称为中脘。胃居膈下腹腔上部，通过贲门上接食管，通过幽门下连小肠，是饮食物出入胃腑的通道。胃与脾"以膜相连"，同居中焦，有经脉相互络属而互为表里。胃的主要生理功能是主受纳和腐熟水谷、主通降，其生理特性是喜润恶燥。

1. 受纳、腐熟水谷 胃主受纳和腐熟水谷，是指胃具有接受和容纳饮食物，并将其初步消化，形成食糜的作用。受纳，即接受、容纳；腐熟，指胃将饮食物初步消化形成食糜。

饮食入口，经过食道进入胃中，在胃气的通降作用下，由胃接受和容纳，故称胃为"太仓""水谷之海"。受纳于胃中的水谷，在胃的不断蠕动及腐熟作用下变成食糜，精微物质被吸收，并由脾气转输而营养全身，未被消化的食糜则借胃气的通降作用，下传于小肠进一步消化。生理上，胃的受纳、腐熟功能正常，则食欲旺盛，精气血津液化生有源。病理上，若胃的受纳、腐熟功能减退，则见纳呆不饥、胃脘胀满或完谷不化等症状；若胃的受纳、腐熟功能过亢，则见消谷善饥、形体消瘦等症。

胃的受纳和腐熟水谷功能，必须与脾的运化功能相互配合，纳运协调才能将水谷化为精微，进而化生为精气血津液，以营养全身，故又称胃为"水谷气血之海"，并将脾胃对饮食物的消化吸收功能称为"胃气"。中医学特别重视人体"胃气"的作用，认为"人以胃气为本"（《脾胃论》），"有胃气则生，无胃气则死"（《医宗必读》）。所以临床诊治疾病时，常以胃气的盛衰预测疾病的吉凶顺逆，并以"顾护胃气"作为重要的施治准则，强调用药不可妄攻妄补，以免损伤胃气。

2. 主通降 胃主通降，是指胃有通利下降的生理功能。饮食物入胃，经过胃的受纳腐熟形成食糜，要靠胃的通降作用，下传于小肠进一步消化。一方面将营养物质吸收转化为精气血津液输送至全身；另一方面将食物残渣下输于大肠，燥化后形成粪便，排出体外。因此，胃的通降作用，不仅包括了胃的受纳、腐熟水谷并将食糜下传小肠，而且还概括了小肠将食物残渣下输于大肠，以及大肠传导糟粕的功能在内。胃的通降功能必须与脾主升功能相互配合，脾升胃降协调，共同促进饮食物的消化吸收。若胃失和降，则饮食物不能及时下降，可见纳呆食少、脘腹胀痛、口臭便秘等症；若胃气不降，反而上逆，则可见恶心、呕吐、呃逆、嗳气等症。

胃的生理特性是喜润恶燥，即指胃应当保持充足的津液，以利于饮食物的受纳和腐熟。胃中津液充足，则能维持其受纳、腐熟和通降下行的功能。胃中津液不足，则易形成燥热之害；燥热一旦形成，又会反过来消耗胃阴。所以临床在治疗胃病时，要注意保护胃中津液，慎用苦燥伤阴之品。

三、小肠

小肠位于腹中，上接幽门，与胃相通，下端通过阑门与大肠相连，是一个相当细长的管道器官。小肠与心有经脉相互络属而互为表里。小肠的主要生理功能是主受盛化物和泌别清浊。

1. 受盛化物　小肠主受盛化物，是指小肠接受胃腑下传的食糜，并对其进一步消化和吸收精微的功能。受盛，即接受，以器盛物；化物，即消化、转化饮食物。其具体表现在两个方面：一是指小肠接受经胃初步消化的食糜而盛纳之，即受盛作用；二是指食糜在小肠内必须进一步经过消化，化为精微和糟粕两部分，即化物作用。故《素问·灵兰秘典论》说："小肠者，受盛之官，化物出焉。"小肠受盛化物功能失调，可表现为腹胀腹痛、泄泻便溏等。

2. 泌别清浊　小肠主泌别清浊，是指小肠在对食糜进行充分消化吸收的同时，将食糜分为清浊两部分的功能。泌，即分泌；别，即分别。清指水谷之精微；浊指食物之糟粕。所谓清者，即水谷精微和津液，由小肠吸收，经脾气的转输作用输布全身。浊者，即食物残渣和部分水液，通过阑门传送到大肠，最后在大肠的作用下，形成粪便排出体外。小肠在吸收水谷精微的同时，还吸收了大量的水分，这些水分经脏腑代谢后下输肾和膀胱，故有"小肠主液"（《灵枢·经脉》）之说。如张介宾在《类经·藏象类》中所说："小肠居胃之下，受盛胃中水谷而分清浊，水液由此而渗入前，糟粕由此而归于后，脾气化而上升，小肠化而下降，故曰化物出焉。"

小肠泌别清浊的功能正常，则水谷精微、水液和糟粕各行其道，而二便正常。若小肠泌别清浊功能失职，不仅影响水谷精微的化生和吸收，还可因清浊不分，水液与糟粕混杂而导致二便的异常，表现为便溏泄泻、小便短少等。临床上采用"利小便所以实大便"的方法治疗泄泻，就是这一理论在临床的实际应用。

四、大肠

大肠位于腹中，是一个粗大的管道样器官，其上口通过阑门与小肠相接，下口通过魄门与外界通连。大肠与肺通过经络相互络属而互为表里，其主要生理功能是传导糟粕和主津。

1. 传导糟粕　大肠主传导糟粕，是指其具有传导食物残渣、排泄粪便的功能。饮食物在小肠泌别清浊后，其浊者即食物残渣和部分水液下降到大肠，大肠再吸收其中的水液，形成粪便，排出体外。故《素问·灵兰秘典论》说："大肠者，传道之官，变化出焉。"

2. 主津　大肠主津，是指其在传导糟粕的同时，还具有吸收部分水分的功能。大肠传导糟粕的功能失常，主要表现为排便的异常。若大肠虚寒，无力吸收水分，或传导加速，则水谷相杂而下，可见肠鸣、腹痛、泄泻等症；若大肠实热，水分消烁，或传导过慢，津液干涸，肠道失润，可出现大便秘结；湿热蕴结大肠，大肠传导失司，还可见腹痛、里急后重、下痢脓血等症。

此外，大肠的传导功能尚与肺气的肃降、胃气的通降、脾气的运化，以及肾气的蒸化和固摄作用有关，故《素问·五脏别论》说："魄门亦为五脏使，水谷不得久藏。"

五、膀胱

膀胱居小腹中央，是一个中空的囊性器官。其上有输尿管与肾相通，下与尿道相连，开口于前阴。膀胱与肾有经脉相互络属而互为表里，其主要生理功能为贮存津液和排泄尿液。

1. 贮存津液 膀胱主贮存津液，是指其具有贮存和内藏津液的功能。人体的津液，通过肺、脾、肾等脏的共同作用，布散周身，发挥滋润濡养机体的作用，其代谢后所形成的津液下归于膀胱。在肾的气化作用下，升清降浊，清者被人体再吸收利用，浊者变成尿液，排出体外。故《素问·灵兰秘典论》说："膀胱者，州都之官，津液藏焉，气化则能出矣。"

2. 排泄尿液 膀胱主排泄尿液，是指其具有排泄尿液的功能。人体脏腑代谢后所形成的津液下达膀胱，在肾的气化作用下，升清降浊，清者被人体再吸收利用，浊者通过肾的气化作用，适时有度地排出体外。膀胱的贮存津液、排泄尿液功能，有赖于肾气的蒸化和固摄作用。若肾的气化失司，则膀胱不利，可见排尿不畅，甚则癃闭；若肾气不固，则膀胱失约，可见遗尿、小便余沥，甚或小便失禁；若湿热蕴结膀胱，则见尿频、尿急、小便赤涩疼痛等症。

六、三焦

三焦为六腑之一，和其他脏腑一样，是一个具有综合功能的脏器，为分布于胸腹腔的一个大腑，因其与五脏无表里配合关系，故有"孤腑"之称。另外，三焦为划分内脏的区域部位，是上焦、中焦、下焦的合称，即膈以上为上焦、膈至脐之间为中焦，脐以下为下焦。三焦的经脉与心包的经脉相互络属，构成表里关系。

（一）六腑三焦的生理功能

1. 运行水液 三焦主运行水液，是指三焦为机体水液输布、运行与排泄的通道。《素问·灵兰秘典论》说："三焦者，决渎之官，水道出焉。"决，即疏通；渎，即水道、沟渠。决渎，即疏通水道，也就是说三焦具有疏通水道、运行水液的生理功能。人体水液的输布和排泄，虽由肺、脾、肾、肝、膀胱等多个脏腑共同协调完成，但必须以三焦为通道，以三焦通行元气为动力，才能正常地升降出入。因此，将三焦对水液代谢的协调平衡作用，称为"三焦气化"。如果三焦气化功能失常，水道不利，必然会引起津液代谢失常，出现痰饮内停或尿少水肿等病变。正如张介宾《类经·藏象类》中所说："上焦不治则水泛高原，中焦不治则水留中脘，下焦不治则水乱二便，三焦气治则脉络通而水道利。"

2. 通行元气 三焦主通行元气，是指通过三焦能够将元气布散至五脏六腑，充沛于全身，从而发挥其激发推动各个脏腑组织的功能。元气，又称原气，根源于肾，由先天之精所化生，赖后天之精以充养，是人体生命活动的原动力。故《难经·六十六难》说："三焦者，原气之别使也，主通行三气，经历于五脏六腑。"此外，三焦通行元气的功能，还关系到整个机体气机的升降出入和气化的进行，故又有三焦主持诸气、总司全身气机和气化之说。即如《中藏经·论三焦虚实寒热生死逆顺脉证之法》中所说："（三焦）总领五脏六腑、营卫经络、内外左右上下之气也。三焦通，则内外左右上下皆通也。其于周身灌体，和内调外，荣左养右，导上宣下，莫大于此者也。"

（二）部位三焦的划分及各自的生理功能特点

三焦作为人体上、中、下部位的划分，源于《灵枢·营卫生会》的有关论述，认为三焦即上焦、中焦和下焦，各有其特定的部位和生理功能特点。

1. 上焦　指膈以上的胸部，包括心、肺两脏及头面部。上焦的主要生理功能是宣发卫气、布散水谷精微和津液。故《灵枢·决气》说："上焦开发，宣五谷味，熏肤、充身、泽毛，若雾露之溉，是谓气。"《灵枢·营卫生会》将上焦的生理特点概括为"上焦如雾"，是指由于上焦心肺的宣发布散作用，水谷精微等营养物质均匀分布，弥漫充斥，无所不至的状态，比喻上焦心、肺对气血津液的输布作用。若邪犯上焦，可见胸闷、心烦、心悸、咳喘等症。治疗上焦病，用药量宜轻，药性须质地轻清上浮，以使药达病所而起到治疗作用。故吴鞠通在《温病条辨》中指出："治上焦如羽，非轻不举。"

2. 中焦　指膈以下、脐以上的上腹部，主要包括脾胃、肝胆。中焦具有消化、吸收并输布水谷精微和化生气血的功能，实际上包括脾胃肝胆等整个运化功能。《灵枢·营卫生会》将中焦的生理特点形象地概括为"中焦如沤"，用以比喻中焦脾胃腐熟消化水谷和化生气血的作用。由于中焦脾升胃降，为气机升降之枢纽，病理情况下多表现为脾胃气机升降之失常，而见脘腹胀满、呕吐、泄泻等症。因此，治疗中焦病证，用药须着眼于调理脾胃的气机升降，使脾升胃降，则水谷得化，气血得生。故吴鞠通在《温病条辨》中说："治中焦如衡，非平不安。"

明清温病学家以"三焦"作为辨证纲领，将外感热病后期出现的一系列与肝相关的动风病证，归入下焦的范围，因此肝胆也归入下焦。

3. 下焦　指脐以下的下腹部，包括小肠、大肠、肾和膀胱等脏腑。下焦的主要功能是传导糟粕，排泄二便，《灵枢·营卫生会》将其概括为"下焦如渎"，意指膀胱、大小肠等脏腑生成和排泄二便的功能。下焦的病证，多见大便不通、小便失利等糟粕排泄障碍。因此，治疗下焦病证，一般用药须质地沉重下行，才能达下焦病所而起到治疗作用。故吴鞠通在《温病条辨》中说："治下焦如权，非重不沉。"

此外，三焦还作为温病的辨证纲领，用以概括温病发生发展过程中由浅及深的三个不同病理阶段，称之为辨证三焦。

第四节　奇恒之腑

奇恒之腑，是指脑、髓、骨、脉、胆、女子胞六个脏器组织，由于其形态与功能皆与五脏六腑有别，故名奇恒之腑。其概念出自《素问·五脏别论》："脑、髓、骨、脉、胆、女子胞，此六者，地气之所生也，皆藏于阴而象于地，故藏而不泻，名曰奇恒之腑。"奇，异也；恒，常也。它们在形态上多为中空器官，因而类腑；但其功能主贮藏精气，又颇似脏，而与六腑传化水谷有别，故称之为奇恒之腑。其中除胆为六腑之外，余者皆无表里配合，也无五行配属，但与奇经八脉有一定关系。

奇恒之腑中有关胆、骨、髓、脉的内容在前面脏腑章节中已作介绍，在此仅对脑和女子胞作一论述。

一、脑

脑，位于颅腔之内，为髓聚之处，故名"髓海"，具有贮藏精髓、主精神意识的功能。

（一）生理功能

1. 贮藏精髓　脑主藏精髓，是指脑具有贮藏精髓的功能。人体之精髓，由肾精化生，沿督脉上达脑室，并藏之于脑，故《灵枢·海论》曰："脑为髓之海。"《素问·五脏生成》也指出："诸髓者，皆属于脑。"脑所藏精髓为人体最集中最精微的部分，《素问·奇病论》有"髓者以脑为主"之说。《灵枢·经脉》指出："人始生，先成精，精成而脑髓生。"可见，脑髓的生成有赖于先天之精，精聚而成脑髓。在人出生以后，脑髓主要依赖于肾中精气的进一步充养。如肾精充足，则髓海得以充养，反之则髓海空虚，故《素问·逆调论》云："肾不生，则髓不能满。"此外，脑髓也赖水谷精微之充养，如《灵枢·五癃津液别论》曰："五谷之津液，和合而为膏者，内渗于骨空，补益脑髓，而下流于阴股。"

2. 主精神意识　脑主精神意识，是指脑的功能与人的精神意识有关。脑髓充盛，则精力旺盛，轻劲多力，视物精明，听力正常；若脑髓不足，则精衰神疲，耳鸣眩晕，视物不明，善忘嗜睡。如《灵枢·海论》所说："髓海有余，则轻劲多力，自过其度；髓海不足，则脑转耳鸣，胫酸眩冒，目无所见，懈怠安卧。"

（二）生理联系

1. 脑与五脏　虽然脑有其独立的形质部位和生理功能，是人体一个十分重要的器官，但由于藏象学说的特点是以五脏为中心的整体观，故人的精神、情志活动及感觉运动等功能，都是以五脏的气血阴阳及其相关功能为基础，由诸多功能相互平衡协调的结果。所以藏象学说把人的精神情志活动分属于五脏，如《素问·宣明五气》说："心藏神，肺藏魄，肝藏魂，脾藏意，肾藏志。"《素问·阴阳应象大论》指出："人有五脏化五气，以生喜怒悲忧恐。"脑为髓海，其功能与肾的关系最为密切。肾藏精，精生髓，髓聚而充脑。因此，脑髓空虚及其相关病变，多归于肾精不充，而采用补肾益气、填精补髓诸法治疗。另外，脑与心、肝、脾的功能有关，心主血、肝藏血、脾为气血生化之源，心肝脾功能正常，气血充足，则髓得所养，脑的功能正常；反之，气血不足，髓海失养，则脑转耳鸣。

2. 脑与精气血津液　脑的功能活动以精气为物质基础，以气血津液的流通为基本保证，故脑与精气血津液之间有着密切的联系。肾精充盈，脑髓得养，则感觉敏锐，轻劲多力。气血充足，上达头面，则视、听、言、动等感觉正常。先天之精亏虚，常见头晕耳鸣、懈怠安卧等髓海空虚之症；气血不足或气血瘀阻，则见视、听、言、动等功能障碍。

【附】神明之主的争论

中医学认为神是人体生命活动的主宰，但近年来神由何脏所藏、何脏所主，中医界存在着较大的争议，主要有心主神明与脑主神明两种观点。

1. 心主神明论　《素问·灵兰秘典论》认为："心者，君主之官也，神明出焉。"《灵枢·邪客》指出："心者，五脏六腑之大主也，精神之所舍也。"鉴于心是藏神之所、神明所居之处，故中医学认为，心是人体生命活动的主宰，五脏六腑都是在心的统领下发挥其生理功能的。

心所藏之神与人的记忆、思维及情志活动有关，如《灵枢·五色》曰："积神于心，以知往今。"《灵枢·本神》也指出："所以任物者谓之心，心有所忆谓之意，意之所存谓之志，因志而存变谓之思，因思而远慕谓之虑，因虑而处物谓之智。"这说明心与人的记忆有关，而且说明了意志思虑智这些心理活动过程是心主神志功能的具体体现，心与人的思维意识有密切的关系。

《内经》在五行学说指导下，在倡导心主神明的同时，又将神的活动分属于五脏，即心藏神、肝藏魂、脾藏意、肺藏魄、肾藏志，从而创立了"五脏藏神"理论，认为五脏在心的统领下，共同完成人的精神意识思维活动。人的精神意识思维活动异常而出现的神志病变，可分别与五脏相关。

藏象学说是以五脏为中心的整体观，脑属奇恒之腑，在脏腑中处于次要地位，因此，中医学将人的精神、意识、思维活动等归属于五脏。《灵枢·海论》曰："脑为髓之海。"《素问·五脏生成》也指出："诸髓者，皆属于脑。"脑髓充盛则精力旺盛，轻劲多力，身体强壮；脑髓不足则精衰神疲，耳鸣眩晕，善忘嗜睡。如《灵枢·海论》所说："髓海有余，则轻劲多力，自过其度；髓海不足，则脑转耳鸣，胫酸眩冒，目无所见，懈怠安卧。"可见，在中医学的传统认识中，脑为髓海与人的视听有关。

2. 脑主神明论　西医学认为，人的高级精神及意识情感活动是大脑对外界事物的反映。当今有学者也提出了脑主神明的论述，其立论依据多为以下几点：一为《素问·脉要精微论》之"头者精明之府"，二是李时珍在《本草纲目·辛夷》中提出的"脑为元神之府"，三是王清任在《医林改错》中提出的"灵机记性在脑而不在心"，四是汪昂在《本草备要》中指出的"人之记忆，皆在脑中"。随着西方医学的传入，不少学者立倡"脑主神明"之论，提出脑当另立为脏，脑主藏神，为身之统帅。

3. 心脑孰主神明之争的反思

（1）神明不等于中枢神经　有学者认为，中医学对生命的定义就是神，有机生命体与非生命物质最基本的区别就在于"神"的有无，如《素问·阴阳应象大论》指出："阴阳者，天地之道也，万物之纲纪，变化之父母，生杀之本始，神明之府也。治病必求于本。"《内经》则将生命这种特有的规律称之为"神明"。神明，就是生命得以发生、发展和变化的规律，主导这个规律的是天地阴阳二气的相互作用。

中枢神经即脑神经，是在大脑皮质统摄下整个神经系统的结构与功能。神明和神经显然是两个不同的概念，并无古与今、落后与先进之别，唯其涵盖范围不同，过程先后以及概念之抽象与具体之别，在生命总体的功能上，两者也确实存在重合的部分。神明是生命存在的自身规律，这个规律支配着生命自始至终的全过程，以及生命过程中的全部活动。

（2）中西医同名脏器的认识　中医藏象学说的形成，虽以一定的古代解剖知识为基础，但其发展主要是基于"有诸内，必形诸外"的观察研究方法，因而其观察分析的结果，必然大大超越单纯解剖学的脏腑范围，形成了独特的生理和病理体系。因此，藏象学说中的心、肺、脾、肝、肾的名称，虽与解剖学相同，但生理病理意义却不完全相同。中医藏象学说中的脏腑，不单纯是一个解剖学的概念，更重要的是概括了人体某一系统的生理和病理学概念。

4. 神志疾病的中医治疗　从治疗神志病的方药来看，历代医家多从五脏入手。如人参性味甘温，功专补脾益肺、生津安神；麦冬性味甘寒，功专润肺养阴生津、清心除烦；五味子性味酸温，功专敛肺滋肾生津、宁心安神。三味组方（生脉散）合力能补肺养心、安神定志，是治疗七情刺激所致神志不安的基本方。再如，王清任之癫狂梦醒汤治心血瘀阻之喜笑骂詈、《宣明论方》以当归龙荟丸清肝泻火治狂乱谵语、严用和之归脾汤治脾虚不耐思考、易思兰创畅卫舒中汤宣肺理气治忧思郁结、朱丹溪制大补阴丸治相火内扰之不寐等，无不是从五脏藏神理论出发。

二、女子胞

女子胞，在女性又称胞宫，位于小腹正中，是女性发生月经和孕育胎儿的生殖器官，其主要生理功能是主持月经和孕育胎儿。

（一）生理功能

1. 主持月经 女子胞是女性的生殖器官，随着肾中精气的不断充盈，在天癸的作用下，任脉通，太冲脉盛，月经来潮，故女子胞是女性发育成熟后发生月经的主要器官。如《素问·上古天真论》说："二七而天癸至，任脉通，太冲脉盛，月事以时下，故有子……七七，任脉虚，太冲脉衰少，天癸竭，地道不通，故形坏而无子也。"可见"天癸"是月经来潮与否的前提条件，"天癸"的至与竭，都能引起冲、任二脉相应的变化。

2. 孕育胎儿 胞宫是女性孕育胎儿的器官。女子在发育成熟后，月经应时来潮，同时具备受孕生殖的能力。此时，男女交媾，两精相合，就构成了胎孕。受孕之后，月经停止来潮，脏腑经络血气皆下注于冲任，到达胞宫以养胎，培育胎儿直至成熟而分娩。

（二）生理联系

女子胞的功能主要与以下三个方面关系密切：

1. 肾中精气的作用 生殖器官的发育及生殖功能的维持，全赖于肾中精气所化的"天癸"。在天癸的作用下，生殖器官发育成熟，女子可有月经来潮，具备生殖能力。中年之后，随着人体的衰老，肾中精气不充，天癸亦随之衰竭，月经逐渐闭止，生殖功能丧失。

2. 心肝脾的作用 月经的来潮，胎儿的孕育，均依赖于血的供养。心主血、肝藏血、脾为气血生化之源而统血。心、肝、脾三脏对全身血的化生和运行有重要的调节作用。月经的来潮、胎儿的孕育，均离不开气血的充盈和心肝脾的协同调节。若心、肝、脾三脏功能失调时，均可引起胞宫生理功能障碍，出现相应的病理变化。如情志内伤，影响心肝，疏泄失常，气机不利，可出现月经不调、经行腹痛等；若肝血亏虚，或脾虚致气血生化不足，胞宫失养，可出现经少经闭，甚至不孕等；若脾不统血或肝不藏血，可引起月经过多，甚则崩漏等。

3. 冲任的作用 冲脉和任脉，同起于胞宫，是人体经络系统的重要经脉。冲任二脉气血的盛衰，受肾中精气及天癸的调节。肾中精气充盛，天癸旺，冲任气血充足，注入胞宫，则经来正常；若冲任二脉气血衰少，则见月经不调、崩漏、闭经，以及不孕等病证。

【附】精室

男子之胞名为精室，具有贮藏精液、生育繁衍的功能。精室是男性生殖器官，亦由肾所主，并与冲任相关。精室主要是指精囊腺，并包括睾丸、附睾和前列腺等内生殖器官，具有贮藏精液、主司繁衍的功能，其功能主要与肾精肾气的盛衰有关。睾丸，又称"外肾"。《类证治裁·卷之首》说："睾丸者，肾之外候。"其亦称"势"，丹波元简注《灵枢·五音五味》说："宦者少时去其势，故须不生。势，阴丸也，此言宗筋，亦指睾丸而言。"

第五节 脏腑之间的关系

脏腑之间的关系是藏象学说的重要内容。人体各脏腑具有不同的功能，相互之间存在着密切的联系，在生理上相互制约、相互协同，病理上则相互影响、共同为病。脏腑之间的关系主要有脏与脏的关系、脏与腑的关系、腑与腑的关系。

一、脏与脏的关系

五脏之间的关系非常密切，《内经》时代，人们多用五行生克来说明五脏的生理关系，用五行乘侮及母子相及来说明五脏疾病的传变。明清以来，中医基础理论有了很大发展，对五脏功能有了更深的了解，对五脏之间关系的认识，已超越了五行的生克乘侮范围。目前多从各脏的生理功能来阐释相互之间的关系，从而形成了五脏相关学说。

五脏相关学说，从各脏的生理功能来阐述其间的联系，并用病理上的相互影响来反证其生理上的关系。生理上，每一脏对其他四脏都有促进作用。如肾为先天之本，肾之元阴元阳是各脏的阴阳之本；脾为后天之本，运化水谷精微，对每一脏都有资生的作用；再如心血对各脏的滋养、肺气对各脏之气的补益、肝之疏泄对各脏气机的调节，皆为促进作用。反之，每一脏对其他四脏亦都有抑制作用，主要体现在各脏之间的阴阳平衡和气机的调畅上，如肾阴与各脏之阳的平衡、肝阳与各脏之阴的平衡。在病理上，每一脏的病变都会影响其他四脏。五脏之间这些生理、病理关系在临床上直接指导辨证用药。以下着重从脏与脏之间关系入手，结合精气血津液等物质基础，探讨五脏之间最主要的相互关系。

（一）心与肺

心主血，藏神，为君主之官；肺主气，朝百脉，为相傅之官。心与肺的关系主要为气与血的关系。

心主血脉，肺主一身之气而司呼吸，朝百脉。一方面，气对血有化生、推动和固摄的作用。血行脉中，以心气为动力，但也须得到肺主气、朝百脉的辅佐。另一方面，血对气有滋养和运载的作用。心血运行流畅，有利于肺司呼吸的正常。

病理上，心肺之气的病变可以相互影响，如肺气虚弱或肺气壅塞，影响心主行血的功能，导致心血瘀阻，出现心悸、胸痛等症；反之，若心气不足，则血行不畅，也可影响肺主呼吸和宣发肃降的功能，导致胸闷、咳喘等症。

（二）心与脾

心主血，脾统血且为气血生化之源，心与脾的关系非常密切，主要体现在血液生成和血液运行两个方面。

1. 血液生成　心主血脉，心血濡养脾脏，脾为后天之本，为气血生化之源，对各个脏腑都有资生作用。脾运化水谷精微正常，血液化生有源，心血才能充盈。心脾两脏的功能正常，保证了血液生成。

病理上，心脾病变可以相互影响。如心血不足，不能供养脾，可使脾失健运。反之，脾气虚弱，运化无权，可使心气推动无力，心血化源不足。脾不统血，失血过多，亦会导致心血不足，出现胸闷心悸、失眠多梦、纳呆食少、腹胀便溏等心脾两虚症状。

2. 血液运行　心主血，心气推动血液在脉道中运行不息；脾统血，统摄血液在脉中运行。心脾协同，血行常道，血液运行正常而无外溢。

病理上，心脾之气虚弱，可造成心气无力推动，脾气统摄不利，出现心血运行不畅，或血不行常道而溢出脉外，而致血瘀或出血等证。

（三）心与肝

心主血而藏神，肝藏血而主疏泄。心与肝的关系主要体现在主血藏血与神志调畅方面。

1. 主血藏血 血液的运行要靠心肝两脏的共同作用。心主血，心气推动血液在脉内运行；肝藏血，肝气贮藏血液并调节全身的血量。心肝相互配合，共同维持血液的正常运行与贮藏。另外，心肝之血相互资生，心血充盈，肝则有血可藏；肝藏血正常，滋养心血，心血则充足。

病理上，心肝两脏往往相互影响。如心血不足，则可导致肝血亏虚；反之，肝血不足，亦可导致心血虚损。临床常见面色无华、心悸怔忡、头晕目眩、爪甲不荣、经少色淡等心肝血虚症状。

2. 神志调畅 心主神志，肝主疏泄，皆与精神、情志活动密切相关。心神正常，则有利于肝之疏泄；肝主疏泄而调节精神、情志活动，则有利于心主神志。心肝两脏相互为用，共同维持着正常的精神、情志活动。

病理上，心神不安，可导致肝失疏泄；肝气郁结，亦可导致心神不安，出现心烦心悸、失眠少寐、急躁易怒，或抑郁不乐、两胁胀痛等症状。

（四）心与肾

心居上焦，主藏神，为阳中之阳；肾位于下焦，主藏精，为阴中之阴。心与肾的关系主要体现在水火既济和精神互用方面。

1. 水火既济 指心肾之阴阳相互制约、相互补充。心主火属阳，位居上焦；肾主水属阴，居于下焦。生理上，心火必须下降于肾，温煦肾阳，使肾水不寒；肾水则要上济于心，资助心阴，使心火不亢。这种阴阳水火升降相因，维持心肾功能正常协调的关系，称为"心肾相交"或"水火既济"。同时，肾阳为元阳，能温煦心阳，使心阳旺盛，行血有力；心血也能滋养肾阴，使肾阴充足。

病理上，心肾病变可以相互影响。肾阴不足可导致心阴不足，心阴不足也可导致肾阴不足，从而产生心肾阴虚、心火亢盛的病变，表现为心悸心烦、失眠多梦、耳鸣耳聋、腰膝酸软等症状，称之为"心肾不交"。肾阳虚损，不能温化水液，阳虚水泛，上凌于心，可以累及心阳；反之，心阳虚损也可损及肾阳，可见畏寒肢冷、水肿尿少、心悸胸闷等心肾阳虚的症状，称之为"水气凌心"。

2. 精神互用 心藏神，为人体生命活动之主宰，神旺可以聚精。肾藏精，能生髓充脑，脑为元神之府，积精可以全神，两者相辅相成。

病理上，若心血不足，血不养神，肾精亏损，脑髓空虚，可产生心肾精血亏虚，神失所养，出现健忘、头晕、耳鸣、失眠、多梦等症状。

（五）肺与脾

肺主气，通调水道；脾主运化，运化水谷。肺与脾的关系，主要体现在宗气生成和津液输布方面。

1. 宗气生成 肺吸入自然之清气，脾化生水谷之精气，自然界之清气和水谷之精气是生成宗气的主要来源。肺脾功能正常，则宗气充足旺盛。脾肺之气相互资生，脾为气血生化之源，对肺气有资生作用；肺主一身之气，对脾气有促进作用，两者互相依赖，相互补充。

病理上，肺脾两脏虚弱，宗气生成不足，可致气虚。临床上气虚证的治疗，也常用补益脾肺之气的药物。肺脾之气虚也可以相互影响：肺病日久，肺气虚弱，可以累及脾气，使之虚弱而不能正常运化水谷；脾气虚弱，生气不足，亦可导致肺气虚。脾肺气虚，可以出现食少便溏、体倦乏力、咳嗽痰多、喘促气短等症。

2. 津液输布 津液输布既要靠肺的宣发肃降、通调水道作用，亦要依赖脾的运化、输布的生理功能。肺脾两脏协同，是保证津液正常生成、输布与排泄的重要环节。

病理上，脾气虚弱，不能运化水湿，湿聚为痰，可致肺失宣降。肺气虚弱，宣降失职，不能通调水道，水湿潴留，也可影响脾的运化功能，表现为食少倦怠、水肿便溏、咳嗽痰多、胸闷气喘等症状。故有"脾为生痰之源，肺为贮痰之器"之说。

（六）肺与肝

肺主宣降，肝主疏泄，肺与肝的关系，主要体现在调节气机升降方面。

肝主升发之气，以升发为畅；肺主肃降之气，以肃降为顺。肺与肝密切配合，一升一降，对全身气机的调畅起着重要作用。

病理上，肝肺气机升降失调可以相互影响。如肝气郁结化火，升发太过，上逆犯肺，可使肺失宣降，称为肝火犯肺，出现头痛头胀、面红目赤、胸胁胀痛、咳嗽咯血等肝肺同病症状。肺失清肃，燥热内盛，影响及肝，使肝失条达，在咳嗽的同时，也可出现两胁胀痛、头痛面赤等肝肺火旺症状。

（七）肺与肾

肺居上焦，具有主气、司呼吸、通调水道的功能；而肾位于下焦，具有主纳气、主水作用。肺与肾的关系，主要体现在金水相生、津液代谢及呼吸运动方面。

1. 金水相生 肾为先天之本，又为元阴元阳之宅，肾之阴阳对肺之阴阳均有资生补充作用。肾阴充足，上滋于肺，使肺阴充足；肾阳温煦诸脏，对肺阳有促进作用。反之，肺的阴阳对肾也有一定作用。肺阴充足，下输于肾，使肾阴充足；肺主一身之气，对肾之阳气也有辅助作用。肺肾阴阳相互依存，金水相生，从而维持肺肾阴阳的协调平衡。

病理上，肺肾之阴可相互影响，肾阴不足，不能上滋肺阴；或肺阴虚损，累及肾阴，而致肺肾阴虚，出现两颧潮红、骨蒸潮热、干咳喑哑、腰膝酸软等症。肺阳虚损可以累及肾阳，肾气虚可造成肺气虚，肾阳虚也可造成肺阳虚，出现津液代谢、呼吸运动异常等。

2. 津液代谢 肺主通调水道，为水之上源，肺气肃降，使津液下行于肾，有助于肾气化水液；肾为主水之脏，肾气推动，肾阳蒸腾，有利于肺的通调。肺肾协同，相互为用，保证人体津液的正常输布与排泄。

病理上，肺失宣降，通调水道失职，必累及于肾；肾气虚弱，肾阳不足，气化失司，津液内停，上泛于肺，使肺失宣降，都可导致津液输布、排泄障碍，出现咳嗽气喘、尿少水肿等肺肾同病症状。

3. 呼吸运动 肺司呼吸，肾主纳气，肺肾配合，共同完成呼吸运动。同时，肺主宣降，其气肃降，有利于肾之纳气；而肾气充足，摄纳有权，也有利于肺气肃降。《类证治裁·喘症》说："肺为气之主，肾为气之根，肺主出气，肾主纳气，阴阳相交，呼吸乃和。"

病理上，肾气不足，摄纳无权，气浮于上；或肺气久虚，久病及肾，均可导致肾不纳气，出现呼吸表浅、动则气喘、胸闷咳嗽等症状。

（八）肝与脾

肝藏血，主疏泄；脾统血，主运化。肝与脾的关系，主要表现在疏泄运化和血液生成与贮藏两个方面。

1. 疏泄运化 肝主疏泄，调畅气机，有助于脾胃的升降和运化功能。肝主疏泄功能正常，气机调顺，则脾胃升降有序，运化正常，水谷精微才能被充分消化吸收和输布。脾气健旺，运化功能正常，亦有利于肝气疏泄条达。肝脾相互为用，保障了气机的调畅和消化功能正常。

病理上，肝脾病变可以相互影响。如肝气郁结，失于疏泄，无以助脾之升散，使脾失健运，称为"木不疏土"；或因脾失健运，湿热内生，土壅木郁，使肝气失于条达，出现精神抑郁、胁肋胀痛、腹胀腹泻或食少、黄疸等肝脾的病变。临床治疗脾胃病变，常常需要疏理肝气；治疗肝脏病变，也需要健运脾胃。

2. 生血藏血 脾为后天之本、气血生化之源。脾运正常，肝血才能充足，肝血赖此补充，肝则有血可藏。肝主藏血，滋养全身脏腑，亦有助于脾功能的正常发挥。在血液运行上，脾主统血，使血行脉中而不外溢；肝主藏血，贮藏血液并调节血量。肝脾协同，维持血液的正常运行。

病理上，脾失健运，血化乏源，或脾不统血，失血日久，均可导致肝血不足，表现为纳呆乏力、头晕目眩、妇女月经量少色淡等症。另外，肝不藏血或脾不统血，藏统失司，均可引起血行失常，出现多种出血的病证。

（九）肝与肾

肝藏血，主疏泄；肾藏精，主封藏。肝与肾的关系主要在精血同源、肾水涵木和精血藏泄方面。

1. 精血同源 肝藏血，肾藏精，精血俱属阴，是肝肾之阴的重要组成部分。肾为先天之本，元阴之所在，肾阴资生肝阴，肾精可化生肝血；肝阴能滋补肾阴，肝血亦能滋养肾精。肾精与肝血，相互资生，相互转化，故称"精血同源"，亦称"肝肾同源"。另外，肝肾之阳气亦可相互温煦、相互促进，使肝肾功能正常发挥。

病理上，肝肾病变往往相互影响，表现为肝肾同病。肾精亏损，可致肝血不足，肝血不足也可引起肾精亏损，表现为头昏目眩、耳聋耳鸣、腰膝酸软等肝肾精血不足症状。肝肾之阳气的虚损亦相互影响，可同时出现肝阳虚和肾阳虚的表现，常常以温肾暖肝法治之。

2. 肾水涵木 肾阴可资生肝阴以制约肝阳。肾阴充足，精血旺盛，肝血得藏，制约肝阳使其不至于偏亢，保证了肝肾阴阳的协调平衡。

若肾阴虚损，可导致肝血不足，阴阳失衡。临床常见肝肾阴虚而致的肝阳上亢，称为"水不涵木"，出现头昏目眩、面红目赤、急躁易怒、烦热失眠、遗精盗汗等症。

3. 精血藏泄 肝主疏泄，肾主封藏，二者之间藏泄互用，相反相成。肝气疏泄，可使肾开阖有度；肾之封藏，则可制约肝之疏泄太过。藏泄有节，从而保证并调节女子月经来潮和男子泄精功能的正常。

病理上，肝肾精血不足，或肝肾阴虚火旺，引起肝主疏泄和肾主封藏关系失调，则可出现女子月经周期异常、经量过多或闭经，以及男子遗精、滑泄等病证。

（十）脾与肾

脾主运化，为先天之本；肾主藏精，为先天之本。脾与肾的关系主要体现在先后天互助和水液运行方面。

1. 先后天互助 肾藏精，主生长发育生殖，为先天之本；脾运化水谷精微，化生气血，为后天之本。脾肾两脏功能正常，是人体生命活动之根本保障。先天与后天之气相互资生，脾之阳气必须借助肾阳的温煦，始能健运；肾中精气，又赖脾运化的水谷精微不断补充。先天促后天，后天助先天，先后天之间相互依赖，相互资助。

病理上，脾肾病变常相互影响，互为因果。若脾气虚弱，运化失职，导致肾的精气不足，表现为腹胀便溏、形体消瘦、腰酸耳鸣，或小儿生长发育迟缓等。若肾阳不足，不能温煦脾阳，或脾阳久虚，损及肾阳，形成脾肾阳虚证，表现为腹部冷痛、腰膝酸软，或下利清谷、五更泄泻等症。

2. 水液运行 肾主水，脾主运化水湿，二者共同调节人体水液的运行。在肾的气化作用下，开阖有度，使全身津液代谢正常进行。脾气健运，水湿得以运化。脾肾两脏相互协同，共同完成津液输布。

病理上，脾气虚弱，不能运化水液，或肾阳虚损，气化失司，可导致津液的输布、排泄障碍，表现为面浮肢肿、腹胀便溏、畏寒肢冷、腰膝酸软等脾肾两虚、水湿停滞症状。

二、腑与腑的关系

六腑以"传化物"为其生理特点，其相互关系主要体现在对饮食水谷的消化、吸收和排泄方面。饮食入胃，经胃的腐熟和初步消化，下传于小肠。小肠受盛化物，在胆汁的作用下，对饮食物进一步消化，并泌别清浊，清者被吸收，经脾的输布作用布散全身，浊者下传大肠。大肠传导变化，吸收食物残渣中的部分水液，使糟粕形成大便排出体外。膀胱贮存津液，气化而使尿液排出体外。三焦是水谷传化的通道，总司人体气化，推动和促进传化过程的正常进行。

六腑既分工明确，密切配合，共同完成对饮食物的消化、精微的吸收和糟粕的排泄，又共同为病。饮食物在胃肠中必须更替运化，而不能久留或停滞，故有"六腑以通为用""六腑以通为补"之说。

病理上，六腑之间亦可相互影响，导致消化、吸收、排泄功能的失常。例如，胃有实热，胃气不降，可使大肠传导不利，出现大便秘结。大肠燥结，腑气不通，也可使胃失和降，出现腹胀脘痞、恶心呕吐等症。若胆失疏泄，可以影响到胃，出现胁痛口苦、身目俱黄、恶心呕吐、食欲不振等胆胃同病之证。

三、脏与腑的关系

人体是一个有机整体，五脏中每一脏与每一腑都有关系，但就其主要关系而言，脏与腑的关系特指五脏与五腑，即心合小肠、肺合大肠、肝合胆、脾合胃、肾合膀胱，即"脏腑相合"。因脏属阴，腑属阳；阴主里，阳主表。一脏一腑，通过经脉相互络属，形成了脏腑之间特有的阴阳表里关系。

生理上，表里相合的脏腑又相互为用、相互协同，共同完成其功能活动。病理上，相合脏腑的病变又可相互影响。脏腑相合理论，对指导临床实践有着重要的意义。

（一）心合小肠

心与小肠通过经脉相互络属，构成了表里相合关系。心阳的温煦，心血的滋养，有助于小肠的化物功能；小肠主化物、泌别清浊，吸收水谷精微，则可以助心化生血液。心与小肠存在着相互依存的关系。

病理上，心火亢盛，通过经脉下移于小肠，引起尿少、尿赤、尿痛等症状；而小肠有热，亦可循经上炎于心，使心火亢盛，出现心烦、舌赤、口舌生疮等症状。

（二）肺合大肠

肺与大肠通过经脉相互络属，构成了表里相合关系。生理上，主要体现在肺气肃降与大肠传导功能之间的相互为用关系。肺气肃降下行，布散津液，能促进大肠的传导下行；大肠传导糟粕下行，亦有利于肺气的肃降。肺与大肠气机调畅，呼吸运动和排便功能才能正常进行。

病理上，肺与大肠病变可相互影响。如肺气失于肃降，气不下行，津液不能下达大肠，可引起肠燥，除见咳逆气喘外，还可见大便干燥秘结。肺气虚弱，气虚无力传导，亦可见大便秘结，称为气虚便秘。若大肠实热，传导不畅，腑气不通，除大便秘结外，还可影响肺的肃降，出现胸满、咳喘等症状。

（三）脾合胃

脾与胃通过经脉相互络属，构成了表里相合关系。生理上，二者共同完成对水谷精微的消化、吸收与输布，同为后天之本。脾胃关系主要体现在脾主运化与胃主受纳、脾主升与胃主降、脾喜燥与胃喜润等方面。

1. 纳运协调 脾主运化，胃主受纳，受纳与运化相辅相成。胃受纳、腐熟水谷，为脾之运化提供前提；脾运化水谷精微，也为胃的摄纳提供了物质条件。胃和则脾健，脾健则胃和。脾胃纳运配合，相互协调，共同完成纳食、消化、吸收与转输等一系列生理功能。

病理上，脾胃病常相互影响。脾失健运，可导致胃不能纳；胃气不和，可导致脾运失常，产生腹胀泄泻、完谷不化，或纳呆食少、恶心呕吐等脾胃运纳失常症状。

2. 燥湿相济 脾喜燥而恶湿，胃喜润而恶燥，脾胃喜恶燥湿之性不同，但其间又是相互制约、相互为用的。脾主运化水湿，但脾之阳气易损，易被湿邪所困，而胃阳有助于脾阳，使脾不至于为湿所困。胃之阴气易伤，易伤津化燥，得脾阴之助，使胃不至于因燥而伤。脾胃燥湿之间相互补充，是保证运纳相合、升降协调的必要条件。

湿邪困脾，或脾不健运而生湿，可导致胃失和降，受纳失常。胃阴不足亦可影响脾气健运，而见脘腹胀满、纳呆食少、大便秘结等症。

3. 升降相因 脾气主升，以升为顺；胃气主降，以降为和。脾升与胃降，相反相成。脾气上升，则清气上升，运化强健；胃气下降，则水谷下行，而无留积之患，并助脾气升运。脾气升则水谷之精微得以输布；胃气降则食糜及糟粕得以下行。脾胃之气，一升一降，升降相因，从而保证了食物的正常运化。

若脾气不升反而下陷，可出现泄泻或内脏下垂等症状；胃失和降而上逆，可产生脘腹胀满、恶心呕吐等症状。正如《素问·阴阳应象大论》所说："清气在下，则生飧泄；浊气在上，则生䐜胀。"

（四）肝合胆

肝与胆通过经脉相互络属，构成了表里相合关系。生理上，主要表现为肝胆同主疏泄。肝主疏泄，分泌胆汁，并调畅胆腑气机，以促进胆汁的排泄；胆主疏泄，胆汁排泄畅通，有利于肝发挥疏泄作用。因此，肝胆相互协同，则胆汁分泌、排泄正常，饮食物得以消化。

病理上，肝胆病变可相互影响。如肝失疏泄，可影响胆汁的分泌和排泄；胆汁排泄不畅，亦会影响肝的疏泄，出现胁肋胀痛、恶心呕吐、口苦黄疸等症。

（五）肾合膀胱

肾与膀胱通过经脉相互络属，构成了表里相合关系。生理上，主要体现在津液贮藏与尿液排泄方面。肾主水，依赖于膀胱贮藏津液与排泄尿液；而膀胱的藏津和排尿功能，又依赖于肾的固摄与气化，使其开阖有度。在肾与膀胱的共同作用下，人体之津蒸腾上布，余者化为尿液而排出体外，从而完成了津液贮藏与尿液排泄功能。

病理上，肾与膀胱的病变亦可相互影响。如肾气虚弱，气化失常，或固摄无权，可影响膀胱的开阖，出现小便不利或失禁、遗尿、尿频等症；膀胱湿热，也可影响到肾，出现尿频、尿急、尿痛、腰痛等症状。

【现代研究】

有学者认为，藏象学理论体系并不是统一的，而是存在着两套围绕不同理论模型而建立的子系统。其一，是以《内经》和《难经》中所阐述的藏象学理论为代表，可称为"四时五脏体系"；其二，则是以明代温补派孙一奎、赵献可、张景岳等人所创建的命门学说为代表，可称为"阴阳藏象体系"。有学者立足藏象学说与气化理论，提出了藏象体系之气化研究思路，认为对藏象理论的气化研究可使藏象学说的研究达到整体与微观的统一，也可使藏象体系内错综复杂的生理和病理关系更具体地落到实处。

五脏阴阳辨证源于《内经》，其理论核心在于，五脏六腑是人体生理功能与病理变化的物质基础，人体健康与否取决于五脏功能活动，而五脏功能活动正常与否取决于五脏阴阳平衡与否。五脏之间密不可分，其中任何一脏发生病变都会影响到其他四脏，任何一脏的阴阳失衡都会导致其他四脏的阴阳失衡。

自2005年起，科技部开始在国家重点基础研究发展计划（即"973"计划）中，设立"中医基础理论研究专项"，并先后设立了"'肺与大肠相表里'脏腑相关理论的应用基础研究""基于'肾藏精'的藏象理论基础研究""基于'肝藏血主疏泄'的藏象理论研究""'脾主运化、统血'的藏象理论研究"等专题研究，取得了可喜的进展。

五脏的现代研究表明，每一脏皆涉及多系统的部分结构和功能。如在肾的生理功能中，肾主藏精，主调节人体生长发育和生殖，与神经内分泌系统有关；主水液代谢，体现了内分泌系统的部分功能；主骨生髓通脑，则反映了肾对骨骼造血的内分泌及中枢神经系统具有调节作用；肾藏精与干细胞、微环境有关，生长壮老过程中的骨髓干细胞、造血干细胞、间充质干细胞、生殖干细胞是肾精气化后的产物。肾的病理方面，主要有肾阳虚、肾阴虚、肾气虚、肾精不足，它们构成肾脏的病理内容，其实质不是对解剖肾器官病理变化的概括，而是对机体应时而变整体调控机制异常的概括。肾脏调节是以全身各系统器官为基础的，补肾药可以改善肾上腺皮质、甲状腺、性腺及胸腺功能和激素水平，使下丘脑－垂体－靶腺轴的形态结构得到改善或恢复，改善机体免疫功能，对某些激素受体和细胞信号传导，均具有调节作用。补肾中药及外源性提供的成体干细胞，属于后天之精的范畴，为生长发育生殖提供新建和重建的原料。

其他四脏的现代研究也是如此，如肝主疏泄、主藏血，与精神心理、自主神经、消化系统有关；脾主运化、主统血，与消化、内分泌、神经、免疫、血液等系统的功能及能量、水盐代谢有密切关系；心主神明、主血脉，与循环系统、高级神经活动及内分泌功能有关；肺主气、主宣发肃降及通调水道，与呼吸及内分泌系统相关。

每一脏的功能不是某一系统所能独立完成的。每一脏在神经内分泌、免疫等系统内有所划分和交叉，通过系统内的结构联系产生功能的相互作用，同时又通过系统间共有的递质、激素、细胞因子等信息物质的传递，对人体各系统、器官细胞多层次地相互调节和整合。五脏相关的物质基础是神经 – 内分泌 – 免疫网络，相关的实质是网络内的相互作用和联系。

中医藏象学说是通过"司外揣内""以象知藏"的黑箱的信息研究方法而形成的，其实质是中医关于人体生理和病理的理论，在认识论上具有整体恒动观的鲜明特色。中医五脏不等同于西医同名解剖器官，应当注意区分中西医内涵与外延，以及临床应用的不同。

对于六腑的现代研究，主要集中于三焦的形质争议方面。《内经》认为三焦有名有形，为六腑之一；《难经》则提出三焦"有名而无形"。自此以后，关于三焦的形质争议就成为人们研究的热点。概括起来，主要有以下几个方面。①器官结构说：认为三焦为水谷传化之道，飞门至贲门，包括咽、食管，属上焦，主受纳；贲门至阑门，包括胃、小肠，属中焦，主腐熟运化；阑门至魄门，包括大肠、肛门，属下焦，主传导。或认为三焦指与膀胱相连的排泄尿液的管腔，相当于今之输尿管、尿道。或认为三焦的实体解剖结构分别是食管（上焦）、胰腺（中焦）和输尿管（下焦）。或认为三焦即上、中、下三部五脏六腑之外聚集之器官，上焦即心管、气管、食管，形如"三管"；中焦即胰脏，其形如编；下焦即前列腺、精囊腺、尿道球腺，其在女子为卵巢、子宫、前庭大腺，曰渎者是也。或者从临床和功能等角度提出三焦为胰腺或肾上腺等。②腔隙膜结构说：认为三焦即胸腔、腹膜内腔和腹膜外腔；或为机体客观存在的空隙，如脏腑间隙、组织间隙，乃至分子间隙所构成的空间和通道；或认为三焦分别为西医解剖学的小网膜、大网膜和肠系膜；或为网膜、肠系膜、输尿管，并涵盖了腹腔的淋巴系统。③神经结构说：认为三焦的实体可能是自主神经中几个较大的神经丛，如心丛、肺丛、腹腔丛、骨盆丛，甚或包括其周围相连的显而易见的神经结构；或认为三焦为现代解剖生理学中脑与脊髓的部分神经功能，即内脏自主神经功能。④循环系统说：认为三焦是人体内的微循环结构。或认为三焦与内脏血液循环密切相关，是呼吸、消化、泌尿系统脏器上的微循环系统之毛细血管网；还有人认为三焦相当于西医学的大动脉。⑤内分泌说：认为三焦与内分泌系统有着相似性，或认为三焦学说与脂肪组织及其内分泌功能极其相似。此外，还有离子通道说、受体说、结缔组织说等。对三焦的临床运用研究，则以三焦气化理论为多，如运用三焦气化理论来防治衰老，论治慢性肾炎、老年痴呆、骨质疏松、恶性肿瘤等疾病。

【经典医论】

《素问·灵兰秘典论》：心者，君主之官也，神明出焉。肺者，相傅之官，治节出焉。肝者，将军之官，谋虑出焉。胆者，中正之官，决断出焉。膻中者，臣使之官，喜乐出焉。脾胃者，仓廪之官，五味出焉。大肠者，传道之官，变化出焉。小肠者，受盛之官，化物出焉。肾者，作强之官，伎巧出焉。三焦者，决渎之官，水道出焉。膀胱者，州都之官，津液藏焉，气化则能出矣。凡此十二官者，不得相失也。

《灵枢·海论》：脑为髓之海，其输上在于其盖，下在风府……髓海有余，则轻劲多力，自过其度；髓海不足，则脑转耳鸣，胫酸眩冒，目无所见，懈怠安卧。

明·李梴《医学入门》：心者，一身之主，君主之官。有血肉之心，形如未开莲花，居肺下肝上是也。有神明之心，神者，气血所化生之本也，万物由之盛长，不着色象，谓有何有，谓无复存，主宰万事万物，虚灵不昧者是也。然形神亦恒相同。

清·程杏轩《医述》引《己任编》：肺为华盖，以覆诸脏。其二十四空窍，虚如蜂窠，吸之则满，呼之则虚，最喜清凉，不耐烦热。

清·唐笠山纂辑《吴医汇讲》引尤在泾曰：脾胃为仓廪之官，五味出焉。盖脾主运化，其用在于健运，其属土，地气主上腾，然后能载物，故健行而不息，是脾之宜升也明矣。胃者，水谷之海，容受糟粕，其主纳，纳则贵下行，譬如水之性莫不就下，是胃之宜降也又明矣。

清·叶天士《临证指南医案·肝风》：肝为风木之脏，因有相火内寄，体阴用阳，其性刚，主动、主升，全赖肾水以涵之，血液以濡之，肺金清肃下降之令以平之，中宫敦阜之土气以培之，则刚劲之质，得为柔和之体，遂其条达畅茂之性，何病之有？

清·江涵暾《笔花医镜·三焦部》：三焦者，人生三元之气，脏腑空处是也。上焦心肺居之，中焦脾胃居之，下焦肝、肾、膀胱、大小肠居之。其气总领脏腑营卫经络、内外左右上下之气。三焦通则竟体调和，斯其职已。三焦之病，属于脏腑，并无另立病名。

清·陈士铎《辨证录·不寐门》：人有昼夜不能寐，心甚烦躁，此心肾不交也。盖日不能寐者，乃肾不交于心；夜不能寐者，乃心不交于肾也。今日夜俱不寐，乃心肾两不相交耳。夫心肾之所以不交者，心过于热而肾过于寒也。心原属火，过于热则火炎于上而不能下交于肾；肾原属水，过于寒则水沉于下而不能上交于心矣。

明·李中梓《医宗必读·乙癸同源论》：古称乙癸同源，肾肝同治。其说维何？盖火分君相。君火者，居乎上而主静；相火者，居乎下而主动。君火唯一，心主是也；相火有二，乃肾与肝。肾应北方壬癸，于卦为坎，于象为龙，龙潜海底，龙起而火随之。肝应东方甲乙，于卦为震，于象为雷，雷藏泽中，雷起而火随之。泽也，海也，莫非水也，莫非下也。故曰乙癸同源。东方之木，无虚，不可补，补肾即所以补肝；北方之水，无实，不可泻，泻肝即所以泻肾。至乎春升，龙不现则雷无声；及其秋降，雷未收则龙不藏。但使龙归海底，必无迅发之雷；但使雷藏泽中，必无飞腾之龙。故曰：肾肝同治。

清·陈士铎《辨证录》：人有小便闭结，点滴不通，小腹作胀，然而不痛，上焦无烦躁之形，胸中无闷乱之状，口不渴，舌不干，人以为膀胱之水闭也，谁知是命门之火衰乎？夫膀胱者，决渎之官，肾中气化而能出。此气，即命门之火也。命门火旺，而膀胱之水通；命门火衰，而膀胱之水闭矣。或曰：小水之勤者，由于命门之火衰也。

【思维训练】

典型案例一

长安王善夫病小便不通，渐成中满，腹坚如石，脚腿破裂出水，双睛凸出，饮食不下，痛苦不可名状。治满利小便，渗泻之药服通矣。予诊之曰：此乃奉养太过，膏粱积热，损伤肾水，至膀胱久而干涸，小便不化，火又遂上，而为呕哕。《难经》所谓关则不得小便，格则吐逆者。洁古老人言：热在下焦，但治下焦，其病必愈。遂处以北方寒水所化大苦寒之药，黄柏、知母各一两，酒洗焙碾，入桂一钱为引，熟水丸如芡子大。每服两百丸，沸汤下。少时，如刀刺前阴火烧之状，溺如瀑泉涌出，床下成流，顾盼之间，肿胀消散。《内经》云：热者寒之，肾恶燥，急食辛以润之。以黄柏苦寒泻肾火为佐，肉桂辛热为使，寒因寒用也。（《历代名医医案精选·李时珍》）

思考问题： 此病所述的主要症状有哪些？这些症状主要与哪些脏腑功能有关？其治疗思路与用药有何特点？

案例分析：《素问·灵兰秘典论》云："膀胱者，州都之官，津液藏焉，气化则能出矣。"膀胱的贮津和排尿功能，有赖于肾气的蒸化和固摄作用。肾藏精，主水，肾的气化能促进水液输布与排泄。若肾的气化失司，则膀胱不利，可见排尿不畅，甚则癃闭、水肿。本案患者奉养太过，膏粱积热，损伤肾水，水亏火旺，日久影响肾气，气不化水则小便不通，火旺逆上，则见呕哕、呃逆。治以滋阴降火，药用知母、黄柏大苦大寒之品，泄热坚阴，同时佐以肉桂辛热通窍，引火归经，且助肾和膀胱气化，最终小便通利，肿胀亦消。

典型案例二

患者久泻十余年，水谷杂下，有时大便稍稠，但从未成形，一经肉食，则必便次增多，而排出大量黏液，腹冷喜温，脉弦无力，舌淡苔白。方用熟附片12g，炮姜6g，焦白术9g，党参9g，炙甘草6g，补骨脂9g，吴茱萸9g，肉豆蔻9g，五味子9g，焦三仙各9g，灶心土120g（煎汤代水），禹余粮15g，赤石脂15g。5剂后泻止，大便成形，连续服15剂时，再食大量肉类，大便未见异常。（《近代名老中医临床思维方法·中医内科新论》）

思考问题：患者病名及病因病机如何？其主要表现（象）有哪些？这些症状是哪些脏腑功能失常的表现？其内在病机如何？其方药运用是如何反证的？

案例分析：泄泻属肠胃疾病，西医多从肠炎等病理分析病机。中医则认为脾具有运化水谷与水湿功能。若脾阳不足，则水湿不得运化，停于肠间，致成泄泻。人身阳气之根在于肾阳，脾阳久衰致使肾阳不足，所谓"五脏之病，穷必及肾"。本病久泻十余年不愈，腹冷喜温，脉弱舌淡，一派虚寒之象。故推断为脾肾阳虚，用四神丸、附子理中丸合方，20剂而痊愈。

典型案例三

患者右上腹阵发性疼痛，每以晚上发作为主，与饮食无关，按胃痛治疗无效，钡餐胃肠检查未见消化道器质性病变，一个月前在医院口服胆囊造影，诊断为"胆石症"。苔薄白，脉弦细。治疗以金钱草60g，炙鸡内金6g，硝石散3g，合逍遥散加减。两月后复查，胆囊结石消失。（《临床拾偶·张羹梅医案》）

思考问题：患者病名及病因病机如何？其主要表现（象）有哪些？如何通过外在之象推测内在病机（藏）？其方药运用是如何反证的？

案例分析："胆石症"是西医的临床诊断。通过病症结合可见，患者右上腹疼痛，借助胆囊造影，结合中医理论，定名为胁痛（西医：胆石症）；病机为肝气不舒，胆道不利。故以逍遥散疏肝理气、硝石散等利胆排石。服药两个月，腹痛消失，结石排除，因此反证辨证正确。

第三章

精气血津液

【学习引导】

生命活动的基础在于物质的运动，人体各脏腑功能活动需要消耗物质，同时又通过脏腑功能不断化生新的生命物质，这就是有机的生命活动。通过掌握精、气、血、津液的概念、生成、运行、功能及气的分类，熟悉这些物质之间及其与脏腑的各种联系，就可以在一定程度上把握中医学对生命物质的认识，树立中医学的物质观。

【名词术语】

精　气　气机　气化　元气　宗气　营气　卫气　血　津液　气海　血海　津血同源　血汗同源　气为血之帅　血为气之母

精、气、血、津液，是构成人体的基本物质，是脏腑、经络等组织器官进行生理活动的物质基础。精、气、血、津液的生成及其在体内的代谢与各脏腑组织的生理活动密切相关，为脏腑功能活动所化生，并在脏腑功能的活动中不断地被消耗，同时又不断地得到补充，从而维持着机体正常有序的生命活动。

第一节　精

一、精的基本概念

精，是禀受于父母的生命物质和后天水谷精微相融合而形成的构成和维持人体生命活动的基本物质之一。精是生命之源，是脏腑形体官窍功能活动的物质基础，如《素问·金匮真言论》说："夫精者，生之本也。"中医学对于人体之精的认识，既受到中国古代精气学说的深刻影响，也源于对人类生殖繁衍和人体吸收水谷精微的生命活动过程的观察，因而与古代哲学范畴的精有本质的不同。

人体之精的含义，有广义之精和狭义之精之分。广义之精，泛指构成人体和维持人体生命活动的基本物质，包括精、气、血、津液、精髓等与人体生命活动密切相关的所有精微物质，即生命物质。如《读医随笔·气血精神论》说："精有四：曰精也，血也，津也，液也。"狭义之精，指肾所藏之精，又称肾精，是促进生殖和人体生长发育、化生人体某些生命物质的重要基础。从精的来源上看，有先天之精和后天之精的不同；从功能上看，又有水谷之精和生殖之精之别。就部位而言，凡是通过脏腑功能所化生、贮藏于脏腑之中的精微物质又称脏腑之精。

二、精的生成

人身之精，根源于先天而充养于后天。就精生成的物质来源而言，可分为先天之精和后天之精。

先天之精，禀受于父母，藏于肾，是人体"精"形成的原始物质基础。

后天之精，来源于饮食水谷，由脾胃运化的水谷精微所产生，是人出生后赖以维持生命活动的精微物质。脾胃运化的水谷之精，由脾转输至全身各脏腑形体官窍，以维持各脏腑组织的生理活动，其中包括充实肾所藏之精。因此，肾是人体之精的主要贮藏场所，故《素问·上古天真论》说肾"受五脏六腑之精而藏之"。

总之，人体之精的来源，是以先天之精为本，主要藏于肾，是构成生命的原始物质。人出生之后，先天之精不断为后天之精的形成提供资助，而后天之精不断充实肾所藏的先天之精，以维持其活力，共同维持人体生命活动，形成"先天生后天，后天养先天"的关系，二者相互促进、相互依存。无论是先天之精还是后天之精的匮乏，均可形成精虚不足的病理变化。

三、精的功能

（一）化神

化神的功能主要包括以下两个方面。

1. 繁衍生命　《灵枢·本神》说："故生之来谓之精，两精相搏谓之神。"父母之精相结合，构成一个新的个体，并赋予生命，就是一种化神。所以说精是构成人体和产生生命的原始生命物质。《灵枢·经脉》曰"人始生，先成精。"《景岳全书·小儿补肾论》也说："精合而形始成，此形即精也，精即形也。"可见，禀受于父母的生命物质就是与生俱来的精，也即先天之精。新的个体藏于肾中的先天之精与后天所充实的精合化而成生殖之精，又具有繁衍生命的作用。因此，若先天不足，后天失于调养，或久病亏损，以致肾精不足，都会影响到个体的生殖功能。故临床上补肾填精是治疗不孕、不育等生殖功能低下的重要方法。

2. 充脑化神　脑为髓海，为"元神之府"，是神机记忆之所在。肾精充盛，则脑髓充足而神思敏捷，反应灵敏，肢体运动灵巧，耳目聪明。所以说精能化神养神，精旺则神旺，精衰则神疲。故临床上常从补肾益髓入手防治老年性痴呆等老年病。

（二）化气

化气的功能主要包括以下三个方面。

1. 化生元气　肾精所化之气，即原气（元气、肾气），是赋予人体生命的原动力，是人体各脏腑组织之气的原始物质基础。人出生之后，赖后天水谷精气不断充实肾中之精，以资元气化生之源并维持其活力。在人体生长发育过程中，肾精化气（即肾中精气）促进机体生长发育，并不断输送元气至各个脏腑组织器官以维持和激发生命的活力。所以《素问·上古天真论》说："女子七岁，肾气盛，齿更发长……丈夫八岁，肾气实，发长齿更。"如果肾精不足，就会出现生长发育障碍或发育异常。故临床上常用补肾法治疗五软、五迟等生长发育障碍以及防治早衰。

2. 充养和促进各脏腑组织功能活动　人出生之后，后天之精不断充养五脏六腑，则各脏腑之精气充盛，从而维持全身各脏腑组织器官的生理功能。如心气充足则行血有力、肺气充盛则宣降有节等。若先天之精不足，或后天脾胃运化无力，精不充则无以化气，脏腑组织官窍失于充养，则脏腑之气不足，功能衰退。精的不足，日久可致机体虚弱多病；久病之人也会出现精的不足，故中医有"久病及肾"之说。临床上久病者常需补益肾精。

3. 决定抗病能力　一方面，先天之精在构成人体和促进生长发育的过程之中，是决定个体的体质特点和抗病能力的基础；另一方面，先后天之精充盛，其所化生的一身之正气充足，从而能维护机体的抗病能力。故精足则气充，气充则正气旺盛，抗病能力强。《素问·刺法论》说："正气存内，邪不可干。"机体不易受病邪侵袭，或者即使受邪，也能较快康复。

（三）化髓

精生髓，脑为髓海。肾精化生髓汁，不仅可上充脑海而化神养神，并且其所化之髓汁还可充养脊髓、骨骼等组织器官，促进骨骼发育，使骨骼健壮，轻劲多力，牙齿坚固等。如《灵枢·经脉》说："人始生，先成精，精成而脑髓生，骨为干，脉为营，筋为刚，肉为墙，皮肤坚而毛发长。"因此，肾精不足，化髓减少，可导致精髓亏虚，骨失充养而影响骨的生理功能，如骨脆易折、腰膝酸软、牙齿早脱等，所以临床上常用补肾方法治疗上述病变。

（四）化血

精是化生血液的主要物质基础之一。人体血液的生成，一方面是后天脾胃运化的水谷精微上输心肺而化赤为血，以更新血液；另一方面，先天之精是血液化生的本原物质，在新的个体形成的同时，精化为血就成为血液的原始物质基础，即血之源头在肾。同时，在生命活动的过程中，藏于肾的先后天之精也可通过肝的作用和化生骨髓后而生成血液。若精亏日久亦可导致血虚，形成精血两虚的病理状态。精足则血充，故有精血同源之说，临床上也常用血肉有情之品来补益精髓以治血虚。

第二节　气

一、人体之气的基本概念

气，是人体内一种细小难见、运动不息、具有很强活力的精微物质，是构成和维持人体生命活动的最基本物质。中医学的气源于中国古代气学说，但又是对于人体生理病理活动观察的结果。人体之气是一个内涵丰富的多义概念。在人体中"气"既有功能的含义，又有物质的含义。关于"气"的命名也是多样的，如依据气的阴阳属性可分为"阴气""阳气"，依据气的所在部位可分为"脏腑之气""经络之气""中气"等，依据气的功能特点可分为"营气""卫气"等，依据气的来源可分为"水谷之气""自然界之清气"等。

二、人体之气的来源与生成

（一）人体之气的来源

人体之气的主要物质来源有两个方面：

1. 先天之气　先天之气，是指禀受于父母并藏于肾的先天精气，是构成人生命、形体的物质基础。精化为气，即先天之精化为先天之气，形成了有生命的机体，并且在生命的过程中，藏于肾的先天之精气。先天之气还需依赖后天之气的不断充实，才能充分且持续发挥先天之精气的生理效应，成为人体之气的根本和生命活动的原动力。

2. 后天之气 后天之气，包括饮食物中的营养物质（即脾胃运化的水谷精气）和由肺吸入的自然界清气。这些精气都是出生之后，从后天获得的，并且都是人赖以生存的基本要素。《灵枢·决气》说："上焦开发，宣五谷味，熏肤、充身、泽毛，若雾露之溉，是谓气。"

（二）人体之气的生成

人体之气是由藏于肾的先天之气、脾胃化生的水谷之气和肺吸入的自然界清气三者通过综合作用生成的。因此，脏腑相互间协调和谐与否，都会影响人体之气的来源和生成，从而决定气的盛衰。

1. 肾为生气之根 肾藏先天之精，生命之始均肇自父母生殖之精的相互作用。如《灵枢·本神》说："故生之来谓之精。"此先天之精是人体赖以生存和生殖繁衍的基础，是气的最原始部分，并且在得到后天之精的充养后，持续不断地化生人体之"元气"，故称肾为生气之根。

2. 脾胃为生气之源 脾主运化，胃司受纳，脾胃纳运相合，将人体摄入的水谷腐熟运化而生成水谷精气，布散到全身，是人体之气的主要来源。正如《灵枢·五味》所说："故谷不入，半日则气衰，一日则气少矣。"故称脾胃为后天之本、生气之源。

3. 肺为生气之主 肺司呼吸，由肺吸入自然界的清气，呼出体内的浊气，在气的生成中起到重要的作用。《素问·六节藏象论》说："肺者，气之本。"肺吸入之自然界清气，在胸中气海（上气海、膻中）与脾胃运化而来的水谷之精气相结合而生成"宗气"。宗气布散全身，与元气相结合，生成一身之气，故称肺为生气之主。

总之，气的生成，一靠肾中精气、水谷精气和自然界清气供应充足；二靠肺、脾胃、肾等脏腑功能的正常，其中以脾、肺二脏尤为重要。故临床上的补气治法常以补脾气、补肺气为主。

三、人体之气的运动变化

气的运动变化可分为气机和气化。

气机，是指气的运动。气是活力很强的物质，运动是气的根本属性。气机运动是每个脏腑组织都具备的，其运动的形式主要表现为升、降、出、入。气充斥于人体各脏腑组织之中，并通过其不断运动以流行分布全身，激发、推动人体脏腑、经络、肢节、官窍的功能，维持人体的生命活动。因此，气的升、降、出、入运动，是人体生命活动存在的标志。气的运动一旦停止，也就意味着生命活动的终止。《素问·六微旨大论》说："故非出入，则无以生长壮老已；非升降，则无以生长化收藏。是以升降出入，无器不有。"

人体气的运动是通过各脏腑组织器官的生理活动特点而体现出来的。如脾主升清、肺主肃降、肝气升发、心肾相交、大肠排泄糟粕、毛窍开阖等。气的升降出入运动之间的协调平衡，称为"气机调畅"。气的升降出入的运动失调，即为"气机失调"的病理状态。"气机失调"有多种表现形式。气的运动受阻，在某些局部发生阻滞不通时，称为"气滞"；气的上升太过或当降不降而反升或逆正常运行者，称为"气逆"，如胃气上逆等；气的上升不及或当升不升而反降者，称为"气陷"，如脾气下陷等；气不能内守而外出太过者，称为"气脱"；气不能外达而郁结闭塞于内者，称为"气闭"。

气化，是指通过气的运动而产生的各种变化。具体地说，是指人体精、气、血、津液各自的代谢及其相互转化。气化过程是通过各脏腑组织器官的生理活动而体现出来的。精、气、血、津液的生成，都需要脾胃的受纳腐熟运化将饮食物转化成水谷之精气，然后再通过五脏化生成精、气、血、津液等；津液经过脏腑代谢，通过肺、肾、膀胱转化成汗液和尿液；饮食物经过消化和吸收后，其残渣最后在大肠转化为糟粕等，这些都是气化作用的具体体现。人体的气化活动永恒地存在于生命活动的始终，没有气化就没有生命，正如《素问·六微旨大论》所说："物之生，从乎化，物之极，由乎变；变化之相薄，成败之所由也。"如果气化作用失常，必然会影响整个物质代谢过程，或引起饮食物的消化吸收失常，或导致气、血、津液的生成、输布障碍，或造成汗液、尿液和粪便排泄的异常等。

在人体中，气的运动和气化是同时发生的，是一个过程的两个方面。气机强调气的运动方向，而气化则强调伴随气的运动而出现的物质形态的变化。

四、人体之气的功能

气有着多种生理功能，在维系人体生命活动中起到至关重要的作用。如《素问·五常政大论》说："气始而生化，气散而有形，气布而蕃育，气终而象变，其致一也。"《医门法律·先哲格言》也指出："人之生死由乎气。"气的主要生理功能可概括为以下6个方面。

1. 推动作用　指气对于人体生命活动具有激发和推动的功能。气是活力很强的精微物质，它能激发和促进人体的生长发育与生殖功能以及各脏腑、经络等组织器官的生理功能；能推动血的生成、运行，以及津液的生成、输布、排泄等。当气的推动作用减弱时，可影响人体的生长、发育；或出现早衰，亦可使脏腑经络等组织器官的生理活动减退，出现血和津液的生成不足，运行迟缓，输布、排泄障碍等病理变化。

2. 温煦作用　指气有温暖全身的作用。《难经·二十二难》说："气主煦之。"人体各脏腑组织的功能活动，以及生命物质的代谢都需要阳气的温煦。气是人体热能的主要来源。人体正常体温的相对恒定，需要气不断释放热能，以发挥温煦作用来参与维持机体体温；各脏腑、经络等组织器官的生理活动同样需要气的温煦作用，如脾得阳始运等；血、津液、精等物质的代谢，也需要依赖气的温煦作用，如"血得温而行，得寒而凝"等。当气的温煦作用失常时，可出现四肢不温、脏腑功能衰退、血和津液的运行迟缓等虚寒性病理变化。

3. 防御作用　指气具有护卫机体、抗御邪气的功能。气的推动、温煦、固摄等综合作用是机体正气的重要组成部分。气的防御作用体现在三个方面：一是抵御外邪的入侵；二是可以祛邪外出，减轻、消除病邪对机体的损害；三是有助于机体的康复。所以，气的防御功能正常时，邪气不易侵入，或虽有邪侵入也不易发病，即使发病也易康复。当气的防御功能减弱时，机体抵御邪气的能力降低，则易于感邪发病，如卫气不足而表虚易患感冒等。

4. 固摄作用　指气对体内精、血、津液等液态物质具有固护、统摄，防止其无故流失的作用。具体表现在固摄血液，可使血液循脉而行，防止其溢出脉外；固摄汗液、尿液、精液等，控制其分泌排泄量，以防止其无故流失。若气的固摄作用减弱，则导致体内液态物质大量丢失。如气不摄血，可导致各种出血；气不摄津，可致自汗、多尿等症；气不固精，可出现遗精、滑精等症。

5. 中介作用　指气能感应传导信息，从而维持机体的整体联系。气是感应传导信息的载体，气充斥于人体脏腑形体官窍之间，是彼此间相互联系的中介。人体脏腑的各种信息之间的相互传递，各脏腑之间功能的协调统一，各种脏腑信息反映到体表，外部信息感应传递到脏腑，都是通过人体之气的中介作用完成的。如中医诊断的司外揣内，针灸、按摩对于脏腑疾病的治疗作用，都是通过气的中介作用完成的。

五、人体之气的分类

人体之气，根据其物质来源、分布部位和功能特点等不同，可分为元气、宗气、营气、卫气。

（一）元气

元气，又称"原气"，是人体最根本、最重要的气，是生命活动的原动力。

1. 生成　元气的生成由先天精气为主所化生，禀受于父母的先天之精藏于肾，并通过肾的作用而化为元气，但其必须依赖后天脾胃运化水谷精微的充养，才能不断地培育化生。因此，元气的盛衰，既取决于先天禀赋的强弱，也与后天脾胃功能盛衰密切相关。

2. 分布　元气根于下焦的肾，其化生元阴元阳之气通过三焦而布达全身，内而五脏六腑，外而肌肤孔窍，无处不至，作用于机体的各个脏腑组织器官。

3. 功能　元气的生理功能主要包括两个方面：一是推动人体的生长发育和生殖、决定体质类型、抗病能力等；二是激发、推动脏腑、经络形体、官窍等各组织器官的生理活动，是人体生命活动的原动力，是维持生命活动的最基本物质基础。因此，人体元气充沛，则生长发育正常、脏腑组织器官的功能旺盛、抗病力强；否则，元气不足，则生长发育迟缓、脏腑组织器官功能低下、抗病力弱，或出现多脏虚损衰惫之象，甚则危及生命。

（二）宗气

宗气是积于胸中之气，又名"大气""动气"。宗气在胸中积聚之处，称为"气海""膻中"。与下气海（丹田）相对而言，"膻中"又称"上气海"。如《医门法律·先哲格言》说："故上有气海，曰膻中也，其治在肺。中有气血水谷之海，曰中气也，其治在脾胃。下有气海，曰丹田也，其治在肾。"

1. 生成　宗气是由两种物质相结合而生成的，即由脾胃运化的上输于胸中的水谷精气与肺所吸入之自然界的清气相结合而成。

2. 分布　宗气生成之后，积聚胸中气海，贯注于心肺两脏，通过心肺两脏的布散作用而达于全身各处。《灵枢·邪客》曰："故宗气积于胸中，出于喉咙，以贯心脉，而行呼吸焉。"宗气的分布途径有三：一是上出于肺，循喉咙走息道，以司呼吸；二是贯注心脉，推动血行；三是沿三焦向下运动于脐下丹田（下气海），注入腹股沟部位足阳明胃经的气街，再下行于足，以行气血。

3. 功能　宗气的生理功能主要表现在三个方面：一是行呼吸。宗气上走息道，促进肺的呼吸运动，并与语言、声音的强弱等有关。二是行气血。宗气横贯于心脉，促进心气推动血液运行，主要表现在心搏强弱、节律、心率等方面，并影响着肢体的活动和寒温等。临床上可以通过虚里诊察宗气的强弱，《素问·平人气象论》说："胃之大络，名曰虚里，贯膈络肺。出于左乳下，其动应衣，脉宗气也。"三是参与视、听、音、动等功能活动。宗气主司呼吸和参与气血的运行，对人体的感觉、运动、语言等多种生理活动起着调节作用。正如《读医随笔·气血精神论》所说："宗气者，动气也。凡呼吸、言语、声音，以及肢体运动，筋力强弱者，宗气之功用也。"因此，宗气不足的病变常表现以心、肺两脏的功能衰退为主，如呼吸微弱、语声低微、心动异常、血行缓慢、四肢清冷、倦怠乏力等。

（三）营气

营气是运行于脉中，具有营养等作用的一种气，又称"荣气"。由于营气与血同行脉中，与血可分而不可离，故常"营血"并称。营气与卫气相对而言，属阴，故又称"营阴"。

1. 生成　营气生成的物质基础主要是脾胃运化的水谷精微，是水谷精微中的精专部分（精纯柔和部分）入于脉道所生成。故《灵枢·营卫生会》说："营出于中焦。"

2. 分布　营气运行于脉中，与血同行，内入五脏六腑，外达肢节，终而复始，环周不休。《素问·痹论》说："荣者，水谷之精气也，和调于五脏，洒陈于六腑，乃能入于脉也，故循脉上下，贯五脏，络六腑也。"

3. 功能　营气的功能主要表现在两个方面。一是营养全身。营气随血液流行全身各处，滋养濡润各脏腑组织器官，为其提供生理活动的营养物质。二是化生血液。营气入于脉中成为血液的组成成分之一，同时也是血液化生的主要物质基础。《灵枢·邪客》说："营气者，泌其津液，注之于脉，化以为血。"

（四）卫气

卫气是运行于脉外，具有护卫等功能的一种气。卫气与营气相对而言，属阳，故又称"卫阳"。

1. 生成　卫气的生成也是以脾胃运化的水谷精微为主要物质基础，是水谷精气中慓疾滑利的部分所生成。《灵枢·营卫生会》说："谷入于胃，以传与肺，五脏六腑，皆以受气，其清者为营，浊者为卫，营在脉中，卫在脉外。"

2. 分布　由于卫气慓疾滑利，活力特强，流动迅速，故又称悍气。所以，卫气不受脉道的约束，运行于脉外，与营气相伴而行，环周不休。

3. 功能　对于卫气的功能，《灵枢·本脏》说："卫气者，所以温分肉、充皮肤、肥腠理、司开阖者也。"所以主要表现在三个方面：一是防御作用。卫气行于外可以温养和护卫肌表，防御外邪入侵，行于内可以保护内脏，防止邪气伤及内脏。二是温养作用。卫气行于外可以温养肌肤、皮毛，行于内则可温养脏腑，有助于推动脏腑、皮毛的生理功能。三是调节汗孔的开阖作用。卫气行于外可以调节汗孔的开阖，调控汗液的排泄，协助维持机体体温的相对恒定，以适应自然，并有防御外邪入侵的作用。因此，无论机体何处卫气不足时，都可因其失于固护，防御功能低下，易被邪气所侵。

此外，卫气的循行还与人的睡眠密切相关。当卫气行体内时，人便入睡；行于体表时，人即醒寤。

营气与卫气，都是以脾胃运化的水谷精气为其主要的物质来源而生成，但在属性、分布和功能上，又有一定的区别。营气精纯柔和，卫气慓悍滑疾；营行脉中，卫行脉外；营主内守而属阴，卫主卫外而属阳，其营阴卫阳之气与元阴元阳之气共同构成人体各脏腑组织的阴阳二气。因此，营卫二气是人体各部阴阳的组成成分之一。营卫二气相伴而行，协调内外阴阳，不失其常，才能调节腠理开阖以防御外邪，调节体温变化以适应自然，协调脏腑阴阳以促进其生理活动等。反之，若营卫不和，则调节功能失常，可致机体正气失和、抵御外邪能力低下等。临床上治疗营卫疾病，大多用调和营卫关系和调补脾肺的方法。

此外，当人体之气分布到某一脏腑或者某一经络，就成为脏腑之气和经络之气。这些气是构成各脏腑、经络的基本物质，又是推动各脏腑、经络进行生理活动的物质基础。因此脏腑之气的强弱反映出脏腑功能之强弱。脏腑之气在不同方面的不足，临床表现也有所不同。脏腑阴气不足（心阴虚、肺阴虚、脾阴虚、胃阴虚、肝阴虚、肾阴虚等），常常出现虚性亢奋和虚热性疾病的表现；脏腑阳气不足（心阳虚、肺阳虚、脾阳虚、胃阳虚、肝阳虚、肾阳虚等），则常常出现抑制太过和虚寒性疾病的表现；脏腑之气不足（心气虚、肺气虚、脾气虚、肝气虚、肾气虚等），则出现推动、防御、调控、固摄等作用减退的虚弱无力的临床症状。

第三节 血

一、血的概念

血，是循行于脉中而富有营养的红色液态物质，是构成人体和维持人体生命活动的基本物质之一。血液只有在脉管中有序正常流动，才能发挥营养和滋润全身的作用，为人体生理活动提供营养物质，为人体生命活动提供物质基础。

脉，又称"血府"，是人体内血液循行的管道，具有约束血液沿着一定方向循行的作用，使血液能够运注脏腑，充达肌肤，灌溉一身。故《素问·脉要精微论》说："夫脉者，血之府也。"在某些因素的作用下，血液不循常道而溢出脉外时，称为出血，即"离经之血"。血液离开脉道，失去了发挥作用的基本条件，所以说离经之血就丧失了血液的正常生理功能。

二、血的生成

（一）血液化生的物质基础

1. 水谷精微化血 血液主要由营气和津液组成。营气和津液都来源于饮食水谷，经中焦胃的受纳腐熟和脾的运化，将其中的水谷精微分别转化为人体所需的水谷精气和津液，水谷精气中精粹有营养的部分就是营气，再经脾的作用"升清"至心肺，通过心肺的作用，贯注于脉，化赤为血。由此可知，经脾胃化生的水谷精微是化生血液的最基本物质，也是血液生成的一个重要途径。《灵枢·决气》就指出："中焦受气取汁，变化而赤，是谓血。"

2. 肾精化血 肾精化生血液，主要是通过肝和骨髓的作用来实现的。肝藏血，肾藏精，肝肾精血同源互化，肾精输藏于肝，在肝的作用下化生为血，以维持精血之间的动态平衡。此外，肾藏精化生髓汁，髓汁藏于骨内亦可化生血液。

肾精化血包括两个方面：一方面，肾精是血液化生的本原（初始）物质，即先天之源；另一方面，精血之间在人体气化过程中存在着相互资生和相互转化的关系，即精可化血、血能生精。

总之，血液的化生以水谷之精化生的营气、津液和肾精为其主要物质基础。

（二）血液化生与脏腑的关系

血的生成是在多个脏腑共同作用下完成的，其中与脾胃、肝肾、心肺的关系尤为密切。

1. 脾胃为生化之源 脾胃为后天之本、气血生化之源。中焦脾胃受纳水谷、运化水谷精微而升清，其所化生的营气和津液，是人体后天血液化生的基本物质。因此，脾胃功能的正常与否关系到血液等物质的生成。如中焦脾胃虚弱，不能运化水谷精微，则化源不足，从而易形成血虚的病理变化。所以临床上治疗血虚病证，常常首先从调理脾胃着手。

2. 肝肾精血同源互化 肾藏精，肝藏血，精血二者同源而互化，以维持精血之间的动态平衡，与血液生化有着密切的关系。如清·张璐《张氏医通·诸血门》就指出："精不泄，归精于肝而化清血。"若肾精亏损，水不涵木，可致肝血不足；肝血虚少，也可下竭肾精，从而形成肝肾精血俱虚的病变。此外，肝气不调，木不疏土，肾阳亏损，火不生土等，也可影响脾胃而导致血液的生化不足，所以说，肝肾二脏在血液化生的过程中具有重要的作用。

3. 心肺气化以生血 血液的化生如同其他物质一样，是在运动之中完成其生化过程的。心主血脉而行血，肺朝百脉而助心行血，为血液的生化提供了前提条件。同时，水谷精微由脾的转输而上输于心肺，全身的血液通过"百脉朝肺"而输达心肺，经肺的呼浊吸清之后，将水谷之精和呼吸之清一并贯注于心脉，在心气的推动作用下运行全身。因此，血液在循环的过程中要依赖肺的气化、心阳化赤的共同作用而为血。

尽管血液的生成与心肺、脾胃、肝肾等脏腑的生理功能均有关，但最重要的则是位于中焦的脾，因为，只有通过脾的运化不断输送水谷之精，才能保证血液的生化基础。

三、血的运行

血液只有在脉道之中运行不息，流布全身，环周不休，为全身各脏腑组织器官提供丰富的营养物质，才能发挥其营养周身的生理功能。血液的正常运行，需要具备多方面的条件，如气血充足、阴阳平衡、脉道通利等，尤其是需要心、肺、肝、脾等脏腑生理功能的密切配合。

1. 脉道通利 脉为血府，是一个相对密闭的系统，血液需要在脉道中循环周身，因此，脉道的完整和通利，是维持血液正常运行的必要条件。同时，气作用于血液运行的全过程，协助推动血液运行和防止血溢脉外。

2. 脏腑协调 心主血脉，推动血液循行，是血液运行的枢纽和动力。心气作用于脉，其推动作用又伴随血液运行的全过程。肺主一身之气、朝百脉，协助心脏推动血液运行。脾主统血，统摄血液运行于脉内而不溢出脉外。肝是保证血液正常运行的一个重要环节：一是肝主疏泄，调畅气机，促进血的运行；二是肝主藏血，具有调节血量作用，能根据各种生理需要主动调节周围循环血量；三是肝藏血的功能还可以防止血溢脉外，避免出血的发生。因此，心、肝、脾、肺四脏功能的协调配合是血液正常运行的重要保证。

3. 气血充足 气血充足是血液正常运行的重要条件之一。血液正常运行，决定于气的推动作用和固摄作用之间的协调平衡。其推动作用促进血液运行，其固摄作用防止血溢脉外，两者相反相成。这两种作用都是通过肝、心、肺、脾、脉等脏腑的生理功能而体现出来的，如心气行血、脾气统血等。血液充足与否关系到脉道的充盈，也影响到血液的运行。若气血亏少，则无力行血，脉道空虚而血行不利。

4. 阴阳平衡 血属阴而主静，血液的正常运行还需要在机体阴阳平衡的前提下依赖阳气的温煦作用而循行。《素问·调经论》说："血气者，喜温而恶寒，寒则涩不能流，温则消而去之。"若机体阳气亏损，寒凝血脉，则可致血行迟滞而严重影响血液的运行。

四、血的功能

血的功能可以概括为以下三方面。

（一）濡养作用

血具有营养滋润全身的功能，全身一切组织都需要血液的供养与调节，才能发挥其生理功能。血循行于脉内，是其发挥营养作用的前提和条件。血液含有丰富的营养物质，如营气、津液等，通过气的推动，沿脉道循行于全身，内而充养五脏六腑，外而滋润四肢百骸，以保证全身各脏腑组织生理活动的需要。

血的营养滋润作用，主要反映在面色、肌肉、皮肤、毛发、感觉和运动等方面。血液充足，血行流畅，则表现为面色红润、肌肉丰满壮实、四肢屈伸运动自如、肌肤和毛发光滑等。若血液亏虚，脉道失充，机体除表现有脏腑功能低下外，还可见到面色不华或萎黄、视力下降、两目干涩、肌肤干燥作痒、肢体或肢端麻木、运动不灵活等临床表现。

（二）养神作用

血是神志活动的重要物质基础，具有养神、寓神等作用。血液充盛，心神得养才能神志清宁，精力充沛，思维敏捷。反之，无论何种原因形成的血虚，或运行失常，均可出现不同程度的神志方面的病证。如心血不足或肝血亏虚，常出现惊悸、失眠、多梦、健忘等神志不安的表现；失血甚者还可出现烦躁、恍惚、癫狂、昏迷等神志失常的改变。由此可见，血液与神志活动有着密切的关系。故《灵枢·营卫生会》说："血者，神气也。"

（三）运载作用

血液环流周身具有运输的作用，不仅能运输机体所需的营养物质，还能运载机体的代谢产物。一方面，机体所需水谷精微中的营气、津液等，经血液而输布全身，同时血液流经于肺，将吸入的清气贯注血脉而运至全身；另一方面，机体的代谢浊物随血液运行在多个脏腑的作用下经汗、呼吸、尿等途径而排出体外，以实现整体的清浊交换。

第四节 津 液

一、津液的概念

津液是人体内一切正常水液的总称，包括体内各脏腑组织中的正常体液，是构成人体和维持人体生命活动的基本物质之一。

津液广泛地存在于各脏腑、形体、官窍等器官组织之中，含有大量营养物质，是化生血液的物质基础之一，与血液的生成和运行密切相关。所以，津液不但是组成人体的基本物质，也是维持人体生命活动的基本物质。

津液是津和液的总称。尽管津与液同属水液，都属"阴"的范畴，都具有滋润、濡养各脏腑组织和平衡阴阳等作用，但二者又有一定的区别。性质较为清稀，流动性较大，易于耗散，主要布散于体表皮肤、肌肉和孔窍等部位，并渗入血脉者，称之为津；其性较为稠厚，流动性较小，不易耗散，灌注于骨节、脏腑、脑、髓等组织器官者，称之为液。由于津液二者同属一类物质，且可以互相转化，故津和液常同时并称，并不加以严格区分。但脏腑功能中的"小肠主液"和"大肠主津"，以及津液耗损病变中的"伤津"和"脱液"应当严格区分。

二、津液的代谢

津液在体内的代谢，是一个涉及多个脏腑生理活动的复杂过程，是机体内诸多脏腑参与并相互协调所完成的一个重要的生理活动。津液代谢主要包括津液的生成、输布、排泄这三个环节。

（一）津液的生成

津液来源于饮食水谷，是通过脾、胃、小肠和大肠消化吸收饮食中的水分和营养而生成的。

1. 脾胃受纳运化 胃为水谷之海，主受纳腐熟水谷。脾主运化水谷精微而升清至心肺。

2. 小肠主液 小肠受盛化物，泌别清浊，吸收饮食中大部分的营养物质和水分，输布于脾。

3. 大肠主津 大肠接受小肠下注的饮食物残渣和剩余水分，将其中部分水液吸收并输布于脾。

总之，津液的生成主要取决于如下两方面的因素：一是津液生成的物质来源充足，即饮食物，这是生成津液的物质基础；二是脾胃、大小肠的功能正常，尤其是脾的运化作用。其中任何一方面因素的异常，均可导致津液生成不足，引起津液匮乏的病理变化。

（二）津液的输布

津液的输布主要依靠脾、肺、肾、肝和三焦等脏腑生理功能的协同作用。

1. 脾主升清 脾主运化水谷精微，一方面通过脾气布散水精的作用，直接将津液布散于全身；另一方面在脾气主升清的作用下，将胃、小肠、大肠吸收的津液，上归于肺，在肺气的宣发肃降作用下，输送于全身，濡养脏腑组织、五官九窍、四肢百骸。

2. 肺主行水 肺为水之上源，通过肺气宣发和肃降的协调运动以促进水液的输布运行。一方面肺接受从脾转输而来的津液之后，通过宣发运动向上、向外布散津液以充养肌肉皮毛，并司毛窍之开阖以排泄汗液；另一方面，通过肺的肃降运动向下、向内将津液输布至各脏腑，并将水液之浊下输肾与膀胱。所以，肺气宣发与肃降的协调在津液的清浊升降运动之中发挥着重要作用。

3. 肾主水液 肾在津液代谢过程之中起着主宰作用，主要表现在两个方面：一是肾中阳气的温煦气化作用，是胃"游溢精气"、脾气运化和升清、肺气宣降以通调水道，以及小肠的分别清浊等作用的动力，并推动着津液的输布。二为由肺下输至肾的津液，在肾的气化蒸腾作用下，清者经三焦上输于肺而布散于全身，浊者化为尿液注入膀胱，并司膀胱之开阖以排出体外。

4. 肝主疏泄 津液的输布有赖于气的升降出入运动。肝气疏泄，调畅气机，能疏通三焦水道，使气行水行，从而促进津液的正常代谢。

5. 三焦决渎 三焦是津液在体内输布的通道，具有运行津液的功能。三焦气化功能正常，则水道通利，津液畅行无阻。

（三）津液的排泄

津液的排泄主要通过汗液、呼出浊气、尿液及粪便等途径进行，其排泄过程主要依赖于肺、肾、膀胱、大肠等脏腑的综合作用。

1. 汗液、呼气 人体津液的一部分由肺气的宣发运动输布到肌肤皮毛，在阳气的蒸腾作用下形成汗液，由肺气司毛窍之开阖以排出体外。同时，肺气宣发运动也可通过呼吸作用而呼出一部分水液之浊。

2. 尿液 尿液是津液排泄的主要途径，而且尿液中含有机体代谢所形成的废物。因此，尿液的排泄状况和排出量的多少，不仅关系到全身津液代谢的动态平衡，而且关系到全身各脏腑组织生理活动的正常进行。尿液是在肺气通调水道的作用下，津液的一部分下输于肾，通过肾阳的气化作用将水液之浊降于膀胱而形成的，并在肾气司开阖作用下而排出体外。所以肾与膀胱的气化是津液形成尿液并排出体外的关键环节。

3. 粪便 大肠传化水谷糟粕，其所形成的粪便中亦带走少量津液，一方面在糟粕排泄过程中起润滑作用，另一方面也可排泄浊气。

津液排泄过程虽然涉及汗、呼出、尿、粪便四条途径，但汗、尿的排泄是其最重要的两个途径。若因某些致病因素的影响而导致汗、尿排泄不畅，就可导致水湿潴留而形成痰饮水肿。若津液亏少，失于濡润，也可导致汗少、尿少、大便干结等，并且还可影响津液的排泄。

三、津液的功能

1. 滋润濡养 津液分布广泛，内至脏腑筋骨，外而肌肤毫毛，全身各脏腑组织器官无不赖津液以濡润滋养。布散至肌表的津液，能滋润皮肤，濡养肌肉，使肌肉丰润，皮肤光泽；分布体内的津液能滋养脏腑，维持各脏腑的正常功能；注入孔窍的津液，使口、眼、鼻等九窍滋润；流入关节的津液，能滑利关节；渗入骨髓的津液，能充养骨髓和脑髓。

2. 化生血液 水谷精微所化生的津液注入血脉之中，成为化生血液的基本成分之一。同时，津液入于脉使血液充盈，并能濡养和滑利血脉，有助于血液运行。

3. 调节阴阳 在生理状态下，人体内部及人体与自然界之间必须保持阴阳的动态平衡。津液作为人体"阴"的组成部分，是机体阴阳调节的重要物质基础之一。同时，随着自然界阴阳的各种变化，机体可通过津液的代谢变化来调节机体的状态，以适应外界的变化，以保持与自然界的协调统一。如气候寒冷时的汗少尿多、夏暑季节的汗多尿少等。

4. 排泄废物 人体在生理活动的过程中，必然会产生代谢废物，这些废物必须通过一定的途径而排出体外。津液的排泄是其途径之一。津液在其自身的代谢过程中，能把机体的代谢产物通过汗、尿等途径不断地排出体外，使机体保持清净的状态，以保证各脏腑的气化活动正常。若汗、尿等排泄障碍，就会使代谢产物潴留于体内，从而形成痰、饮、水、湿等病理产物，导致脏腑功能失调。

5. 运载作用 津液是气等物质的载体之一。气必须依附于有形的津液之中，才不会散失，并且气随津液运行而布达于全身各处。所以说气能行津，津能载气。若因大汗、大吐、大泻而大伤津液时，可致气随津而脱，形成津气两脱的病变。

第五节 精气血津液之间的关系

精、气、血、津液均是构成人体和维持人体生命活动的基本物质，均依赖于脾胃所化生的水谷精微来不断地充实。在人体气化的过程中，这些物质之间又相互依存、相互促进和相互转化，以维持其动态的平衡。

一、气与血的关系

气属阳，主动，主煦之，有推动、激发、固摄等作用；血属阴，主静，主濡之，有营养、滋润等作用。但由于气与血都源于脾胃化生的水谷精微和肾中精气，所以气血在生成、运行等方面存在着密切关系，这种关系可概括为"气为血之帅""血为气之母"。

（一）气对血的作用

气对血的作用，即气为血之帅，包括三个方面，即气能生血、气能行血、气能摄血。

1. 气能生血 气能生血是指气化是血液生成的动力。一方面，从摄入的饮食物转化成水谷精微，从水谷精微转化成营气和津液，又将营气和津液转化成赤色的血，其中每一个转化过程都离不开气化，而气化又是通过脏腑的功能活动而体现出来的。气化能力旺盛，则脏腑的功能活动旺盛，化生血液的功能亦强；气化能力减弱，则脏腑功能活动衰退，化生血液的功能亦弱。故气旺则血充，气虚则血少。另一方面，气又为化生血液的物质基础，如营气化血等。故在临床治疗血虚病变时，常配合补气药。

2. 气能行血　气能行血指气的推动作用是血液循环的动力。气一方面可以直接推动血行，如宗气贯心脉以行气血等；另一方面又可促进脏腑的功能活动，通过脏腑的功能活动推动血液运行，如心气行血等。故气的正常运动，对保证血液在脉中正常流行具有重要意义。总之，气行则血行，气止则血止，所以临床上治疗血行失常，常以调气为上，调血次之。如气虚不能行血则补气行血，气滞血瘀则行气活血。

3. 气能摄血　气能摄血是气固摄功能的具体体现。血液正常循行于脉道之中而不溢于脉外主要依赖于气对血的固摄作用。气摄血，主要取决于脾气的统摄作用。若脾气亏虚，失于统血，则血无所主而溢于脉外，形成出血病变。气不摄血的出血，其治疗当以补气摄血之法，方能达到止血的目的。

气能生血、行血和摄血三个方面体现了气对血的统率作用，故概括地称之为"气为血之帅"。

（二）血对气的作用

血对气的作用，即血为气之母，是指气在生成和运行中始终离不开血。其关系主要包括血能生气和血能载气两个方面。

1. 血能生气　气存在于血中，血不断为气的生成和功能活动提供水谷精微，水谷精微是全身之气生成和维持其生理功能的主要物质基础。而水谷精微又赖血液以运之，为脏腑的功能活动不断地供给物质基础，使气的生成与运行正常地进行。所以说，血充则气旺，血衰则气少。

2. 血能载气　气存于血中，赖血之运载而达于全身。血为气之守，气必依附于血而静谧。否则，血不载气，则气将飘浮不定，无所归附，故气不得血之静守则散越。所以在临床上，每见大出血之时，气亦随之而涣散，形成气随血脱之候。

血能生气与血能载气，体现了血对于气的基础作用，故概括地称之为"血为气之母"。

综上所述，气之与血，一阳一阴，相互依存，相互为用。气为血之帅，血为气之母。若血气不和，则百病丛生。因此，调整气血之间的关系，使其恢复协调平衡的状态是治疗疾病的常用法则之一。

二、气与津液的关系

气属阳，津液属阴，这是气和津液在属性上的区别，但两者均源于脾胃所运化的水谷精微，在其生成和输布过程中有着密切的关系。津液的生成、输布和排泄，有赖于气的推动、固摄作用和气的升降出入运动，而气在体内的存在及运动变化也离不开津液的滋润和运载。

（一）气对津液的作用

气对津液的作用主要表现为气能生津、行津、摄津三个方面。

1. 气能生津　气是津液生成的物质基础和动力。津液的生成，来源于摄入的饮食水谷，有赖于胃的"游溢精气"和脾的运化水谷精气。气化过程推动和激发脾胃的功能活动，使中焦之气机旺盛，运化正常，则化生津液之力强，津液充足。所以津液的生成离不开气的气化过程所发挥的作用。若脾胃等脏腑之气虚亏，则化生津液力量减弱，导致津液不足的病变，其治疗时往往采取补气生津之法。

2. 气能行津 津液有形而静，津液的输布和排泄，全赖于气的升降出入运动。津液的输布，依赖肺、脾、肾、肝及三焦等脏腑之气的功能，将津液布散于全身各脏腑组织，发挥其濡养滋润作用。津液的排泄主要是通过肺、肾、膀胱等脏腑的气化而化为汗、尿等排出体外，以保持人体水液代谢的平衡。所以当气的升降出入和气化运动异常时，可导致津液输布、排泄障碍。如气虚、气滞可导致津液停滞，形成水湿、痰饮等病理产物，称为"气不行水"；津液停聚而导致的气机不利，称为"水停气滞"，两者互为因果。故临床上治疗水肿等病变，常常行气与利水法并用。所谓"治痰先治气""治湿兼理脾"，也是对气能行津理论的具体运用。

3. 气能摄津 气能摄津是指气的固摄作用能控制津液的排泄，防止其无故流失。体内的津液在气的固摄作用下维持着一定的量。气的固摄作用减弱，则可致体内津液无故流失的病变，如多汗、多尿、遗尿等，故临床常以补气固津之法治之。

（二）津液对气的作用

1. 津能化气 津液输布运行于周身各脏腑组织，在人体脏腑气化运动的过程中，津液必然化气，以敷布于脏腑、组织、形体、官窍等，促进其正常的生理活动。同时，津液因具有濡养滋润作用，机体内各脏腑组织得其营养，功能活动才能得以维持，气的活力才能得以发挥。因此，津足则气旺，津液亏耗不足，也会引起气的衰少。

2. 津能载气 津液也是气的载体之一。气无形而动，必须依附于津液而存在，否则将涣散不定而无所归。如果津液丢失过多，必定导致气的损耗。如暑热病邪伤人，大汗出，不仅伤津耗液，而且气亦随汗液外泄，出现少气懒言、体倦乏力的气虚表现。所以当大汗、大吐、大泻等导致津液大量丢失时，气亦随之大量外脱，形成"气随津脱"之危候，故曰："吐下之余，定无完气。"

三、血与津液之间的关系

血与津液均是人体内的液态物质，均有滋润和濡养作用，与气相对而言，二者皆属于阴，在生理上互相补充，病理上相互影响。

血和津液均由脾胃运化而生成的水谷精气所化生。运行于脉中的血液，渗于脉外便化为有濡润作用的津液。输布于肌肉、腠理等处的津液，不断地渗入脉中，与营气相合，成为血液的组成部分。因此，在机体气化运动的过程中，津液可以化血，血液可以化津，以维持物质代谢的动态平衡。病理上耗血可以伤津，伤津也可以耗血。所以说"津血同源"。

血和津液在病理上的相互影响主要包括两个方面：一是当血液不足时，可导致津液的亏少。如失血过多，常出现口渴、尿少、皮肤干燥等津亏的病理表现。二是津液和血液同源于水谷精微，汗、尿、涎、唾等皆为津液所化，若大汗、大吐、大下、大量利尿等导致津液的过度耗损，不仅渗入脉内之津液不足，甚至脉内之津液还要渗出脉外，形成血脉空虚、津枯血燥等病变。所以说"夺血者无汗，夺汗者无血""衄家不可发汗""亡血家不可发汗"。

四、气与精的关系

（一）气对精的作用

精包括先天之精和后天之精。精依气生，气化为精。精之生成源于气，精的生理功能有赖于气之推动、激发和固护。如肾精之秘藏，有赖气的固摄作用以固护，防止其无故流失。因此，气聚则精盈，气弱则精走。若元气亏损，肾失封藏，则可致男子滑精等失精之症。

（二）精对气的作用

精主要藏于肾，肾精充盛，盛乃能泻，而且肾精必须化肾气，才能发挥肾精的作用，以促进生殖、生长发育和促进各脏腑的生理活动。所以说，精充则气盛，精少则气衰。如肾精亏损日久，常伴有少气不足以息、动则气喘、肢倦神疲、气少懒言等气虚的临床表现。

五、血与精的关系

精能化血，血能生精，精血互生，故有"精血同源"之说。

血液藏于肝中，与肾精化和而成为肾所藏之精。由于血能生精，血旺则精足，血亏则精衰。肾藏精，精生髓，精髓是化生血液的重要物质基础，精足则血足，所以肾精亏损可导致血虚。临床治疗再生障碍性贫血，用补肾填精法每每获效，就是以精可生血为理论依据的。

【现代研究】

1."精"的研究 "精"完全是物质性的，禀受于父母，如精子、卵子结合成受精卵，受精卵又在母体子宫内发育成为胎儿，这些（包括遗传物质）或者说整个胎儿，都属于"先天之精"。出生后饮食物中消化吸收转变而来的各种营养物质，如糖、脂肪、蛋白质、维生素、无机盐、水等属于"后天之精"。生殖之精主要是指生殖细胞中的核酸，先天之精与核酸功能密切相关，遗传信息由核酸携带，先天之精的本质可能是生殖细胞中的DNA。而脏腑之精则是具有特定脏腑信息的基因组整体。

干细胞具先天之精属性，是先天之精在细胞层次的存在形式，肾藏精的现代实质在于局部微环境依赖的干细胞自我调控系统，受以性激素系统为中心的全身神经内分泌系统调控。脏腑之精不只是来自后天之精，而是由先天之精与后天之精结合而成，总由肾所藏。脏腑之精推动各脏腑自身发育成熟。正常脏腑之精的功能体现在干细胞不同发育阶段的后代参与自身的更新以维持稳定的状态；损伤情况下，作为脏腑之精的干细胞对自身有修复作用，并可在各脏腑之间相互转输起全身性修复作用。

2."气"的研究 有学者认为，"气"的实质就是生物电能，进而提出西方的生物电能和东方的气能概念两者间是平衡的。也有研究认为，中医学"气"理论的功能本质上就是人体结构的功能。

（1）气的功能和三磷酸腺苷（ATP）的生物功能都具有专一性。心气、胃气、脾气、肺气等具有各自的生理特性，可以相互影响，但不能相互替代。ATP是在各组织细胞内生成，仅能满足其自身功能的需要，而不能互为取代。但各组织所合成的ATP部位，前体（物质来源）和途径都是相同的，不同器官的生理功能具有高度的特异性。

（2）气的本质为人体的新陈代谢。整个人体的全部生理过程，并不仅仅局限于物质的分解和合成，还包括神经系统的兴奋和抑制、神经系统对代谢的调节作用，腺体的分泌、激素对代谢的作用及其反馈调节，以及免疫、排泄、循环、呼吸、运动、生殖等各系统的功能活动。

（3）元气（真气）与基因具有统一性。借鉴现代分子生物学的理论和方法，赋予中医之气学理论以现代基因内涵，从基因角度研究中医气学实质，可能导致气学理论研究的一个较大发展。

（4）"气实质"主要包括物质、能量和信息三个方面。一是物质特性。中医气与生命活动的基本物质如蛋白质、糖、脂肪、微量元素、维生素等有关，还有人将神经递质、激素、多肽、细胞内 cAMP/cGMP 信号转导，甚至 DNA、RNA 等都看作气的物质基础。二是能量特性。气能推动、温煦、固摄和气化，故人体的化学能、生物电能、渗透能等都体现出气的能量特性，为人体生命活动提供能量。三是信息特性。遗传物质传递的遗传信息、针灸"得气"现象传递的治疗信息等，都反映了气在人体生命活动中传递各种信息。

3."津液"的研究　　目前，国内学界认为津液通过"脾气散精"的作用，进一步变生胃液、肠液、唾液、泪液、血液、髓液、精液、涕液等，形成一条"津液链"。"津液链"的每种液中都存在着多种免疫活性物质，是机体抗感染的一道重要屏障，能抑制细菌、病毒生长，中和毒素，对保护局部组织黏膜、防止细菌和其他病原物质侵入机体起着重要作用。

【经典医论】

《灵枢·刺节真邪》：真气者，所受于天，与谷气并而充身者也。

《素问·五常政大论》：气始而生化，气散而有形，气布而蕃育，气终而象变，其致一也。

清·吴谦《医宗金鉴》：荣卫二者，皆胃中后天之谷气所生。其气之清者为荣，浊者为卫。卫即气中慓悍者也，营即血中之精粹者也。以其定位之体而言，则曰气血；以其流行之用而言，则曰营卫。营行脉中，故属于阴也；卫行脉外，故属于阳也。然营卫之所以流行者，皆本乎肾中先天一气，故又皆以气言，曰营气、卫气也。

清·喻昌《医门法律》：精之以精、血、津、液，列为四者，何也？《本神》曰：五脏主藏精者也，故统谓之精。夫血者，水谷之精微，得命门真火蒸化，以生长肌肉、皮毛者也。凡人身筋骨、肌肉、皮肤、毛发有形者，皆血类也。精者，血之精微所成，生气之所依也。生气者，卫气之根，即命门真火是也，精竭则生气绝矣。髓与脑，皆精之类也。津亦水谷所化，其浊者为血，清者为津，以润脏腑、肌肉、脉络，使气血得以周行通利而不滞者此也。凡气血中，不可无此，无此则槁涩不行矣。发于外者，泪、唾、汗，皆其类也。小便，其糟粕也。液者，卓而极厚，不与气同奔逸者也。亦水谷所化，藏于骨节筋会之间，以利屈伸者。其外出于孔窍，曰涕、曰涎，皆其类也。四者各有功用，而体亦不同。血之质最重浊；津之质最轻清；而液者清而晶莹，厚而凝结，是重而不浊者也；精者合血与津液之精华，极清极厚，而又极灵者也，是神之宅也。四者之在人身也，血为最多，精为最重，而津之用为最大也。内之脏腑筋骨，外之皮肤毫毛，即夫精也、血也、液也，莫不赖津以濡之，乃能各成其体而不敝。夫汗即津也，其与血，非一物也。而有无相应者？气相应也。故三气为阳，而营为阳之阴，以气与津并也。四精为阴，而津为阴之阳，以津随气行也。

清·姜礼《风劳臌膈四大证治》：人之一身，经络贯串为之脉。脉者，血之隧道也。血随气行，周流不停。筋者，周布四肢百节，联络而束缚之。此属肝木，得血以养之，则和柔而不拘急。脉皆起于手足指端，故十二经皆以手足而名。而筋则无处无之。皮毛者属肺，主外，而易于感冒。人身之血内行于脉络，外充于皮毛，渗透肌肉，滋养筋骨，故百体和平，运动无碍。若气滞则血滞，气逆则血逆，得热则血瘀浊，得寒则血凝泣，衰耗则顺行不周，渗透不遍，而外邪易侵矣。津液者，血之余，行乎外，流通一身，如天之清露。若血浊气滞，则凝聚而为痰。痰乃津液之变，遍身上下无处不到。津液生于脾胃，水谷所成，浊则为痰，故痰生于脾土。

【思维训练】

典型案例一

龚子才治周侍御患虚损，目不敢闭，闭则神魂飘散无所知觉，且不敢言，言即气不接，昏沉懒食，诊之六脉虚微，此元气衰弱、心神虚怯也。先予朱砂安神丸，一服稍安，后以补中益气汤倍参、芪，加远志、茯神、枣仁、白芍、生地、麦冬，连进数剂渐瘳。（《续名医类案》）

思考问题：请联系气的生理功能，分析患者病情，推断可能的病机，以及从气虚论治的理由。

案例分析：此医案明示为元气衰弱、心神虚惫，言则气不接，昏沉懒食，六脉虚微均是元气衰弱的表现，而目闭则神魂飘散无所知觉，则是心神虚惫的表现，所以依据"急则治其标，缓则治其本"之原则，治疗先用朱砂安神丸稍安其神后，转用补气之名方补中益气汤加重补气药并加安神之药而愈。

典型案例二

望色萎黄少膏泽，按脉弦促而芤，纳谷不旺。病已数年，每春夏阳升气泄，偶加烦冗，情志不适，血必溢出上窍，中气非少壮阴火相同。夫心主血，脾统血，肝藏血，藏阴内虚，阳动乃溢。常服归脾汤，去芪、术、木香，加白芍以和肝脾之阴。所以王道养正，善药不必骤功。(《薛生白医案精华》)

思考问题：请从血的生理功能分析血虚有哪些表现，会影响哪些脏腑？为什么常服归脾汤？

案例分析：此医案提示血虚失于濡养，脉管不充，脏腑失濡，故望色萎黄少膏泽，按脉弦促而芤，纳谷不旺。气能行血，情志不适，气逆于上，故血必溢出上窍。因心主血，脾统血，肝藏血，故常服归脾汤加白芍以调补心、肝、脾。

第四章

经　络

扫一扫，查阅本章数字资源，含 PPT、音视频、图片等

【学习引导】

经络现象是中医学关于人体生命活动的重要发现。它从动态的角度揭示了人体内外上下有机联系的特殊通路，是中医学把人体作为一个系统的有机整体加以认识的重要的生物学基础。本章从经络的概念、经络系统的组成、经络的循行及经络的生理功能等方面，介绍了中医学有关经络的最基本的理论知识。本章要求掌握经络的基本概念、组成和生理功能，十二经脉的走向、交接规律、分布与表里关系、流注次序，以及奇经八脉的含义和督、任、冲、带的循行概况及其主要功能，熟悉经别、别络、经筋、皮部的基本概念和功能，了解经络学说在病理、诊断、治疗上的应用。通过对本章的学习，可以从中医学的角度把握经络理论的实质和基本内容。

【名词术语】

经络　十二经脉　奇经八脉　十二经别　络脉　别络　孙络　浮络　十二经筋　十二皮部

经络是人体结构的重要组成部分，对人体生命活动发挥着信息传递等重要作用，人体气血津液的运行、脏腑的功能活动及其相互之间的联系和协调，均需通过经络的沟通联系、运行气血、感应传导的功能得以实现，并通过经络使人体成为一个有机整体。

经络学说是研究人体经络的基本概念、循行分布、生理功能、病理变化及其与脏腑相互关系的学说，是中医学理论体系的重要组成部分。

经络学说贯穿于人体生理、病理及疾病的诊断、防治等方面，与藏象学说、精气血津液理论、病因学说等基础理论结合起来，可以深刻地说明人体的生理活动和病理变化。它不仅是针灸、推拿等学科的理论基础，而且对于中医临床各科的诊断和治疗，均具有十分重要的指导作用。由于经络在中医学中具有重要的地位，所以为历代医家所重视，如《灵枢·经脉》说："经脉者，所以决死生，处百病，调虚实，不可不通。"宋·窦材《扁鹊心书》也说："学医不知经络，开口动手便错。盖经络不明，无以识病证之根源，究阴阳之传变。"

第一节　经络概述

一、经络的基本概念

经络，是经脉和络脉的总称，是运行全身气血、联系脏腑肢节官窍、沟通人体上下内外的通路。经脉的"经"，有路径之意，汉·刘熙《释名》说："经，径也，如径路无所不通。"经脉是

经络的径直部分，是经络系统的主干。络脉的"络"，有网络之意，《说文》注："络，絮也。"言其细密繁多。络脉是经脉的分支，错综联络，遍布全身。经脉与络脉的区别是"经为主干，络为分支"。如明·李梴《医学入门》说："经，径也，径直者为经，经之支派旁出者为络。"明·张介宾《类经》形象地描述为"经即大地之江河，络犹原野之百川"。经脉较粗大，络脉较细小；经脉有一定的循行路径，而络脉则纵横交错，网络全身，无处不至。经络系统通过其有规律的循行和错综复杂的联络交会，把人体的五脏六腑、四肢百骸、五官九窍、皮肉筋脉等组织器官联结成一个统一的有机整体，从而保证人体生命活动的正常进行。

二、经络学说的形成与发展

经络学说起源的确切年代，现存医学史料尚无明确记载。从《内经》论述经络的系统性和以针刺为主的治疗方法可以看出，经络学说来源于《内经》以前医疗实践经验的积累和总结。

（一）经络感传现象是形成经络学说的基础

早在石器时代，人类在生活或劳动中发现身上某个部位被石块刺伤或被火灼伤，而其他一些部位的病痛有时会随之减轻和消除，这样反复不断体验，逐渐意识到用石刺、火灼可以治病，这可能就是针灸疗法的起源。最原始的针具是砭石，随后又出现了骨针、石针等。到了殷商时期，开始有了金属制的针。毫针刺入机体组织能引起酸、麻、胀、重、寒、热等特殊的感觉，有时还会出现沿一定线路传导的现象，这种现象《内经》称为"气至"，即"得气"，现代称为"针感""经络感传""经络现象"。除针刺外，艾灸、按摩等亦可引发经络感传，《内经》及后世医书中就有不少关于经络感传的记载，如《灵枢·邪气脏腑病形》所说的"中气穴，则针游于巷"就是经络感传现象的写照。而且，古人还观察到，针刺后能否出现"气至"的经络现象与疗效好坏直接相关，《灵枢·九针十二原》所说的"刺之要，气至而有效"，正是长期针灸临床实践的经验总结。

病理情况下，也会循经出现一些症状、体征，如《灵枢·经脉》记述的"当脉所过者热、肿"和《灵枢·周痹》的"上下移徙随脉，其上下左右相应"等表现，都与"脉"密切相关，具有"当脉""随脉"及上下联系的特点。同时，这些循经表现与相应的脏腑也有联系，《灵枢·九针十二原》说："五脏有疾也，应出十二原，而原各有所出，明知其原，睹其应，而知五脏之害。"说明内脏有病，可以循其相应经脉，在体表一定部位表现出症状、体征。如肝病可见两胁或少腹痛；心病可表现为胸前区及背部疼痛，并沿手少阴心经循行线路放射至手小指；胃病在足三里有痛觉异常等。《内经》对循经疼痛多有描述，这些循经病理现象的反复出现，经过古人的观察和总结，更加深了循经感传的经络线路概念，并为"内属于腑脏，外络于肢节"经络理论的形成奠定了基础。

古人通过长期对经络现象和医疗实践的反复观察及归纳总结，才得出十二经脉、奇经八脉等经络循行线路的概念。1973年底在我国长沙马王堆汉墓出土的帛书《阴阳十一脉灸经》和《足臂十一脉灸经》，其成书年代早于《内经》，书中均记载了十一条脉的具体名称、循行走向、所主疾病及灸法，但只有脉的线路而无穴位的记载，这是经络学说始源于对感传现象观察的最好佐证。两书还指出了"脉"具有既可生病又可治病的两面性，经络系统的雏形已可辨识。因此，可以说《内经》成书前的漫长岁月，是经络学说形成的萌芽和雏形阶段。

此外，古人在导引行气时的自我体悟，甚或"内景返观"发现经络，进而形成经络理论。例如，战国初期文物《行气玉佩铭》中就记述了气功导引时气在经络中蓄积并上下运行的情况。

明·李时珍《奇经八脉考》记载："内景隧道，唯返观者能照察之。"即脏腑内景和经络隧道只有通过某种修炼的人才能"返观"体察认识到，如《素问·上古天真论》所记载的"真人""至人"等。

（二）阴阳五行学说是形成经络学说的哲学指导

经络学说的形成还离不开阴阳五行学说的渗透和指导。如十二经脉分手足三阴三阳，奇经八脉中的阴阳维脉、阴阳跷脉，络脉中的阴络、阳络；阴经行内、阳经行外的分布规律，十二经脉的阴阳表里配属关系；经络的生理功能及"开阖枢"理论，经穴的命名及"五输穴"的临床应用等，都有阴阳五行理论贯穿其中。

（三）历代医家的临床发挥使经络学说发展成熟

经络学说自《内经》以后，代有发挥，日趋成熟。《难经》首创"奇经八脉"一词，并对十二经脉的走向、病证、预后及奇经八脉的含义、功能、循行线路和病候等都作了较详细的论述，对正经和奇经的关系有明晰的阐发，提出了"十二经皆有动脉""肾间动气为十二经脉之根"等理论。东汉·张仲景《伤寒杂病论》将经络理论运用于临床实践，总结了外邪侵犯经络、脏腑的由表及里的过程，创立了伤寒病的六经辨证纲领。晋·皇甫谧编著的第一部针灸专著《针灸甲乙经》，记载各经穴位349个，不但将"穴"与"经"联系起来，以经统穴，还通过交会穴的形式表现了各经之间的关系。宋·王惟一主持铸造经络穴位模型"铜人"两具，编著《铜人腧穴针灸图经》三卷。元·滑寿在忽泰必烈《金兰循经取穴图解》基础上，编著了《十四经发挥》，论述了十二经脉和任、督二脉气血运行的关系，首次提出"十四经"的命名，着重对十四经的分布、循行线路及全身647个穴位进行了考证，发挥了十四经理论。明·杨继洲根据家传《针灸玄机秘要》的内容，博取历代名医著述，结合自己丰富的临床经验，编撰成《针灸大成》一书，对经络、穴位、针刺手法与适应证等，都作了颇有创意的探讨。清·姚澜《本草分经》论述了分经用药的知识。此外，清·陈惠畴的《经络图考》、黄谷的《明堂经络图册》、钱镜的《脏腑正伏侧人明堂图》等，对经络线路及穴位的正确标示起到一定的作用。新中国成立以后，编撰了大量经络针灸方面的著作及教材，同时应用现代科学知识和方法，从经络现象入手，对经络学说进行深入研究，尤其对经络的实质研究，取得了一定成绩，使中医经络学说有了新的发展。

总之，经络学说的形成是我国古代医家在解剖知识积累的基础上，经过长期针灸、砭刺、推拿、气功等医疗实践，由感性认识不断积累而逐渐上升为理论的。

三、经络系统的组成

经络系统由经脉、络脉及其连属组织组成，包括了十二经脉、奇经八脉、十五络脉、十二经筋和十二皮部（图4-1）。

（一）经脉

经脉是经络系统的主干，由十二经脉、奇经八脉组成。

十二经脉包括手三阴经、足三阴经、手三阳经和足三阳经。十二经脉有一定的起止、循行部位和交接顺序，在肢体的分布和走向上有一定的规律，与脏腑有直接的属络关系，相互之间也有表里关系。十二经脉是气血运行的主要通道。

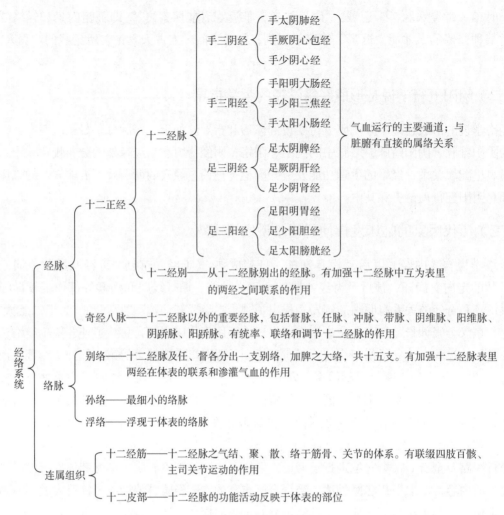

图 4-1 经络系统的组成

　　"十二经别"是从十二经脉别出的重要分支，虽与十二经脉有别，但仍属于经脉的范畴。十二经别一般多从四肢肘膝关节上下的正经分出，循行于体腔脏腑深部，上出于颈项浅部，其间有"离、入、合、出"的分布特点。从十二经脉分出称"离"，进入体腔称"入"，与为表里的经别同行称"合"，在颈项部出来称"出"。出于颈项部后，阳经经别合于原经脉，阴经经别合于相表里的阳经经脉，如手阳明经别合于手阳明经脉、手太阴经别也合于手阳明经脉。手足三阴三阳经别，按阴阳表里关系组成六对，称为"六合"。经别通过离、合、出、入的分布，沟通了互为表里的两经，加强了经脉与脏腑的联系，因此具有加强十二经脉中互为表里的两经之间联系的作用，并能通达某些正经所没有达到的部位而补正经之不足。

　　"奇经八脉"包括督脉、任脉、冲脉、带脉、阴跷脉、阳跷脉、阴维脉、阳维脉，合称为"奇经八脉"。奇经八脉穿插循行于正经之间，"别道奇行"，具有统率、联系和调节十二经脉中气血盛衰的作用。奇经八脉与十二经脉不同，不是气血运行的主要通道，与五脏六腑没有直接的属络关系，相互之间也无表里关系，故《圣济总录》说："脉有奇常。十二经者，常脉也；奇经八脉则不拘于常，故谓之奇经。盖以人之气血常行于十二经脉，其诸经满溢则流入奇经焉。"

（二）络脉

络脉是经脉的细小分支，按其形状、大小、深浅等的不同又有别络、浮络和孙络之分。

别络，是络脉中较大的和主要的络脉。十二经脉在四肢部各分出一支别络，再加躯干前的任脉别络、躯干后的督脉别络及躯干侧的脾之大络，共十五条，故合称"十五别络"。另外，《素问·平人气象论》有"胃之大络，名曰虚里"之说，若加"胃之大络"，则有十六条别络。别络具有加强十二经脉中互为表里的两条经脉之间在体表的联系和统领一身阴阳诸络的作用，并能通达某些正经所没有到达的部位而补正经之不足。别络和经别都是经脉的分支，均有加强互为表里的两经联系的作用，但经别主内，无所属穴位，也无所主病证；别络主外，各有一络穴，并有所主病证。

孙络是最细小的络脉，分布全身，难以计数。《素问·气穴论》称其有"溢奇邪""通荣卫"的作用。

浮络是循行于人体浅表部位的络脉，即《灵枢·经脉》所谓的"诸脉之浮而常见者"。浮络分布广泛，没有定位，起着沟通经脉、输达肌表的作用。

（三）连属组织

经络的连属组织包括经筋和皮部，与经脉、络脉有着紧密的联系。

经筋又称"十二经筋"，是十二经脉之气"结、聚、散、络"于筋肉、关节的体系，是十二经脉的附属组织，具有连缀百骸、维络周身、主司关节运动的作用。

皮部又称"十二皮部"，是与十二经脉相应的皮肤部分。它是以十二经脉在体表的分布范围作为分区依据，把全身皮肤划分为十二部分，分属于十二经脉。十二皮部是十二经脉功能活动在体表的反应部位，也是络脉之气散布之所在；由于十二皮部位于人体的最外层，是机体的卫外屏障，所以，皮部具有抗御外邪、保卫机体和反映病候、协助诊断的作用。中医学把诊察皮部中脉络的色泽作为确定该经病变的依据，并把皮部作为外邪入侵该经的起点。

第二节　十二经脉

"十二经脉"一词，最早见于《内经》。《灵枢·海论》说："夫十二经脉者，内属于腑脏，外络于肢节。"十二经脉是沟通机体表里上下、运行气血的主要通道，是经络系统的核心部分。《灵枢·经脉》对十二经脉的循行部位和病候有详细记载，后世论十二经脉者，均依此说。

一、十二经脉的名称

十二经脉的命名，结合了手足、阴阳及脏腑等三方面的要素。起于或止于手部，主要循行于上肢的经脉称为手经；起于或止于足部，主要循行于下肢的经脉称为足经。

分布于四肢内侧阴面的经脉为阴经，分布于四肢外侧阳面的经脉为阳经；根据脏腑阴阳之气的盛衰，内侧阴面的阴经又有太阴、厥阴、少阴之别，外侧阳面的阳经又有阳明、少阳、太阳之异。

由于每一条经脉分别隶属于一脏或一腑，所以隶属于脏的经脉为阴经，隶属于腑的经脉为阳经。具体而言，隶属于胸腔内三脏的经脉为手三阴经，隶属于与之为表里的三腑的经脉为手三阳经；隶属于腹腔内三脏的经脉为足三阴经，隶属于与之为表里的三腑的经脉为足三阳经。例如，隶属于胸腔内肺脏的经脉为手太阴经，隶属于与之为表里的大肠腑的经脉为手阳明经，其他经脉的命名均以此类推。《灵枢·经水》说："经脉十二者，外合于十二经水，而内属于五脏六腑。"

例如，起于手部外侧阳面的手三阳经，分别连属大肠（阳明）、三焦（少阳）和小肠（太阳），其经脉分别称为手阳明大肠经、手少阳三焦经和手太阳小肠经，并依次分布于上肢外侧的前缘、中线、后缘；止于手部内侧阴面的手三阴经，分别连属肺（太阴）、心包（厥阴）和心（少阴），其经脉分别称为手太阴肺经、手厥阴心包经和手少阴心经，并依次分布于上肢内侧的前缘、中线、后缘；止于足部外侧阳面的足三阳经，分别连属胃（阳明）、胆（少阳）和膀胱（太阳），其经脉分别称为足阳明胃经、足少阳胆经和足太阳膀胱经，并依次分布于下肢外侧的前缘、中线、后缘；起于足部内侧阴面的足三阴经，分别连属脾（太阴）、肝（厥阴）和肾（少阴），其经脉分别称为足太阴脾经、足厥阴肝经和足少阴肾经，并依次分布于下肢内侧的前缘、中线、后缘（在小腿下半部，足厥阴肝经在前缘，足太阴脾经在中线）（表4-1）。

表4-1 十二经脉的名称、分类及其在四肢的分布规律

	阴经（属脏）	阳经（属腑）	循行部位（阴经行于内侧，阳经行于外侧）	
手	太阴肺经	阳明大肠经	上肢	前缘
	厥阴心包经	少阳三焦经		中线
	少阴心经	太阳小肠经		后缘
足	太阴脾经*	阳明胃经	下肢	前缘
	厥阴肝经*	少阳胆经		中线
	少阴肾经	太阳膀胱经		后缘

*在足背部和小腿下半部，肝经在前缘、脾经在中线，至内踝上8寸处交叉之后，脾经在前缘、肝经在中线。

二、十二经脉的走向和交接规律

十二经脉对称性地分布于人体的左右两侧，其走向交接、循行分布、表里关系和流注次序等，均有一定的规律。

（一）走向规律

《灵枢·逆顺肥瘦》说："手之三阴，从脏走手；手之三阳，从手走头；足之三阳，从头走足；足之三阴，从足走腹。"说明手三阴经均起于胸腔内脏，经上肢内侧走向手指末端，在手指末端交于手三阳经；手三阳经均起于手指末端，经上肢外侧走向头面部，在头面部交于足三阳经；足三阳经均起于头面部，经躯干及下肢外侧走向足趾末端，在足趾末端交于足三阴经；足三阴经均起于足趾末端，经下肢内侧走向腹、胸部，在胸腔内脏交于手三阴经（图4-2）。

（二）交接规律

在十二经脉的循行交接过程中，其交接部位也有明显的规律性。

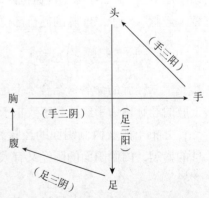

图4-2 十二经脉走向和交接规律示意图

1. 互为表里的阴经与阳经在四肢末端交接 其中为表里的手三阴经与手三阳经在上肢末端（手指）交接，为表里的足三阳经与足三阴经在下肢末端（足趾）交接。如手太阴肺经在食指端与手阳明大肠经交接，手少阴心经在小指端与手太阳小肠经交接，手厥阴心包经在无名指端与手少阳三焦经交接；足阳明胃经在足大趾与足太阴脾经交接，足太阳膀胱经在足小趾与足少阴肾经交接，足少阳胆经在足大趾爪甲后丛毛处与足厥阴肝经交接。

2. 同名手、足阳经在头面部交接 如手阳明大肠经和足阳明胃经交接于鼻旁；手太阳小肠经和足太阳膀胱经交接于目内眦；手少阳三焦经和足少阳胆经交接于目外眦。由于手三阳经止于头部，足三阳经起于头部，手足三阳经在头面部交接，故曰"头为诸阳之会"。

3. 异名手、足阴经在胸腔内脏交接 如足太阴脾经与手少阴心经交接于心中；足少阴肾经与手厥阴心包经交接于胸中；足厥阴肝经与手太阴肺经交接于肺中。

三、十二经脉的分布规律和表里关系

（一）分布规律

十二经脉循行于躯干胸腹面、背面及头面、四肢，均是左右对称地分布于人体两侧。除左右侧手阳明大肠经在头面部互走对侧外，其余左右两侧的同名经脉一般不互走对侧；为表里的阴阳两经在体内与脏腑相互属络，在四肢则行于内外相对应的部位，并在手足末端相交接。《灵枢·海论》概括地指出了十二经脉的分布特点："十二经脉者，内属于腑脏，外络于肢节。"

1. 四肢部位 阴经分布于四肢内侧面，阳经分布于四肢外侧面。上肢内侧分为三阴，是太阴在前、厥阴在中、少阴在后；上肢外侧分为三阳，是阳明在前、少阳在中、太阳在后。下肢内侧分为三阴，内踝尖上 8 寸以下是厥阴在前、太阴在中、少阴在后，内踝尖上 8 寸以上是太阴在前、厥阴在中、少阴在后；下肢外侧分为三阳，是阳明在前、少阳在中、太阳在后。

2. 头面部位 手三阳经从手走头，足三阳经从头走足，手足六阳经均行经头面部，故《难经·四十七难》说："人头者，诸阳之会也。"头面部主要分布的是手足阳经，其分布特点是：手、足阳明经行于面部、额部，手、足少阳经行于头侧部，手、足太阳经行于面颊、头顶及头后部。另外，诸阴经并非尽如《难经·四十七难》所言"皆至颈、胸中而还"，其中手少阴心经、足厥阴肝经均上达目系，足厥阴肝经与督脉会于头顶部，足少阴肾经上抵舌根，足太阴脾经连舌本、散舌下，均行布头面深部或巅顶。临床上前额疼痛多属阳明经头痛，偏头痛者多属少阳经头痛，头项强痛者一般属太阳经头痛，巅顶痛者多属厥阴经头痛等。

3. 躯干部位 手三阴经均从胸部行于腋下，手三阳经行于肩部和肩胛部；足三阳经则阳明经行于前（胸腹面），少阳经行于中（侧面），太阳经行于后（背面），足三阴经均行于腹胸面。循行于腹胸面的经脉，正中线为任脉，自内向外依次为足少阴肾经（距正中线在腹部为 0.5 寸，在胸部为 2 寸）、足阳明胃经（距正中线在胸部为 4 寸，经过乳头，在腹部为 2 寸）、足太阴脾经（距正中线在腹部为 4 寸，在胸部为 6 寸）和足厥阴肝经（在胁肋部和胸外侧部）；循行于腰背面的经脉，正中线为督脉，自内向外为足太阳膀胱经的 2 条支脉（分别距正中线 1.5 寸和 3 寸），再向外侧是分布于体侧的足少阳胆经。

十二经脉在躯干部位的循行分布特点是：手三阴经从胸部行于腋下，手三阳经行于肩部和肩胛部；足三阳经的阳明经行于前（胸腹），太阳经行于后（背面），少阳经行于侧面；足三阴经均行于腹胸。循行于腹胸的经脉，自内向外依次为足少阴肾经、足阳明胃经、足太阴脾经和足厥阴肝经。

（二）表里关系

脏腑有表里相合关系，十二经脉内属于脏腑，故亦有相应的表里相合关系。手足三阴、三阳，通过各自的经别和别络相互沟通，组合成六对表里相合关系。故《素问·血气形志》说："足太阳与少阴为表里，少阳与厥阴为表里，阳明与太阴为表里，是为足之阴阳也。手太阳与少阴为表里，少阳与心主为表里，阳明与太阴为表里，是为手之阴阳也。"（表4-2）

表 4-2　十二经脉的表里关系

表	手阳明大肠经	手少阳三焦经	手太阳小肠经	足阳明胃经	足少阳胆经	足太阳膀胱经
里	手太阴肺经	手厥阴心包经	手少阴心经	足太阴脾经	足厥阴肝经	足少阴肾经

阴经为里，属于脏；阳经为表，属于腑。为表里的阴经与阳经在体内有属络关系，阴经属脏络腑，阳经属腑络脏，如手太阴肺经属肺络大肠、手阳明大肠经属大肠络肺。十二经脉的表里关系，不仅加强了互为表里的两经的联系和沟通，而且促进了互为表里的脏与腑在生理功能上的相互协调和配合。此外，为表里的两经及其所属络的脏腑之间在病理上也可相互影响，如肺经受邪影响大肠腑气不通而便秘、心火亢盛循经下移小肠而见尿痛尿赤等。在治疗上，可根据互为表里的两经经气互通原理，交叉刺取互为表里的两经腧穴，如取肺经穴位可用以治疗大肠腑或大肠经的疾病。

四、十二经脉的气血流注次序

十二经脉依次衔接，首尾相贯，如环无端。因此，经脉中的气血也是依次流注，循环不休。由于全身气血主要由中焦脾胃运化的水谷之精化生，故十二经脉气血的流注是从起于中焦的手太阴肺经开始，依次流注各经，最后流注到足厥阴肝经，复再回流到手太阴肺经而进入下一轮循环。如此这样，就构成了一个"阴阳相贯，如环无端"（《灵枢·营卫生会》）的循环路径（图4-3）。

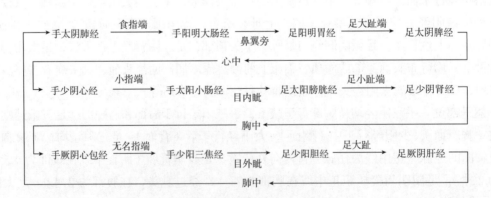

图 4-3　十二经脉的流注次序

五、十二经脉的循行

（一）手太阴肺经

手太阴肺经（图4-4），起于中焦，下络大肠，还循胃口（下口幽门，上口贲门），通过膈肌上行，属肺。从肺系（与肺相连的气管、支气管及喉咙等）横行至胸部外上方（中府穴），出腋下，沿上肢内侧前缘下行，过肘窝，入寸口，上鱼际，直出拇指桡侧端（少商穴）。

分支：从手腕的后方（列缺穴）分出，经手背走向食指桡侧端（商阳穴），交于手阳明大肠经。

（二）手阳明大肠经

手阳明大肠经（图 4-5），起于食指桡侧端（商阳穴），经过手背行于上肢伸侧（外侧）前缘，上肩，至肩关节前缘，向后到第七颈椎棘突下（大椎穴），再向前下行入缺盆（锁骨上窝），进入胸腔，络肺，向下通过膈肌下行，属大肠。

分支：从缺盆上行，经颈部至面颊，入下齿中，退出挟口两旁，左右交叉于人中，至对侧鼻翼旁（迎香穴），交于足阳明胃经。

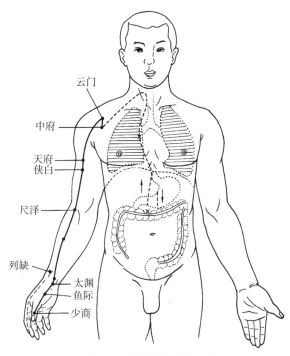

图 4-4 手太阴肺经（LU）

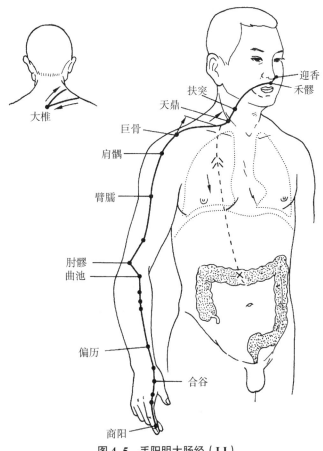

图 4-5 手阳明大肠经（LI）

（三）足阳明胃经

　　足阳明胃经（图 4-6），起于鼻翼旁（迎香穴），挟鼻上行，左右交会于鼻根部，旁行入目内眦，与足太阳膀胱经相交，向下沿鼻柱外侧，入上齿中，退出挟口两旁，环绕口唇，在颏唇沟承浆穴处左右相交，退回沿下颌骨后下缘到大迎穴处，沿下颌角上行过耳前，经过上关穴（客主人），沿发际，到额前。

　　分支：从颌下缘大迎穴分出，下行到人迎穴，沿喉咙向下后行至大椎，折向前行，入缺盆，进入胸腔，下行穿过膈肌，属胃，络脾。

　　直行者：从缺盆出体表，沿乳中线下行，挟脐两旁（脐中央旁开 2 寸），下行至腹股沟处的气街（气冲穴）。

　　分支：从胃下口幽门处分出，在腹腔内下行至气街（气冲穴），与直行之脉会合，而后沿大腿之前侧下行，至膝膑，向下沿胫骨前缘行至足背，入足第二趾外侧端（厉兑穴）。

　　分支：从膝下 3 寸处（足三里穴）分出，下行入足中趾外侧端。

　　分支：从足背（冲阳穴）分出，前行入足大趾内侧端（隐白穴），交于足太阴脾经。

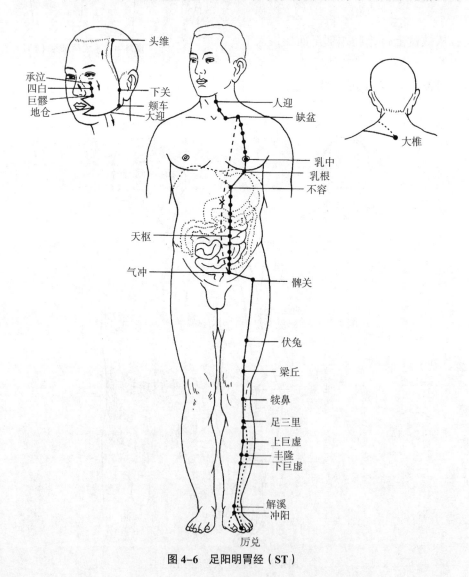

图 4-6　足阳明胃经（ST）

（四）足太阴脾经

足太阴脾经（图4-7），起于足大趾内侧端（隐白穴），沿内侧赤白肉际，上行过内踝的前缘，沿小腿内侧正中线上行，在内踝上8寸处，交出足厥阴肝经之前，沿大腿内侧前缘上行，进入腹部，属脾，络胃。向上穿过膈肌，沿食道两旁上行，连舌本，散舌下。

分支：从胃别出，上行通过膈肌，注入心中，交于手少阴心经。

（五）手少阴心经

手少阴心经（图4-8），起于心中，走出后属心系，向下穿过膈肌，络小肠。

分支：从心系分出，挟食道上行，连于目系。

直行者：从心系出来，折回上行，经过肺，向下浅出腋下（极泉穴），沿上肢内侧后缘，过肘中，经掌后锐骨端，进入掌中，沿小指桡侧，出小指桡侧端（少冲穴），交于手太阳小肠经。

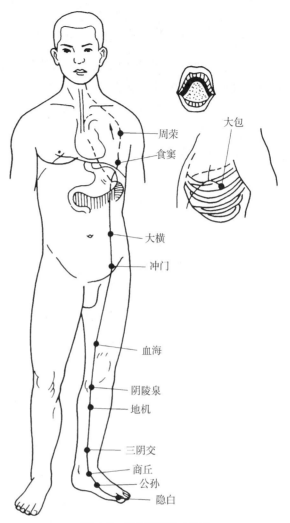

图 4-7 足太阴脾经（SP）

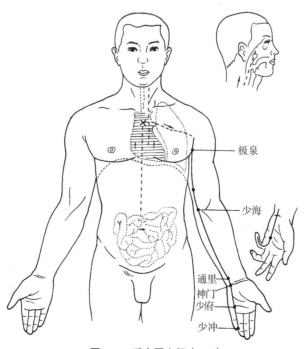

图 4-8 手少阴心经（HT）

（六）手太阳小肠经

手太阳小肠经（图4-9），起于小指外侧端（少泽穴），沿手背、上肢外侧后缘，过肘部，到肩关节后面，绕肩胛部，交肩上，会于大椎穴，折向前行入缺盆，深入胸腔，络心，沿食道，向下穿过膈肌，到达胃部，下行，属小肠。

分支：从缺盆出来，沿颈部上行到面颊，至目外眦后，退行进入耳中（听宫穴）。

分支：从面颊部分出，向上行于目下，至目内眦（睛明穴），交于足太阳膀胱经。

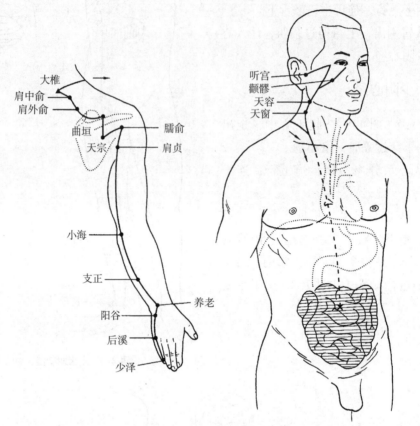

图4-9 手太阳小肠经（SI）

（七）足太阳膀胱经

足太阳膀胱经（图4-10），起于目内眦（睛明穴），向上到达额部，左右交会于头顶部（百会穴）。

分支：从头顶部分出，到耳上角部。

直行者：从头顶部分出，向后行至枕骨处，进入颅腔，络脑，退出后下行到项部（天柱穴），下行交会于大椎穴，再分左右沿肩胛内侧、脊柱两旁（脊柱正中旁开1.5寸下行），到达腰部（肾俞穴），进入脊柱两旁的肌肉（臀），深入腹腔，络肾，属膀胱。

分支：从腰部分出，沿脊柱两旁下行，穿过臀部，从大腿后侧外缘下行至腘窝中（委中穴）。

分支：从项部（天柱穴）分出下行，经肩胛内侧，从附分穴挟脊（脊柱正中旁开3寸）下行至髀枢（大转子部，当环跳穴处），经大腿后侧至腘窝中与前一支脉会合，然后下行穿过腓肠肌，出走于足外踝后，沿足背外侧缘至足小趾外侧端（至阴穴），交于足少阴肾经。

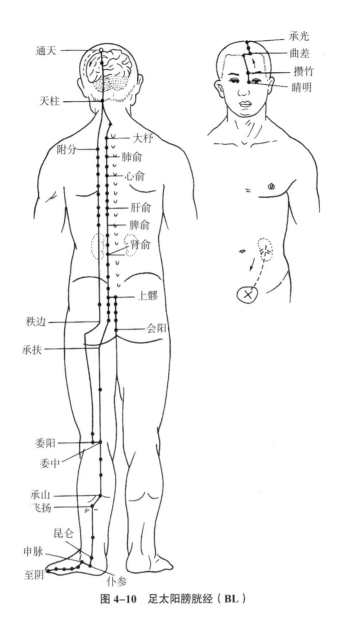

通天
天柱
附分
大杼
肺俞
心俞
肝俞
脾俞
肾俞
上髎
秩边
会阳
承扶
委阳
委中
承山
飞扬
昆仑
申脉
至阴
仆参

承光
曲差
攒竹
睛明

图 4-10 足太阳膀胱经（BL）

（八）足少阴肾经

足少阴肾经（图 4-11），起于足小趾下，斜行于足心（涌泉穴），出行于舟骨粗隆之下，沿内踝后分出进入足跟部，向上沿小腿内侧后缘，至腘内侧，上股内侧后缘入脊内（长强穴），穿过脊柱，属肾，络膀胱。

直行者：从肾上行，穿过肝和膈肌，进入肺，沿喉咙，到舌根两旁。

分支：从肺中分出，络心，注入胸中，交于手厥阴心包经。

（九）手厥阴心包经

手厥阴心包经（图 4-12），起于胸中，出属心包，向下穿过膈肌，依次络于上、中、下三焦。

分支：从胸中分出，浅出胁部当腋下 3 寸处（天池穴），向上至腋窝下，沿上肢内侧中线入肘，过腕部，入掌中（劳宫穴），沿中指桡侧，出中指桡侧端（中冲穴）。

分支：从掌中分出，沿无名指出其尺侧端（关冲穴），交于手少阳三焦经。

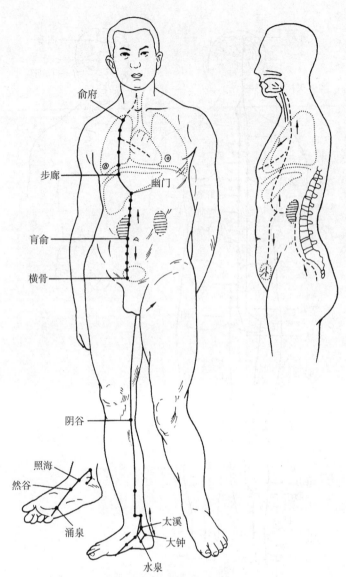

图 4-11　足少阴肾经（KI）

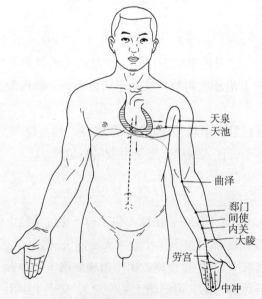

图 4-12　手厥阴心包经（PC）

（十）手少阳三焦经

手少阳三焦经（图4-13），起于无名指尺侧端（关冲穴），向上沿无名指尺侧至手腕背面，上行前臂外侧尺骨、桡骨之间，过肘尖，沿上臂外侧向上至肩部，向前行入缺盆，布于膻中，散络心包，穿过膈肌，依次属上、中、下三焦。

分支：从膻中分出，上行出缺盆，至肩部，左右交会于大椎，分开上行到项部，经耳后（翳风穴）直上，出耳上角，然后屈曲向下经面颊部至目眶下。

分支：从耳后分出，进入耳中，出走耳前，经上关穴前，在面颊部与前一分支相交，至目外眦（瞳子髎穴），交于足少阳胆经。

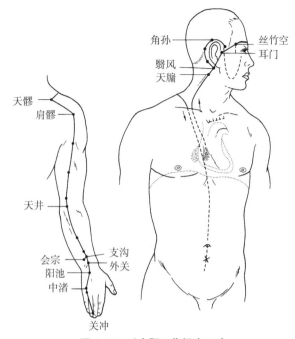

图 4-13 手少阳三焦经（TE）

（十一）足少阳胆经

足少阳胆经（图4-14），起于目外眦（瞳子髎穴），上至头角（颔厌穴），再向下到耳后（完骨穴），再折向上行，经额部至眉上（阳白穴），又向后折至风池穴，沿颈下行至肩上，左右交会于大椎穴，分开前行入缺盆。

分支：从耳后完骨穴分出，经翳风穴进入耳中，出走于耳前，过听宫穴，至目外眦后方。

分支：从目外眦分出，下行至下颌部的大迎穴，与手少阳三焦经分布于面颊部的支脉相合，复行至目眶下，再向下经过下颌角部，下行至颈部，与前脉会合于缺盆，然后进入胸腔，向下穿过膈肌，络肝，属胆，从胁里下行，浅出气街，绕毛际，横行至环跳穴处。

直行者：从缺盆下行至腋，沿胸侧，过季胁，下行至环跳穴处与前脉会合，再向下沿大腿外侧、膝关节外缘，行于腓骨前面，直下至腓骨下端（悬钟穴），下出外踝之前，沿足背行出于足第四趾外侧端（足窍阴穴）。

分支：从足背（足临泣穴）分出，前行出足大趾外侧端，折回穿过爪甲，至足大趾爪甲后丛毛处，交于足厥阴肝经。

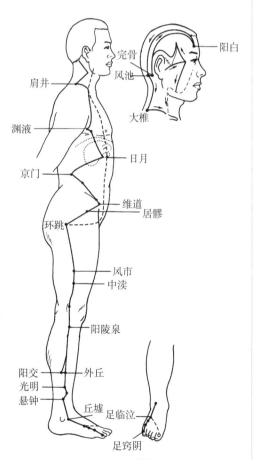

图 4-14 足少阳胆经（GB）

（十二）足厥阴肝经

足厥阴肝经（图4-15），起于足大趾爪甲后丛毛处，向上沿足背至内踝前1寸处（中封穴），向上沿胫骨内缘，在内踝上8寸处交出足太阴脾经之后，上行过膝内侧，沿大腿内侧中线进入阴毛中，绕阴器，至小腹，挟胃两旁，属肝，络胆，向上穿过膈肌，分布于胁肋部，沿喉咙之后，向上进入鼻咽部，上行连接目系，出于额，上行与督脉会于头顶部。

分支：从目系分出，下行颊里，环绕口唇的里边。

分支：从肝分出，穿过膈肌，向上注于肺，交于手太阴肺经。

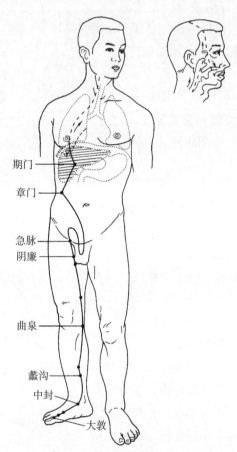

期门

章门

急脉
阴廉

曲泉

蠡沟
中封

大敦

图4-15　足厥阴肝经（**LR**）

【附】十二经别

1. 经别的含义　经别，就是别行的正经，其内容首见于《灵枢·经别》，篇中称某经脉的经别为某经脉之"正"，《黄帝内经灵枢集注》释云："所谓别者，言十二经脉之外而有别经……正者，谓经脉之外别有正经，非支络也。"十二经别，就是从十二经脉别行分出，循行于胸、腹及头部的重要支脉。

2. 经别的生理功能　十二经别是从经脉分出的另一类重要支脉，它们循行所到的不少部位是十二经脉循行所不及之处，因而与人体的生理、病理及疾病的诊断、治疗等方面都有一定的关系。

（1）加强十二经脉中为表里的两经在体内的联系　十二经脉中，阳经为表，阴经为里，在循行分布和功能活动上，表里两经关系密切。十二经别则通过其循行分布，更加强了十二经脉中为表里的两经在体内的联系，主要表现在十二经别进入体腔后，为表里两经的经别相并而行，经过为表里的两经所属络的脏腑，并在浅出体表时，阴经经别又都合入阳经经别，一起注入体表的阳经，从而加强了为表里的两经之间的内在联系。

（2）加强体表与体内、四肢与躯干的向心性联系　十二经别一般都是从十二经脉的四肢部分别出，进入体内后，又都呈向心性循行，这对扩大经络的联系以及加强由外向内的信息传递起着重要的作用。

（3）加强十二经脉与头面部的联系　十二经脉中的六条阳经循行分布于头面部，而十二经别中不仅六条阳经的经别循行于头面部，六条阴经的经别亦上达头部。如足三阴经经别在合入阳经后上达头部；手三阴经经别均经喉咙上头面。其中手太阴经别沿喉咙合入手阳明经别，手厥阴经别浅出耳后与手少阳经合于完骨之下，手少阴经别浅出面部后与手太阳经合于目内眦。这样，不仅加强了十二经脉与头部的联系，而且为"十二经脉，三百六十五络，其血气皆上于面而走空窍"（《灵枢·邪气脏腑病形》）的理论奠定了基础，也为近代发展的耳针、面针、鼻针等提供了依据。

（4）扩大十二经脉的主治范围　十二经别的循行分布扩大到了十二经脉未到之处，因而就相应地扩大了经络穴位的主治范围。例如，足太阳膀胱经并不到达肛门，但足太阳膀胱经的经别则"别入于肛"，所以，足太阳膀胱经的某些穴位如承山、承筋等，可以治疗肛门疾病。

（5）加强足三阴、足三阳经脉与心脏的联系　足三阴、足三阳的经别上行经过腹、胸，除加强了腹腔内脏腑的表里联系外，又都与胸腔内的心脏相联系。因此，十二经别对于阐释腹腔内脏腑与胸腔内心的生理、病理联系有重要的意义，所以十二经别为"心为五脏六腑之大主"的理论亦提供了一定的基础。

3. 经别的循行部位　十二经别的循行分布特点，可用"离、合、出、入"来加以概括。十二经别的循行，多从四肢肘膝以上部位别出，称为"离"；走入体腔脏腑深部，呈向心性循行，称为"入"；然后浅出体表而上头面，称为"出"；阴经的经别合于为表里的阳经经别，然后一并注入六条阳经，称为"合"。每一对为表里的经别组成一"合"，十二经别共组成"六合"。

（1）足太阳与足少阴经别（一合）　足太阳经别：从足太阳经脉的腘窝部分出，其中一条支脉在骶骨下5寸处别行进入肛门，上行归属膀胱，散布联络肾脏，经脊柱两旁的肌肉到心脏后散布于心脏；直行的一条支脉，从脊柱两旁的肌肉处继续上行，浅出项部，脉气仍注入足太阳本经。

足少阴经别：从足少阴经脉的腘窝部分出，与足太阳的经别相合并行，上至肾，在十四椎（第二腰椎）处分出，归属带脉；直行的一条继续上行，系舌根，再浅出项部，脉气注入足太阳经的经别。

（2）足少阳与足厥阴经别（二合）　足少阳经别：从足少阳经脉在大腿外侧循行部位分出，绕过大腿前侧，进入毛际，同足厥阴的经别会合，上行季胁，进入胸腔，归属于胆，散布于肝，通过心脏，挟食道上行，浅出下颌、口旁，散布面部，系目系，到目外眦部，脉气仍注入足少阳本经。

足厥阴经别：从足厥阴经脉的足背处分出，上行至毛际，与足少阳的经别会合并行。

（3）足阳明与足太阴经别（三合）　足阳明经别：从足阳明经脉的大腿前面处分出，进入腹腔里面，归属于胃，散布到脾脏，向上通过心脏，沿食道浅出口腔，上达鼻根及目眶下，回过来联系目系，脉气仍注入足阳明本经。

足太阴经别：从足太阴经脉的股内侧分出后到大腿前面，同足阳明的经别相合并行，向上结于咽，贯通舌中。

（4）手太阳与手少阴经别（四合）　手太阳经别：从手太阳经脉的肩关节部分出，向下入于腋窝，行向心脏，联系小肠。

手少阴经别：从手少阴经脉的腋窝两筋之间分出后，进入胸腔，归属于心脏，向上走到喉咙，浅出面部，在目内眦与手太阳经相合。

（5）手少阳与手厥阴经别（五合）　手少阳经别：从手少阳经脉的头顶部分出，向下进入锁骨上窝，经过上、中、下三焦，散布于胸中。

手厥阴经别：从手厥阴经脉的腋下 3 寸处分出，进入胸腔，分别归属于上、中、下三焦，向下沿着喉咙，浅出于耳后，在完骨下同手少阳经会合。

（6）手阳明与手太阴经别（六合）　手阳明经别：从手阳明经脉的肩髃穴处分出，进入项后柱骨，向下者走向大肠，归属于肺；向上者，沿喉咙，浅出于锁骨上窝，脉气仍归属于手阳明本经。

手太阴经别：从手太阴经脉的渊腋处分出，行于手少阴经别之前，进入胸腔，走向肺脏，散布于大肠，向上浅出锁骨上窝，沿喉咙，合于手阳明的经别。

第三节　奇经八脉

奇经八脉，是指十二经脉之外"别道奇行"的八条经脉，包括督脉、任脉、冲脉、带脉、阴跷脉、阳跷脉、阴维脉、阳维脉。这八条经脉纵横交错、穿插循行于十二经脉之间，其分布不像十二经脉那样规则，与五脏六腑没有直接的相互属络关系，相互之间也没有表里相合关系。奇者，异也。由于这八条经脉在循行分布和与内脏的联系上均有异于十二正经，故《难经·二十七难》说："凡此八脉者，皆不拘于经，故曰奇经八脉也。"奇经八脉之理论最早见于《内经》，但不系统完整，散见于《灵枢》《素问》各篇；《难经》明确提出了"奇经八脉"这一概念，并就奇经八脉的理论加以扩充和整理；晋·皇甫谧《针灸甲乙经》记载了奇经八脉的有关穴位；《脉经》记载了奇经八脉的所主病证；明·李时珍总结前人经验，撰写《奇经八脉考》一书，对奇经八脉的内容进行了全面总结，是一部研究奇经八脉的重要参考著作。

一、奇经八脉的命名

奇经八脉之"奇"的含义主要有：①奇为单数，有不偶之意，《类经图翼》引虞氏之言："奇者，奇零之奇，不偶之意。谓此八脉，不系正经阴阳，无表里配合，别道奇行，故曰奇经也。"②八脉别道奇行，纵横交错于十二经脉之间，不拘于十二正经，《难经·二十七难》说："奇经八脉者，不拘于十二经。"③八脉仅与奇恒之腑相连，而与五脏六腑无属络关系。如《圣济总录·奇经八脉》所说："脉有奇常，十二经者，常脉也；奇经八脉则不拘于常，故谓之奇经。盖人之气血常行于十二经，其诸经满溢则流入奇经焉。"因此，奇经八脉是十二经脉以外具有特殊意义的八条经脉，是以其各自的循行部位和功能作用命名的。

二、奇经八脉的循行分布特点

奇经八脉纵横交错地循行分布于十二经脉之间，与十二正经相比，其循行分布不像十二经脉之有特定规律。八脉中，督脉行于人体后正中线，任脉行于人体前正中线，冲脉行于腹部、下肢及脊柱前，带脉横行腰部，阳跷脉行于下肢外侧、腹部、胸后及肩、头部，阴跷脉行于下肢内侧、腹胸及头目，阳维脉行于下肢外侧、肩和头项，阴维脉行于下肢内侧、腹部和颈部。

奇经八脉在人体的循行分布虽然没有十二经脉那样的规律性，但相对十二经脉而言也有它自己的特点，主要有如下几个方面：

1. 别道奇行 奇经八脉中，除带脉横行围腰腹一周、冲脉有一分支向下循行外，其余六条经脉均是从下肢或少腹部向上循行，不像十二经脉那样分别有向上、向下循行的不同；带脉、督脉、任脉都只有一条而单行，冲脉的大部分也是单行的，不像十二经脉那样都存在左右对称的复行关系；上肢无奇经八脉的分布，不像十二经脉那样上下肢都有分布。督、任、冲三脉皆起于胞中，同出于会阴，然后别道而行，分布于腰背胸腹等处，故称此三脉为"一源而三歧"（《类经图翼》）。

2. 无表里配合关系 奇经八脉之间虽然存在密切的关系，如督脉与任脉相互衔接，但八脉之间并无十二经脉那样的表里配合关系。

3. 与脏腑无属络关系 奇经八脉在循行过程中，只与部分脏腑有一定的联系，如督脉络肾、贯心。但从总体上讲，奇经八脉与五脏六腑没有固定的联系。

4. 无交接对应规律 奇经八脉不像十二经脉那样具有显著的流注交接规律。

三、奇经八脉的生理功能

奇经八脉是人体经络系统的重要组成部分，它们与十二正经在循行上多次交会，相互补充，在人体经络系统中发挥着统率、联系、调节等重要作用。主要表现在以下几方面：

（一）密切十二经脉的联系

奇经八脉在其循行分布的过程中，不但与十二经脉中的某些经脉交叉相接，紧密地沟通着多条经脉之间的联系，补充了十二经脉在循行分布上的不足，而且对十二经脉的联系还起着分类组合的作用。如督脉"总督诸阳"，能联系手足三阳经脉而交会于督脉的大椎穴，故又有"阳脉之海"之称；任脉"总督诸阴"，其脉多次与手足三阴经脉交会，故又有"阴脉之海"之称；冲脉通行上下前后，渗灌三阴三阳，故有"十二经脉之海"之称；带脉约束纵行诸经，沟通循行于腰腹部的经脉；阳维脉维络诸阳经，联络所有阳经与督脉相合；阴维脉维络诸阴经，联络所有阴经与任脉相合。阳跷、阴跷脉左右成对，对分布于腿膝内外侧的阴经和阳经有协调作用，故有"分主一身左右阴阳"之说。

（二）调节十二经脉的气血

奇经八脉（除任、督外）虽然不参与十四经气血循环，但具有蓄溢和调节十二经脉气血的功能。当十二经脉的气血旺盛而有余时，就会流注于奇经八脉，蓄以备用；当人体生理活动需要或十二经脉的气血不足时，奇经中所蓄的气血则可溢出、渗灌和供应于全身组织，予以补充。《灵枢·逆顺肥瘦》指出，冲脉上行能"渗诸阳""灌诸经"，下行则"渗三阴""渗诸络而温肌肉"，说明奇经八脉对十二经脉气血的涵蓄和调节是双向性的，既能蓄入也能溢出。奇经八脉的这些功能，不仅有利于保持十二经脉气血的相对恒定状态，而且有利于维持人体生命活动对气血的需要。

（三）调节部分脏腑的功能

奇经八脉虽然不像十二经脉那样与五脏六腑有直接的属络关系，但它在循行分布过程中与脑、髓、女子胞等奇恒之腑及肝、肾等脏有较为密切的联系。奇经在循行过程中直接与脑、髓发生联系，如督脉"入颅络脑""行脊中""属肾"等，说明奇经八脉参与人体脑髓功能的调节，与脑髓之间在生理和病理上有着一定的联系和影响；任、督、冲三脉，同起于胞中，带脉约束胞系，说明奇经八脉参与人体生殖功能的调节，与女子的经、带、胎、产密切相关，故有"冲为血海"和"任主胞胎"之说。

四、奇经八脉的循行及功能

（一）督脉

1. 循行 起于胞中，下出会阴，沿脊柱后面上行，至项后风府穴处进入颅内，络脑，并由项沿头部正中线，经头顶、额部、鼻部、上唇等部位，循行到上唇系带（龈交穴）处。

分支：从脊柱里面分出，络肾。

分支：从小腹内分出，直上贯脐中央，上贯心，到喉部，向上到下颌部，环绕口唇，再向上到两眼下部的中央（图4-16）。

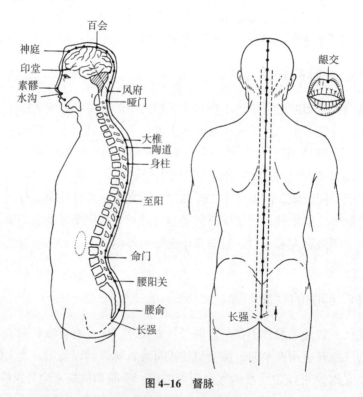

图4-16 督脉

2. 功能 督，有总督、督管、统率的含义。督脉的主要功能是：

（1）调节阳经气血 督脉主要行于背部正中，背为阳，与手足三阳经会于大椎，与足太阳会于百会、脑户（督脉行脊里入络于脑，与脑、髓有密切联系），与阳维脉会于风府、哑门，阳跷脉也与足三阳经交会，故督脉与各阳经都有联系，能总督全身阳经之气，调节全身阳经气血，称为"阳脉之海"。

（2）络肾通髓达脑　督脉行于脊里，入颅络脑，分支络肾，转输精气，益髓养脑，反映脑、髓和肾的功能，故督脉与脑、髓和肾的功能活动有着密切的联系。《素问·骨空论》说："督脉为病，脊强反折。"《难经·二十九难》说："督之为病，脊强而厥。"督脉过脊络脑，故"脊强"和"厥"等脊髓和脑的病变与督脉相关。督脉络肾，肾藏精主生殖，所以精冷不孕等生殖系统疾患也可能与督阳之虚有关。

秦伯未认为命门的功能是督脉之气与肾间动气相结合的综合功能，临床上督脉虚弱可致女子宫冷不孕、男子精冷无子等疾病。陈士铎说："任督二脉为胞胎之主脉，无则女子不受妊，男子难作强以射精。"针灸治疗常取大椎、关元等穴；药物治疗方面，明·李时珍《本草纲目》推崇鹿茸（"纯阳多寿之物，能通督脉"）和脊髓（选用羊、牛、猪脊髓），有"生精补髓，养血益阳，强筋健骨"的功效。叶天士用附子、肉桂、干姜、川椒、桂枝、细辛、藁本等通阳刚药入太阳以温通督脉，用斑龙丸等通阳柔剂入肾经以调补督脉，认为"柔剂阳药，通奇脉不滞，且血肉有情，栽培身内之精血"。另外，督脉参与生化，运行营气。如虚劳血亏诸证补脾养血无效时，用益肾通督法，阳生阴长，有奇效。

（二）任脉

1. 循行　起于胞中，下出会阴，经阴阜，沿腹部和胸部正中线上行，至咽喉，上行至下颌部，环绕口唇，沿面颊，分行至两目眶下。

分支：由胞中别出，与冲脉相并，上行脊里（图4-17）。

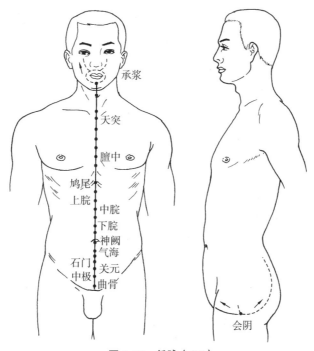

图4-17　任脉（CV）

2. 功能　任，有担任、妊养的含义。任脉的主要功能是：

（1）调节阴经气血　任脉循行于腹面正中线，其脉与足三阴经会于中极、关元，而足三阴经上接于手三阴经；又与阴维脉会于廉泉、天突。因其与各阴经都有联系，故能调节全身阴经之气血。因其能总任全身阴经之气，故又称其为"阴脉之海"。

（2）主女子胞胎　《太平圣惠方·卷一》说："夫任者，妊也，此是人之生养之本。"任脉起于胞中，与女子月经来潮及妊养、生殖功能有关，故有"任主胞胎"之说。临床上任脉为病，或气滞血瘀，或湿热内蕴，或痰瘀互结等，多有带、瘕、聚诸疾，《素问·骨空论》有"任之为病……女子带下瘕聚"之说。

（三）冲脉

1. 循行　起于胞中，下出会阴后，从气街部起与足少阴经相并，挟脐上行，散布于胸中，再向上行，经喉，环绕口唇，到目眶下。

分支：从气街浅出，沿大腿内侧进入腘窝，再沿胫骨内缘，下行到足底；又有小支脉从内踝后分出，向前斜入足背，进入足大趾。

分支：从胞中出，向后与督脉相通，上行于脊柱内（图4-18）。

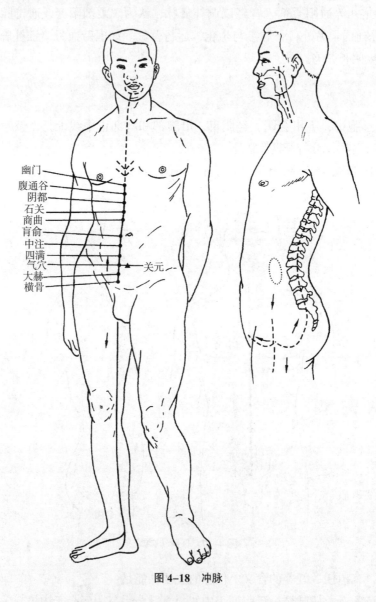

幽门
腹通谷
阴都
石关
商曲
肓俞
中注
四满
气穴
大赫
横骨
关元

图4-18　冲脉

2. 功能　冲，有要冲之意。冲脉的主要功能是：

（1）调节十二经气血　冲脉上达于头，下至于足，后行于背，前布于胸腹，布达全身，故能通受十二经气血，而为一身气血之要冲。且上行者，行于脊内渗诸阳；下行者，行于下肢渗诸阴，故能调节十二经脉及五脏六腑之气血。当脏腑经络气血有余时，冲脉能加以蓄贮；而在脏腑经络气血不足时，冲脉能给予补充灌注，从而维持人体各组织器官正常生理活动的需要。由于冲脉能调节十二经脉气血，故又称其为"十二经脉之海"和"五脏六腑之海"。病理方面，《素问·骨空论》载有"冲脉为病，逆气里急"，叶天士《临证指南医案·吐蛔》也有"冲脉动，则诸脉皆逆"。

（2）调节月经及孕育　女子月经来潮及孕育功能，皆以血为基础。冲脉起于胞中，为"十二经脉之海"，又称"血海"，具有调节女子月经的功能。《素问·上古天真论》说："太冲脉盛，月事以时下，故有子。""太冲脉"即冲脉。王冰注："冲为血海，任主胞胎，两者相资，故能有子。"说明冲脉的盛衰与女子的月经来潮及妊娠密切相关。当冲、任气血旺盛，下注胞中，或月经来潮，或妊养胎儿。否则，发生月经不调、绝经或不孕，如《医宗金鉴·妇科心法要诀》说："女子不孕之故，由伤其冲、任之脉，则月经不调、赤白带下、经漏、经崩等病生焉。"

另外，冲脉参与维持神识、肢体的正常活动。冲为血海，心主血，主神明，脑为元神之府，心脑皆赖血之滋养，以维持其主神识的功能正常发挥，故《灵枢·海论》曰："血海有余，则常想其身大，怫然不知其所病；血海不足，则常想其身小，猝然而知其所病。"《素问·痿论》言冲脉与阳明合于宗筋，宗筋主束骨而利机关，且冲脉渗灌溪谷，与关节运动有关。

（四）带脉

1. 循行　起于季胁，斜向下行到带脉穴，绕身一周，环行于腰腹部，并于带脉穴处再向前下方沿髂骨上缘斜行到少腹（图4-19）。

2. 功能　"带"，有束带之意。因带脉环腰一周，犹如束带，故名。带脉的主要功能是：

（1）约束纵行诸经　十二正经与奇经中的其余七脉均为上下纵行，唯有带脉环腰一周，故能总束诸脉。《太平圣惠方·辨奇经八脉法》说："夫带者，言束也，言总束诸脉，使得调柔也。"说明带脉具有约束纵行经脉，以调节脉气，使之通畅的功能。带脉能主一身之强力，沈金鳌《杂病源流犀烛·带脉病源流》言："一身之强力亦赖带脉。"是以带脉病则人失力，《难经·二十九难》有"带脉之为病，腹满，腰溶溶若坐水中"，《素问·痿论》有"带脉不引，足痿不用"等说。带脉具有约束诸脉的功能，因此能摄下元、固胎儿。

（2）主司妇女带下　因带脉亏虚，不能约束经脉，多见妇女带下量多、腰酸无力等症。故《傅青主女科》说："夫带下俱是湿证，而以带名者，因带脉不能约束而有此病。"临床上女子胞下垂、带下病、经行失常、滑胎早产、淋浊常责之于带脉为患，《脉经·手检图二十一部》说："带脉也，动，苦少腹痛，引命门。女子月水不来，绝经复下止，阴辟寒，令人无子。"

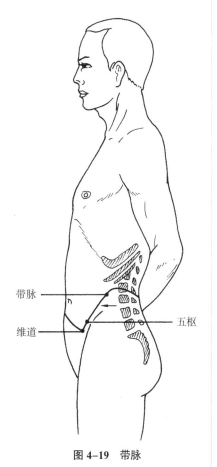

带脉

维道

五枢

图4-19　带脉

（五）阴跷、阳跷脉

1. 循行　跷脉左右成对。阴跷脉起于内踝下足少阴肾经的照海穴，沿内踝后直上小腿、大腿内侧，经前阴，沿腹、胸进入缺盆，出行于人迎穴之前，经鼻旁到目内眦，与手足太阳经、阳跷脉会合（图 4-20）。

阳跷脉起于外踝下足太阳膀胱经的申脉穴，沿外踝后上行，经小腿、大腿外侧，再向上经腹、胸侧面及肩部，由颈外侧上挟口角，到达目内眦，与手足太阳经、阴跷脉会合，再上行进入发际，向下到达耳后，与足少阳胆经会合于项后（图 4-21）。

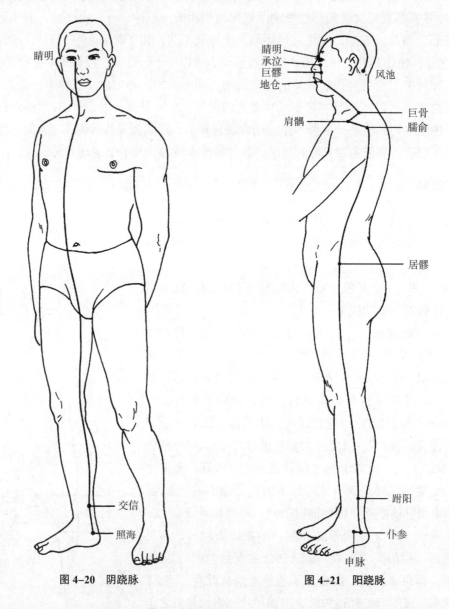

図 4-20　阴跷脉　　　　　　図 4-21　阳跷脉

2. 功能　跷，有轻健跷捷的含义。李时珍《奇经八脉考》认为："阳跷主一身左右之阳，阴跷主一身左右之阴。"跷脉的主要功能是：

（1）司下肢运动　《太平圣惠方·辨奇经八脉法》说："夫跷脉者，捷疾也，言此脉司人行走之机要、动作之所由也，故曰跷脉也。"跷脉，起于内、外踝下，从下肢内、外侧分别上行头面，具有调节肢体肌肉运动的功能，可维持下肢运动灵活跷捷。《奇经八脉考·二跷为病》引张元素语："跷者，捷疾也。二脉起于足，使人跷捷也。"而且二跷脉上行入于脑，通于督，对保持运动功能有重要的作用，故叶天士《临证指南医案》对于痿痹之证常责之奇经跷脉之病。

（2）司眼睑开阖 阴、阳跷脉交会于目内眦，阴阳气相并，能共同濡养眼目，故有司眼睑开阖的功能。当阳跷气盛时，则表现为目开而不欲睡；阴跷气盛时，则表现为目合而入睡。故《灵枢·寒热病》说："阴跷、阳跷，阴阳相交……交于目锐眦，阳气盛则瞋目，阴气盛则瞑目。"在病理情况下可出现"不得卧""不得视"等，《灵枢·热病》也载有目病从内眦始，治取阴跷，《原机启微》《东垣十书》等将目翳之病也责之于跷脉，印证了跷脉有维护眼睛正常功能的作用。另外，《脉经·卷十》将癫痫、僵仆羊鸣、失音不能言等列入二跷脉病变。

（六）阴维、阳维脉

1. 循行 阴维脉起于小腿内侧足三阴经交会之处，沿下肢内侧上行至腹部，与足太阴脾经同行到胁部，与足厥阴肝经相合，然后上行至咽喉，与任脉相会（图4-22）。

阳维脉起于外踝下，与足少阳胆经并行，沿下肢外侧向上，经躯干部后外侧，从腋后上肩，经颈部、耳后，前行到额部，分布于头侧及项后，与督脉会合（图4-23）。

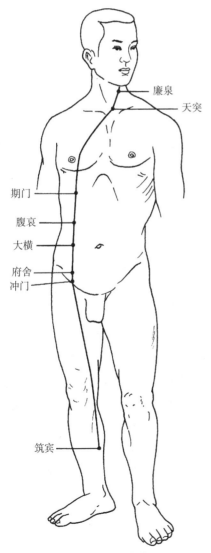

图 4-22 阴维脉

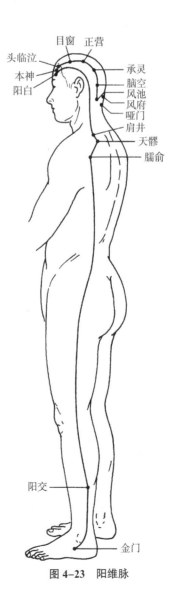

图 4-23 阳维脉

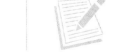

2. 功能　维，有维系的意思。维脉的主要功能是：

（1）维系全身经脉　《难经集注·二十八难》说："阳维者，维络诸阳，起于诸阳会也；阴维者，维络诸阴，起于诸阴交也。"由于阴维脉在循行过程中与足三阴经相交并最后合于任脉，阳维脉在循行过程中与手足三阳经相交并最后合于督脉，故阳维脉有维系联络全身阳经的作用、阴维有维系联络全身阴经的作用。

（2）调和营卫运行　二维脉纵行身之两侧，各如一纲，串于阴脉、阳脉各自构成的网上，能调谐营卫，沟通表里。王叔和《脉经·平奇经八脉病》认为"阳维为卫，上行于卫分""阴维为荣，上行于营分"，李时珍《奇经八脉考·二维为病》引张元素语"阴阳相维则营卫和谐矣"。故《难经·二十九难》记载阳维主卫而卫于表，其为病则"苦寒热"；阴维主营而营于里，故其为病则"苦心痛"。

第四节　络　脉

一、络脉的含义

络脉，是经脉支横别出的分支部分的统称，从经脉别出之后愈分愈多，越分越细，网络全身，无处不到。《灵枢·脉度》载："经脉为里，支而横者为络，络之别者为孙。"络脉纵横交错连成网片状，有大络、孙络之分，在内、在外之别。

二、络脉的分类

（一）络脉的干线

从经脉支横别出之络脉的干线部分统称为大络，分为两类：一类是从体表络穴分出之"别络"，一类是从体内经脉别出之"大络"。二者均是经脉气血营养体内外组织器官的重要通道，互为补充，缺一不可。

1. 别络　别络是从经脉上的络穴别出之络脉的干线部分，从本经别走其相表里之经。元·滑寿《十四经发挥》说："络脉者，本之旁支，而别出以联络于十二经者。"别络有十四支，即十二经脉与督脉、任脉各有一支别络，称为十四络。王冰注释《素问·气穴论》说："十四络者，谓十二经络，兼任脉、督脉之络也。脾之大络起自于脾（当指脾之经脉），故不并言之也。"十四络多行于身体的浅表部位，从肘膝关节以下经脉上的络穴别出后，均走向相表里的经脉，并与其络相通。如此则阴经的别络络于阳经、阳经的别络络于阴经，维系了表里两经的密切关系。

2. 大络　大络是从体内经脉支横别出之络脉的干线部分，主要与在里的脏腑组织相联系。五脏六腑在体内均有大络别出，又称"五脏六腑之大络"，是胃腑所出气血营养脏腑组织的通道。《灵枢·玉版》说："胃之所出气血者，经隧也。经隧者，五脏六腑之大络也。"

目前，其走向、循行路线清晰之大络主要有十五条：十二经脉各从本经络穴别出一络，奇经中的任脉、督脉别出一络，加上脾之大络，《灵枢·经脉》称为"十五络"，又称为"十五别络"。另外，明·马莳等根据《内经》有"胃之大络，命曰虚里"之论而提出了"十六络"之说，即再加上胃之大络，亦称为十六别络。

（二）络脉的层次

络脉是由经脉支横别出的分支，"支而横者"为大络，"络之别者"为孙络，《灵枢·脉度》说："支而横者为络，络之别者为孙。"明·张介宾《类经》有"以络脉为言，则又有大络、孙络。"可见，络脉从经脉分出后，逐层细分，形成由大络至孙络的各级分支组成的、逐级分化的网络层次，又称为络脉系统。《内经》之后，很多医家对络脉的层次作了进一步阐述。如金·杜汉卿《针经指南》谓："络一十有五，有横络三百余，有丝络一万八千，有孙络不知其纪。"这段话指出络脉有别络、横络、丝络、孙络等不同层次。明代针籍《人镜经》云："十二经生十五络，十五络生一百八十系络，系络生一百八十缠络，缠络生三万四千孙络。"在络脉的网络层次增加系络、缠络。清·喻嘉言继承《人镜经》之说，在《医门法律·络脉论》中设专篇对络脉系统作了进一步描述："十二经生十二络，十二络生一百八十系络，系络分支为一百八十缠络，缠络分支连系三万四千孙络，孙络之间有缠绊。"明确指出从经脉分出的络脉分为大络，又逐级细化分层为系络、缠络、孙络等网络层次。

孙络是最细小的络脉，属络脉的再分支，是络脉的最小单位，分布全身，难以计数，且孙络之间有缠绊，相互联系，具有重要意义。十二经脉"阴阳相贯，如环无端"，成为气血运行的主干线通道，而由经脉逐级细分的络脉在其末端即孙络与孙络之间有缠绊，发生面状的相互联系，从而构成遍布周身、维持机体正常功能活动的网状生命内稳系统，主要起着渗灌血气于脏腑组织和抗御邪气的作用，《素问·气穴论》称其为"通营卫""溢奇邪"。

另外，分布在皮肤表面的络脉称为"浮络"，为孙络的一部分，如《灵枢·脉度》所载："诸脉之浮而常见者。"其中，皮肤浅表视而可见之络脉称为"血络"。在病理状态下，血络又指皮肤浅表层有瘀血阻滞之络脉，故张志聪《黄帝内经灵枢集注·血络论》说："血络者，外之络脉、孙络，见于皮肤之间，血气有所留积，则失其外内出入之机矣。"

（三）络脉的阴阳属性

络脉纵横交错连成网片状，其在人体内的空间位置分布是有规律可循的，依其分布规律分为阳络和阴络。《灵枢·经脉》曰："经脉十二者，伏行分肉之间，深而不见……诸脉之浮而常见者，皆络脉也。"由经脉别出的络脉循行于体表部位的是浮络、阳络，循行于体内的是阴络，阴络多分布于各脏腑，成为脏腑之络，正如明·张介宾《类经》说："以络脉为言，则又有大络、孙络，在内、在外之别。深而在内者，是为阴络……浅而在外者，是为阳络。"可见，经络在体内的空间位置呈现出外（表）为阳络、中为经脉、内（里）为阴络的分布规律。

1. 阳络 阳络是指由经脉支横别出后循行分布于体表部位的络脉。《灵枢·经脉》说："诸脉之浮而常见者，皆络脉也。"又说："脉之见者皆络脉也。"阳络是络脉的重要结构，参与了皮部的组成，正经之气血通过此络脉（阳络）温煦、濡养、护卫皮肤，《素问·皮部论》有"十二经脉之络者，皆皮之部也"之说。同时，阳络又是病证发生、病证诊断和疾病治疗的重要窗口。《灵枢·百病始生》系统论述了"虚邪"从皮肤"著孙络"，渐进由表入里，最终"息而成积"的病证发生及传变规律，又认为"阳络伤则血外溢"等阳络损伤后可出现体表和体表黏膜出血。《内经》还记载了丰富的络脉望诊法和大量的关于刺络出血法、按摩法及其他外治法通过阳络治疗多种病证的应用。

2. 阴络 阴络是指由经脉支横别出后循行分布于体内脏腑组织的络脉，如叶天士《临证指南医案·便血》说："阴络乃脏腑隶下之络。"阴络亦是络脉的重要结构，是脏腑组织结构的有机组成部分，正经及其气血通过此络脉（阴络）络属、濡养五脏六腑，尤其是由饮食入胃化生的气血通过经脉，进入此络脉（阴络），输布于五脏六腑，形成五脏六腑之精，如《灵枢·玉版》说："胃之所出气血者，经隧也。经隧者，五脏六腑之大络也。"这是"脾不主时"（《素问·太阴阳明论》）理论的生理基础。同时，也是病证传变、疾病治疗的重要途径。叶香岩《外感温热篇》载有"温邪上受，首先犯肺"，在经气分热不解则"逆传心包络"。《临证指南医案·温热》又有"吸入温邪，鼻通肺络，逆传心包络中"之说，并且在论述外感病由表入里，由经到脏，或论内伤疑难杂症时，明确提出了"久病入络""久痛入络"及"初为气结在经，久则血伤入络"等理论，揭示了一般疾病发展的共同规律，对于临床实践具有重要指导意义。

三、络脉的循行分布特点

络脉众多，遍布全身上下内外，网络全身，无处不到。但是其分布仍是有规律可循的，其特点是以经脉为纪，井然有序。

（一）经脉为纪

络与经其气相通，络自经脉支横别出后，多沿本经分布，或内散于脏腑组织，或外布于皮毛肌腠，分别弥散于经脉所属的内外区域内。如手太阴之别"并太阴之经，直入掌中"，手少阴之别"循经入于心中，系舌本，属目系"，手心主之别"循经以上，系于心包络"等。孙络亦是以经脉为纪内外布散的，《素问·气穴论》说："孙络，三百六十五穴会。"张介宾注云："孙络之云穴会，以络与穴为会也。穴深在内，络浅在外，内外为会，故云穴会。"经穴是经气会通之处，又是孙络所过之地，孙络沿经分布，其气并与经穴相会。

（二）分布广泛

在经络系统中，经脉是其主体，络脉则是其必不可少的补充。络脉广泛分布，呈束状弥散，内外上下无处不到，网络全身，补充了经脉线状分布的不足，故《灵枢·经脉》说："诸络皆不能经大节之间，必行绝道而出入……其会皆见于外。"在络脉系统中，十六络之十二正经的别络均起于四肢，并联系其相表里的经脉。任脉之别散于腹；督脉之别散于头，并别走足太阳经；脾之大络散布于前后胁肋；胃之大络出于左乳下。孙络的分布更为广泛，它自大络别出后，愈分愈多，越分越细，分别弥散于经脉所属的内外区域内。

（三）循行表里

阳络是循行分布于体表或在外可视的络脉，其十二正经之浮行于体表的阳络参与皮部的组成；阴络是循行于体内，布散于脏腑，成为脏腑之络，其循行分布脏腑区域而成为该脏腑组织结构的有机组成部分。如《素问·经络论》将络脉分为阴络和阳络两大类，并认为阳络远离经脉而布于体表，阴络靠近经脉而布于体内，指出了络脉的分布有表里的不同。清·唐容川对阴络、阳络作了较明确的解释："阴络者，谓躯壳之内，脏腑、油膜之脉络。"又说："阳络者，谓躯壳之外，肌肉、皮肤之脉络。"这些亦说明表里均有络脉分布，所以张介宾说："合经络而言，则经在里为阴，络在外为阳。若单以络脉而言，则又有大络、孙络，在内、在外之别，深而在内者是为阴络……浅而在外者是为阳络。"总之，络脉既散于表又布于里，既行于上，又达于下，上下左右，周身内外，无处不到。

四、络脉的生理功能

（一）加强表里经体表联系

它们主要是通过阴经别络走向阳经、阳经别络走向阴经的途径，沟通和加强了为表里的两条经脉之间在肢体的联系，并能通达某些正经所没有到达的部位，可补正经之不足，《类经·经络类》说："络脉所行，乃不经大节，而于经脉不到之处，出入联络，以为流通之用。"别络和经别都有加强表里两经联系的作用，但有一定的区别：①别络从四肢肘膝关节以下分出，大多分布于体表，虽然也有进入胸腹腔和内脏的，但都没有固定的属络关系；经别多从四肢肘膝关节以上分出，循行多深入体腔深部，然后浅出体表。②别络着重沟通体表的阳经和阴经；经别则既能密切表里经在体内的沟通连接，又能加强其脏腑属络关系。③别络和经别联系表里经的方式也不同。经别是借阴经经别会合于阳经经别，以阴经归并于阳经的方式进行联系，突出了阳经的统率作用；别络则是通过阴经别络走向阳经别络和阳经别络走向阴经别络而加强为表里的两经之间的联系。④经别没有所属穴位，也没有所主病证；别络有络穴，并有所主病证，在针刺选穴上有特殊意义。

（二）加强人体前后侧面统一联系

十二经脉的别络，其脉气汇集于十二经的"络穴"；督脉的别络散布于背部，其脉气还散于头，别走太阳；任脉的别络散布于腹部；脾之大络散布于胸胁部。故别络可加强十二经脉及任、督二脉与躯体组织的联系，尤其是加强人体前、后、侧面的联系，并统率其他络脉以渗灌气血。别络为经脉的斜行细支脉，是络脉中的重要部分。从别络再分出的细小络脉，即为"孙络"，若浮现于体表则称"浮络"，故别络对众多小络脉有主导作用。

（三）渗灌气血以濡养全身

《灵枢·小针解》载："节之交三百六十五会者，络脉之渗灌诸节也。"络脉系统呈网片状扩散，密布全身，同全身各组织发生紧密联系，循行于经脉中的气血，通过络脉系统的渗灌作用逐渐扩散到全身而起濡养作用。《灵枢·本脏》说："经脉者，所以行气血而营阴阳，濡筋骨，利关节者也。"如五脏六腑在体内均有大络别出，是胃腑所出气血营养脏腑组织的通道，脾胃化生之气血通过此通道到达脏腑器官组织。

【附】十五别络循行部位

1. 手太阴别络　手太阴别络名曰"列缺"。起于腕关节上方，从列缺穴分出，在腕后半寸处走向手阳明经；其支脉与手太阴经相并，直入掌中，散布于鱼际部。

2. 手阳明别络　手阳明别络名曰"偏历"。在腕关节后 3 寸处（偏历穴）分出，走向手太阴肺经；其支脉向上沿着肩膊，经过肩髃，上行至下颌角处，遍布于牙齿根部；另一支脉，进入耳中，与耳中所聚集的众多经脉（宗脉）会合。

3. 足阳明别络　足阳明别络名曰"丰隆"。在距离足外踝尖上 8 寸处分出，走向足太阴脾经；其支脉，沿着股骨外缘，上行络于头项部（会大椎），与该处其他各经的脉气相会合，向下绕喉咙及咽峡部。

4. 足太阴别络 足太阴别络名曰"公孙"。在距离足大趾本节后 1 寸处分出，别行走向足阳明经；其支脉上行进入腹腔，络肠胃。

5. 手少阴别络 手少阴别络名曰"通里"。在腕关节后 1 寸处分出，沿着手少阴本经经脉上行，入于心中，再向上联络舌根部，然后归属于眼和脑相连的系带。

6. 手太阳别络 手太阳别络名曰"支正"。在腕关节后 5 寸处，向内侧注入手少阴心经；有一别出的支脉上行肘部，再上行络于肩髃部。

7. 足太阳别络 足太阳别络名曰"飞扬"。在外踝上 7 寸处，从本经分出，走向足少阴经脉。

8. 足少阴别络 足少阴别络名曰"大钟"。从大钟穴分出，在足内踝后绕足跟，走向足太阳经；其支脉与足少阴肾经上行的经脉相并上行，走到心包下，再向外贯穿腰脊。

9. 手厥阴别络 手厥阴别络名曰"内关"。从内关穴分出，在腕后 2 寸处浅出于两筋之间；分支走向手少阳经脉，并沿着本经上行，连系于心包，散络于心系。

10. 手少阳别络 手少阳别络名曰"外关"。在腕关节后 2 寸处分出，绕行于臂膊的外侧，进入胸中，与手厥阴心包经会合。

11. 足少阳别络 足少阳别络名曰"光明"。在光明穴分出，在外踝上 5 寸处，走向足厥阴经脉，向下联络足背。

12. 足厥阴别络 足厥阴别络名曰"蠡沟"。在蠡沟穴分出，在内踝上 5 寸处，走向足少阳经脉；其支脉，经过胫骨部，上行到睾丸，结聚在阴茎处。

13. 督脉别络 督脉别络名曰"长强"。从督脉的长强穴分出，挟脊柱两旁上行到项部，散布头上；下行的络脉，正当肩胛部开始，向左右分别走向足太阳经，深入脊柱两旁的肌肉。

14. 任脉别络 任脉别络名曰"鸠尾"（尾翳）。从鸠尾穴分出，自胸骨剑突下行，散布于腹部。

15. 脾之大络 脾之大络名曰"大包"。从大包穴分出，浅出于渊腋穴下 3 寸处，散布于胸胁部。

另外，胃之大络名曰"虚里"，贯膈络肺，出于左乳下。

第五节　经　筋

一、经筋的含义

经筋是十二经脉连属于筋肉的经络，是十二经脉的外周连属部分。其功能活动有赖于十二经脉气血的濡养，并受十二经脉的调节，所以也划分为十二个系统，称为"十二经筋"。

二、经筋的生理功能

经筋多附于骨和关节，具有约束骨骼、主司关节运动的功能。如《素问·痿论》说："宗筋主束骨而利机关也。"此外，经筋还满布于躯体和四肢的浅部，对周身各部分的脏器组织具有一定的保护作用。

三、经筋的循行部位

经筋的分布，一般都在浅部，从四肢末端走向头身，多结聚于关节和骨骼附近；有的进入胸腹腔，但不属络脏腑。经筋的循行，同十二经脉在体表的循行部位基本上是一致的，但多呈向心性循行，其循行走向也不尽相同。手足三阳的经筋循行分布于肢体的外侧；手足三阴的经筋循行分布于肢体的内侧，有的还进入胸腔和腹腔。

1. 足太阳经筋 足太阳经筋起于足小趾，向上结于外踝，斜上结于膝部，在下者沿外踝结于足跟，向上沿跟腱结于腘部，其分支结于腓肠肌（腨）部，上行腘内侧，与腘部另支合并上行结于臀部，向上挟脊到达项部；分支结于舌根；直行者结于枕骨，上行至头顶，从额部下结于鼻；分支形成"目上网"（一作"目上纲"，即上睑），向下结于鼻旁。背部的分支从腋后外侧结于肩髃；一支进入腋下，向上出缺盆，直上结于耳后完骨。又有分支从缺盆出，斜上结于鼻旁。

2. 足少阳经筋 足少阳经筋起于足第四趾，向上结于外踝，上行沿胫外侧缘，结于膝外侧；其分支另起于腓骨部，上走大腿外侧，前行结于"伏兔"，后行结于骶部。直行者，经季胁，上走腋前缘，系于胸侧和乳部，结于缺盆。直行者，上出腋部，通过缺盆行于太阳经筋的前方，沿耳后，上额角，交会于头顶，向下走向下颌，向上结于鼻旁；分支结于目外眦，成"外维"。

3. 足阳明经筋 足阳明经筋起于足第二、三、四趾，结于足背；斜向外上行于腓骨，结于膝外侧，再直行向上结于髀枢（大转子部），又向上沿胁肋，连属脊椎。其直行者，上行胫骨，结于膝部。分支结于腓骨部，并合足少阳的经筋。直行者，沿伏兔向上，结于股骨前，聚集于阴部，再向上分布于腹部，上行结于缺盆，再上颈部，挟口旁，会合于鼻旁，继而下方结于鼻部，再上行合于足太阳经筋。太阳经的细筋为"目上网"（上睑），阳明经的细筋为"目下网"（下睑）。其分支从面颊结聚于耳前。

4. 足太阴经筋 足太阴经筋起于足大趾尖端的内侧端，向上结于内踝。直行者，络于膝内辅骨（胫骨内踝部），向上沿大腿内侧，结于股骨前，聚集于阴部，再上行至腹部，结聚于脐，沿腹内上行，结于肋骨，散布于胸中；其行于内里的，附着于脊椎。

5. 足少阴经筋 足少阴经筋起于足小趾的下方，同足太阴经筋并行，再斜行向上，至内踝下方，结聚于足跟，与足太阳经筋会合，向上结于胫骨内髁下，同足太阴经筋一起向上，沿大腿内侧，结于阴部，沿脊里，挟膂，向上至项，结于枕骨，与足太阳经筋会合。

6. 足厥阴经筋 足厥阴经筋起于足大趾上，向上结于内踝之前，沿胫骨向上结于胫骨内髁之下，向上沿大腿内侧，结于阴部，联络各经筋。

7. 手太阳经筋 手太阳经筋起于手小指上，结聚于腕背，向上沿前臂内侧缘，结于肘内锐骨（肱骨内上髁）的后面，再上行进入并结于腋下。其分支向后走腋后侧缘，向上绕肩胛，沿颈旁出走足太阳经筋的前方，结于耳后完骨。由此分出的支筋进入耳中。直行者，出耳上，向下结于下颌，上行连属目外眦。

8. 手少阳经筋 手少阳经筋起于手无名指末端，上行结于腕背，再向上沿前臂结于肘部，向上经上臂外侧缘上肩，走向颈部，合于手太阳经筋。其分支当下颌角处进入，联系舌根；另一支从下颌角上行，沿耳前，连属目外眦，上经额部，结于额角。

9. 手阳明经筋 手阳明经筋起于手食指末端，结于腕背，向上沿前臂结于肘外侧，再向上经上臂外侧，结于肩髃；其分支，绕肩胛，挟脊旁。直行者，从肩髃部上行至颈。分支上行至面颊，结于鼻旁。直行的向上出于手太阳经筋的前方，上行至左额角，络头部，下行入右侧下颌。

10. 手太阴经筋　手太阴经筋起于手拇指上，沿拇指上行，结于鱼际后，行于寸口动脉外侧，沿前臂向上行，结于肘中，再向上沿上臂内侧，进入腋下，出缺盆，结于肩髃前方，再向上结于缺盆，下行结于胸里，分散通过膈部，与手厥阴经筋会合于膈下，到达季胁。

11. 手厥阴经筋　手厥阴经筋起于手中指，与手太阴经筋并行，结于肘内侧，上行经上臂内侧，结于腋下，向下散布于胁肋的前后。其分支进入腋内，散布于胸中，结于膈部。

12. 手少阴经筋　手少阴经筋起于手小指内侧，结于腕后锐骨（豌豆骨），向上结于肘内侧，再向上进入腋内，交于手太阴经筋，行于乳内，结于胸中，沿膈向下，系于脐部。

第六节　皮　部

一、皮部的含义

皮部，是指体表的皮肤按经络循行分布部位的分区。《素问·皮部论》说："皮有分部……欲知皮部，以经脉为纪。"由于正经有十二条，所以体表皮肤亦相应地划分为十二个部分，称之为"十二皮部"。皮部不仅是经脉在体表的分区，也与络脉的分布有密切的关系。故《素问·皮部论》说："凡十二经络脉者，皮之部也。"因此认为，十二皮部是指十二经脉及其所属络脉在体表的分区，也是十二经脉之气的散布所在。

二、皮部的生理功能

1. 抗御外邪，保卫机体　皮部分布于人体的浅表部位，故能最先广泛地接触到病邪。当外邪侵犯时，则皮部与散布于皮部的卫气就能发挥其抗御病邪、保卫机体的作用。

2. 反映内在脏腑、经络病变　由于十二皮部分属于十二经脉，而十二经脉又内属于脏腑，所以脏腑、经络的病变亦能在相应的皮部分区反映出来，故在临床上观察不同部位皮肤的色泽和形态变化，即可诊断某些脏腑、经络的病变。

此外，皮部还有扩展治疗方法、增加治疗效应等作用。如根据皮部理论，邪在表当发汗，可以防止病邪沿经络传变入里而发展成里证。若邪已入里，亦可使其由里达表，透过皮部而解。此外，根据经络穴位的主治功能，使用敷贴、药浴、温灸、热熨等疗法，通过对浅表皮部的刺激和渗透作用，可以起到温通气血、疏通经络、振奋气机、增强机体抗病能力的效果。在针刺治疗方面，《灵枢·官针》已载有浅刺皮部的"分刺""毛刺"等法。现代广泛应用的"皮肤针""皮内针""滚刺筒"等，亦是由古代的"分刺""毛刺"发展而成。

三、皮部的循行分布部位

十二皮部作为十二经脉及其所属络脉在体表的分区，与十二经脉及络脉的循行分布基本一致，其不同之处在于：经脉呈线状分布，络脉呈网状分布，而皮部则呈片状分布。因此，皮部的分布范围比经络更为广泛（图4-24）。

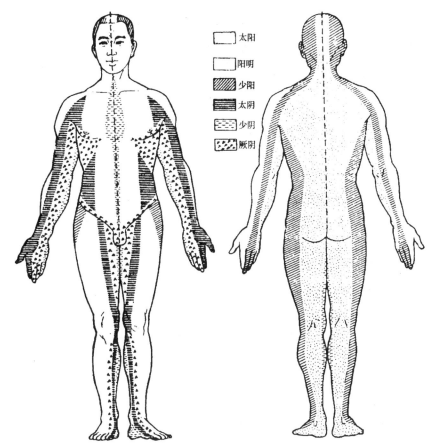

图 4-24 十二皮部分布示意图

第七节 经络的生理功能

经络是人体内的一个重要系统，其生理功能主要表现为：沟通表里上下，联系脏腑器官；运行气血，濡养脏腑组织；感应传导，以及调节人体各部分功能等。

一、沟通联系作用

人体是由五脏六腑、四肢百骸、五官九窍、皮肉筋骨和经络系统组成的，这些组织的协调统一，主要是依赖经络系统的沟通联系作用而实现的。十二经脉、十二经别纵横交错，入里出表，通上达下，属络脏腑，联系官窍；奇经八脉联系并调节正经；十五别络加强表里两条经脉之间的联系；十二经筋与十二皮部联系筋脉皮肉。通过经络系统的联系作用，人体在组织上成为一个不可分离的整体，在生理上成为一个协调共济的整体。其沟通联系作用主要表现在：

1. 脏腑与体表肢节之间的联系 内在脏腑与外周体表肢节的联系，主要是通过十二经脉的沟通作用来实现的。十二经脉内属脏腑，外连体表，每条经脉对内与脏腑发生特定的属络关系，对外联络筋肉、关节和皮肤，即十二经筋与十二皮部，如《灵枢·海论》说："夫十二经脉者，内属于腑脏，外络于肢节。"并纵贯上下，手三阴经由胸走手，手三阳经由手走头，足三阳经由头走足，足三阴经由足走腹胸。这种联系表现有特定性和广泛性两方面，即体表的一定部位和体内的不同脏腑之间的内外统一关系，以及周身体表肢节与体内脏腑的整体性联系。

2. 脏腑与官窍之间的联系 脏腑与官窍之间的联系，也是通过经络的沟通作用而实现的，尤其是通过十二经脉的起、止、上、下、循行、出入、挟贯、属络、交、连、支、布、散等把人体的五脏六腑、四肢百骸、五官九窍等有机地联系起来，构成一个统一的整体。如《灵枢·邪气脏腑病形》说："十二经脉，三百六十五络，其血气皆上于面而走空窍。"《类经·藏象类》记载了"手少阴……系舌本"，"手厥阴循喉咙，出耳后""足少阳皆会耳中""足少阴循喉咙，系舌本""足太阴……连舌本，散舌下""足厥阴……络于舌本，连目系"。隋·杨上善《黄帝内经太素·十二邪》载有"人耳有手足少阳太阳及手阳明等五络脉皆入耳中"。这些均指出十二经脉与耳、目、舌等官窍有密切联系。又如手阳明"挟口"，足阳明"挟口环唇"，足厥阴"环唇内"，手阳明"挟鼻孔"，足阳明"起于鼻"，手太阳"抵鼻"，足少阳"绕毛际"，足厥阴"入毛中，过阴器"，冲、任、督三脉均"下出会阴"等。因此，内在脏腑通过经络与官窍相互沟通而成为一个整体，脏腑的生理功能和病理变化便可以通过经络反映于相应的官窍。

3. 脏腑与脏腑之间的联系　脏腑之间经过经络的沟通联络而密切联系。十二经脉之每一经都分别属络脏与腑，这是脏腑相合理论的主要结构基础，如手太阴经属肺络大肠、手阳明经属大肠络肺等。某些经脉除属络特定内在脏腑外，还联系多个脏腑。如足少阴肾经，不但属肾络膀胱，还贯肝，入肺，络心，注胸中接心包；足厥阴肝经，除属肝络胆外，还挟胃、注肺中等。也有多条经脉同入一脏的情况，如手太阴经属肺、手阳明经络肺、足厥阴经注肺、足少阴经入肺、手少阴经过肺等。此外，还有经别补正经之不足，如足阳明、足少阳及足太阳的经别都通过心。这样就构成了脏腑之间的多种联系。

4. 经脉与经脉之间的联系　经络系统各部分之间，也存在着密切联系。十二经脉有规律地首尾衔接、流注，阴阳相贯，如环无端，并有许多交叉和交会。如手、足六条阳经与督脉会于大椎，手少阴经与足厥阴经皆连目系，手、足少阳经与手太阳经在目外眦和耳中交会，足少阳胆经和手少阳经的支脉在面部相合等。十二经脉之间也存在着经脉相互贯通，内部气血相互交流的联系，尤以表里经更为突出。十二经脉中六阴经和六阳经之间存在着阴阳表里相合关系，在内则属于脏而络于腑、属于腑而络于脏，在外必在上、下肢端互相交接沟通，加上十二经别、十二别络从内外加强了表里经之间的联系，使得表里经脉在不同层次上都能充分融合交流，为脏腑表里相合理论奠定了结构基础。十二经脉和奇经八脉之间也是纵横交错相互联系的，如足厥阴肝经在头顶与督脉和足太阳膀胱经交会于百会穴，足少阳胆经与阳跷脉会于项后，手足太阳经与足阳明经及阴阳跷脉会合于目内眦，足三阴经与阴维脉、冲脉均会于任脉，冲脉从气街起与足少阴经相并而上行，冲脉与任脉并于胸中，后通于督脉，任、督二脉又通会于十二经等。奇经八脉本身也自有联系，如阴维、冲脉会于任脉，冲脉与任脉并于胸中，又向后与督脉相通，阳维脉与督脉会于风府穴，冲、任、督三脉同起于胞中而"一源而三歧"等。此外，还有无数络脉，从经脉分出后，网络沟通于脏腑组织和经脉之间，使经络系统成为一种具有完整结构的网络状的联络系统。故《类经·经络类》说："络脉所行，乃不经大节，而于经脉不到之处，出入联络，以为流通之用。"

二、运行气血作用

人体各个组织器官，均需气血的濡润滋养，才能维持其正常的生理活动。气血之所以能通达全身，发挥其营养脏腑组织器官、抗御外邪、保卫机体的作用，就是依赖经络的传注而实现的。故《灵枢·本脏》说："经脉者，所以行血气而营阴阳，濡筋骨，利关节者也。"《灵枢·脉度》说："气之不得无行也，如水之流，如日月之行不休，故阴脉荣其脏，阳脉荣其腑，如环之无端，莫知其纪，终而复始。其流溢之气，内溉脏腑，外濡腠理。"说明经络不断地将气血输送到全身各部，在内灌注脏腑组织，在外濡养腠理皮毛。脏腑腠理的气血充盛，生理功能得以正常发挥，则机体强健，能抵御外邪的侵袭。

三、感应传导作用

感应传导，是指经络系统具有感应及传导各种信息的作用，又称为"经络感传现象"。当某种刺激作用于一定穴位时，人体会产生某些酸、麻、胀、重等感觉，并可沿经脉的循行路线而传导放散。中医将此称之为"得气"或"气至"。《灵枢·邪气脏腑病形》所谓的"中气穴，则针游于巷"，可能就是对这种经络感传现象的最早记载。经络的这种感应传导作用，可以沟通人体各部之间的联系，传递各种生命活动信息，引导"气至病所"，反映治疗效应。《灵枢·九针十二原》更强调"刺之要，气至而有效"。

人的生命活动是一个极其复杂的过程，机体中每时每刻都有许多生命信息的发出、交换和传递。这就必须依赖经络系统的感应传导作用，进行生命信息的传递，沟通各部分之间的联系。经络循行分布于人体各脏腑形体官窍，通上达下，出表入里，犹如人体各组成部分之间的信息传导网，是人体内信号的传送道。经络不但能感受信息，而且能按信息的性质、特点、量度进行传导，分别将信息运载至有关的脏腑形体官窍，反映和调节其功能状态。这种信息传导既可以发生在各脏腑形体官窍之间，交换、协调人体生命活动的每个进程，又可以发生于体表与内脏之间。如果体表受到外界某种刺激（针刺、按摩等），这些信息就会由经络中的经气感受和负载，沿经络传送至内脏，根据信息的性质和强度的不同，而产生或补或泻的作用。内脏功能活动或病理变化的信息，亦可由经络中的经气感受，并沿经脉、络脉、经筋、皮部等传达于体表，反映出不同的症状和体征，这是"有诸内必形诸外"的主要生理基础。例如胃肠痉挛的患者，胃脘部出现剧烈的疼痛，根据"肚腹三里留"的循经取穴规律，针刺足阳明胃经的合穴足三里，有的患者自感有一股气从足三里穴向上沿大腿向胃脘部传递，当经气循经到达病所时，疼痛就会减轻乃至消失，异常的功能即趋于恢复。经脉可以把整体的信息传递到每一个局部，从而使每一个局部成为整体的缩影。如面、耳、鼻、手、足都可以反映整体，所以用面针、耳针、鼻针、手针、足针能够治疗某些全身性的疾患，也是通过经脉传递信息、传导感应的作用。经络通达上下内外，与大自然环境建立了相互适应的关系，维持人体与自然界的协调与统一。人在自然界是一个适应周围环境的完整有机体，大自然环境的变化，如温热寒凉和朝夕光热的强弱，人体无时不与之相应，从而形成自然与机体内部环境"节律同化"的规律，《灵枢·经别》说："人之合于天道也，内有五脏，以应五音、五色、五时、五味、五位也；外有六腑，以应六律。六律建阴阳诸经而合之十二月、十二辰、十二节、十二经水、十二时、十二经脉者，此五脏六腑之所以应天道。"临床上子午流注针法就是在《内经》这种人与自然相关理论基础上逐渐演变而创立起来的。

四、调节平衡作用

经络系统通过其沟通联系、运行气血作用，对各脏腑形体官窍的功能活动进行调节，使人体复杂的生理功能相互协调，维持阴阳动态平衡状态。当人体发生疾病时，出现气血不和或阴阳偏盛偏衰等证候，即可运用针灸等治疗方法以激发经络的调节作用，从而达到"泻其有余，补其不足，阴阳平复"（《灵枢·刺节真邪》）之目的。经脉的这种调节作用是一种良性双向调节，在针灸、推拿等疗法中具有重要意义。

第八节　经络学说的临床应用

经络学说是中医基础理论的重要组成部分，除了用以阐释人体的生理功能外，还被广泛用以阐释人体的病理变化，以及指导疾病的诊断和治疗。

一、阐释病理变化

由于在正常生理情况下，经络有运行气血、沟通表里、联系脏腑及感应传导等作用，所以在病理情况下，经络就可能成为传递病邪和反映病变的途径。因此，经络学说也可以用来阐释人体的病理变化。《素问·皮部论》说："邪客于皮则腠理开，开则邪客于络脉，络脉满则注于经脉，经脉满则入舍于腑脏也。"说明经络是外邪从皮毛腠理内传于脏腑的传变途径。由于脏腑之间有经脉沟通联系，所以经络还可以成为脏腑之间病变相互影响的途径。如足厥阴肝经挟胃、注肺中，所以肝病可以犯胃、犯肺；足少阴肾经入肺、络心，所以肾虚水泛可以凌心、射肺。互为表里的两经，因属络于相同的脏腑，因此，互为表里的一脏一腑在病理上常相互影响。如心火可下移小肠；大肠实热，腑气不通，可使肺气不利而出现喘咳胸满等。

经络不仅是外邪由表入里和脏腑之间病变相互影响的途径，通过经络的传导，内脏的病变也可以反映于外表，表现在某些特定的部位或与其相应的官窍上。如肝气郁结常见两胁、少腹胀痛，因为足厥阴肝经抵小腹、布胸胁；真心痛，不仅表现为心前区疼痛，且常引及上肢内侧后缘，即是因为手少阴心经行于上肢内侧后缘之故。其他如胃火可见牙龈肿痛、肝火上炎可见目赤等，都是经络传导的反映。

二、指导临床诊断

十二经脉具有一定的循行路线和属络脏腑，因此它可以反映所属脏腑的病证。在临床上，可以根据疾病症状出现的部位，结合经络循行的部位及所联系的脏腑，作出相应疾病的诊断。例如两胁疼痛，多为肝胆疾病；缺盆中痛，常是肺的病变。又如头痛一症，痛在前额者，多与阳明经有关；痛在两侧者，多与少阳经有关；痛在后头及项部者，多与太阳经有关；痛在颠顶者，多与厥阴经有关。《伤寒论》的六经辨证，也是在经络学说的基础上发展起来的辨证体系。

临床实践发现，在经络循行部位，或在经气聚集的某些穴位，常见明显的压痛，或见结状、条索状反应物，或局部皮肤出现某些形态变化等，这些现象都有助于疾病的诊断。如肺脏有病时可在肺俞穴出现结节或中府穴处表现出压痛；肠痈可在阑尾穴处表现出压痛；长期营养不良的患者可在脾俞穴处见到异常变化等。《灵枢·官能》说："察其所痛，左右上下，知其寒温，何经所在。"说明经络对临床诊断具有重要意义。

三、指导疾病治疗

经络学说被广泛地用以指导临床各科的治疗，是针灸、推拿和药物疗法的理论基础。

指导针灸和推拿治疗。针灸与推拿疗法，主要是根据某一经或某一脏腑的病变，在经络循行部位上取穴，以调整经络气血的功能活动，达到治疗的目的。而穴位的选取，必须按经络学说进行辨证，判定疾病属于何经后，根据经络的循行分布路线和联系范围来取穴，这就是"循经取穴"。

指导药物治疗。药物治疗也要以经络为渠道，通过经络的传导转输，才能使药到病所，发挥其治疗作用。

药物的四气、五味理论，与经络学说的关系十分密切。经络的十二经脉病候，按经脉、脏腑对病证的寒热虚实作了提示性的归纳，对后世脏腑、经络辨证论治，应用药物的四气、五味理论正确遣药有很大的启发作用。

在临床中，不同的脏腑、经络病证，对药物有特殊的要求和选择，这就产生了药物归经理论。北宋·寇宗奭在前人的五味入五脏、五味走五体、五色补五脏等认识的基础上，提出了药物归经的理论。有了归经理论，就能把药物的特殊功效更加细微地反映出来，从而更准确地指导临床上复杂多变病证的治疗。如同是泻火药，可以将其再细分，黄连泻心火，黄芩泻肺火、大肠火，柴胡泻肝胆火、三焦火，白芍泻脾火，知母泻肾火，木通泻小肠火，石膏泻胃火等。金元时期的张洁古、李杲根据经络学说，提出了"引经报使"理论。如治疗头痛，属太阳经的可用羌活，属阳明经的可用白芷，属少阳经的可用柴胡。羌活、白芷、柴胡，不仅分别归入手足太阳、阳明、少阳经，而且能引导其他药物归入上述各经而发挥治疗作用。

此外，用于临床的耳针、电针、穴位埋线及穴位结扎等，都是以经络学说为理论基础的治疗方法。

四、指导养生保健

在经络理论指导下的针灸、推拿、气功、刮痧等疗法广泛运用于人体的养生和保健。针灸刺激人体经络上的相关腧穴使阴阳调和、气血流畅，从而增强了机体的调节能力和抗病能力。清·潘伟如在《卫生要求》一书中阐发了针刺的保健作用，他说："人之脏腑经络血气肌肉，日有不慎，外邪干之则病。古之人以针灸为本……所以利关节和气血，使速去邪，邪去而正自复，正复而病自愈。"如针刺足三里可以调整肠胃、内分泌；针刺心俞可改善心脏供血，增加冠状动脉的血流量；针刺或灸风门、肺俞有益于肺的宣降功能；针刺三阴交可以调整肝脾肾的功能等。

灸法具有和气血、调经络、养脏腑、延年益寿等作用。《医学入门》指出："药之不及，针之不到，必须灸之。"说明灸法可以起到针、药不能起到的作用。至于灸法的保健作用，早在《扁鹊心书》中就有明确记载："人于无病时，常灸关元、气海、命门……虽未得长生，亦可得百余岁矣。"足三里穴是抗衰老增强人体免疫力的主要穴位，用于养生保健有着悠久的历史。常灸足三里穴，可使气血调和，身体安康。正如南宋·张杲的《医说》所记载："若要安，三里莫要干。"任脉上的关元穴，具有补肾温阳的作用，也是保健灸的要穴。《扁鹊心书》云："王超者……年至九十精彩腴润……每夏秋之交，即灼关元千炷，久久不畏寒暑，累日不饥，至今脐下如火之暖。"

推拿运用于防病、治病、健身益寿也有悠久的历史。《素问·调经论》中指出："按摩勿释，着针勿斥，移气于不足，神气及得复。"《备急千金要方·养性》记载："每日必须调气补泻，按摩导引为佳。"推拿相应的经络腧穴，可以调节脏腑气血，增强五脏的生理功能。如按揉足三里、推脾经可增强脾胃的运化功能；推拿肝经相关穴位能增强肝的疏泄功能；推拿心经、心包经上的穴位，如推拿神门、内关、劳宫可改善心脏功能，加强血液循环，常用于心血管疾病的保养和康复。

【现代研究】

经络是人体功能和结构的统一体，是人体的重要组成部分，对其实质的探讨由来已久，大致可以概括为以下两大类：

第一，经络是以神经系统为主要基础，包括血管、淋巴系统等已知结构的人体功能调节系统。①注重形态学的认识：认为经络是以神经系统为主要基础的神经、血管、淋巴、肌肉、肌腱等诸结构功能的总和，就其中单独的任何一种结构，都达不到如此庞大而复杂的功能。②注重大脑皮质功能的认识：将中枢神经系统特别是大脑皮层的结构和功能与经络实质联系起来，进行了许多有价值的探讨，提出了一些观点，诸如经络与中枢神经相关说、经络－内脏－皮质相关说等。③注重神经体液调节的认识：主要观点认为经络对全身的功能调节和针刺穴位引起的各种效应都是通过神经反射或神经体液的综合性调节功能而实现的，这些可能是经络的功能和物质基础。

第二，经络是独立于神经、血管、淋巴系统等已知结构之外但又与之密切相关的另一个功能调节系统。这一独特的系统可能是由某种未知结构组成，也可能是已知结构的未知功能。具有代表性的假说如类传导说、进化较低级和古老传导系统说、特殊管道系统说、第三平衡论、经"气"转输系统说、生物电场说、二重反射说、经络基因控制结构说，以及近来学者认为经络（穴位）是纵横分布的器官间隙，是由间隙物质构成的，即经络既包括有疏松结缔组织与组织液气，又包括神经与血管和淋巴等多种物质的复合功能，其中液气运行是循经感传的物质基础，有的学者归结为经络气道论。

具体来说，经络的现代研究主要集中在以下三个方面：

1. 经筋的研究　经筋研究专家房敏教授提出了颈椎病的"筋骨失衡，以筋为先"理论。经筋病是颈椎病的关键环节，主张"先治筋，后调骨"，运用此理论指导推拿治疗颈椎病，可以明显改善患者膝关节病、脊柱退化性疾病、椎间盘突出症等，从而有利于恢复患处经筋的生物力学性能。根据现代经筋研究发现，推拿治疗更适合用十二经筋来指导临床操作，从而取得更好的临床疗效。因为推拿手法是一种面积更大、更温和的机械刺激，手法之力可以透过皮肤到达肌肉层，即经筋部分。

2. 络病的研究　吴以岭院士创立的络病理论"三维立体网络系统"，提出中医经脉包括经络与脉络，脉络学说与经络学说相互联系又相对独立，共同形成了完整的经脉理论。脉络既是经脉系统中以运行血液为主要功能的网络，又是维持血液运行的心（肺）－血－脉循环系统的重要组成部分，同时属于独立的形体器官，其功能为运行血液至全身发挥营养代谢作用。"脉络"与西医学中小血管、微血管包括微循环具有高度相关性，是中西医结合研究血管病变的结合点。气络学说的"承制调平"核心理论，揭示了气络与神经内分泌免疫三大系统的相关性。该理论对重症肌无力、帕金森病抑郁症等重大疾病防治具有指导价值。

3. 经络实质研究　研究表明，神经系统与经络系统之间存在一定的联系，当外周神经或脊髓损伤时，经络的感传会受到影响。采用神经电生理学的研究方法，结合霍乱毒素的逆行追踪技术的形态学研究，证明支配同一经穴位点肌肉的运动神经元对来自外周传入刺激的反应以及在脊髓腹角的分布具有经络特性的空间联系。量子是人类研究更深层次的微观客体，将量子理论引入到经络实质的研究中，提出了经络实质量子观，并成功解释了循经感传的发生机理及其他的循经感传现象。梁繁荣教授提出经穴效应具有相对特异性并存在一定的规律。其基本规律是以经脉循行为基础，经气会聚是关键，从而揭示经穴效应特异性的产生与经脉循行和经气会聚多少密切相关。经穴效应的循经特异性是指经穴效应依据经穴所属经脉的不同而各异。循经特异性是以经脉循行分布为依据的。*Microscopy and Microanalysis* 杂志 2020 年报道了经络实质的最新研究结果，提出皮肤胶原纤维束形成的组织微通道及其内含成分，为经络气血运行通道的超微形态；具有联络作用的新发间质细胞——Telocyte，具备经络实质细胞的各种特质；Telocyte 网络及其与其他结构的密切关系，可在细胞水平上诠释不同的经络现象。

【经典医论】

《灵枢·经脉》：经脉十二者，伏行分肉之间，深而不见；其常见者，足太阴过于内踝之上，无所隐故也。诸脉之浮而常见者，皆络脉也。

《灵枢·本脏》：经脉者，所以行血气而营阴阳，濡筋骨，利关节者也……是故血和则经脉流行，营复阴阳，筋骨劲强，关节清利矣。

《难经·二十七难》：脉有奇经八脉者，不拘于十二经，何也？然：有阳维，有阴维，有阳跷，有阴跷，有冲，有督，有任，有带之脉。凡此八脉者，皆不拘于经，故曰奇经八脉也。经有十二，络有十五，凡二十七气，相随上下，何独不拘于经也？然：圣人图设沟渠，通利水道，以备不虞。天雨降下，沟渠溢满，当此之时，滂沛妄行，圣人不能复图也。此络脉满溢，诸经不能复拘也。

宋·太医院《圣济总录》：脉有奇常，十二经者，常脉也，奇经八脉则不拘于常，故谓之奇经，盖人之气血常行于十二经脉，其诸经满溢则流入奇经焉。

宋·窦材《扁鹊心书》：谚云：学医不知经络，开口动手便错。盖经络不明，无以识病证之根源，究阴阳之传变。如伤寒三阴三阳，皆有部署；百病十二经脉可定死生。既讲明其经络，然后用药径达其处，方能奏效。昔人望而知病者，不过熟其经络故也……今人不明经络，止读药性、病机，故无能别病所在，漫将药试，偶对稍愈，便尔居功，况亦未必全愈，若一不对，反生他病。此皆不知经络故也。

明·杨继洲《针灸大成》：十五络脉者，十二经之别络而相通焉者也。其余三络，为任督二脉之络，脾之大络，总统阴阳诸络，灌溉于脏腑者也。《难经》谓三络为阳跷、阴跷二络，常考之无穴可指，且二跷亦非十四经之正也。

明·张景岳《类经》：愚按十二经脉之外而复有所谓经筋者，何也？盖经脉营行表里，故出入脏腑，以次相传，经筋联缀百骸，故维络周身，各有定位。

清·徐大椿《洄溪脉学》：夫十二经者，经脉之常度也。其原各从脏腑而发，虽有支别，其实一气贯通，曾无间断。其经直行上下，故谓之经。十五络者，经脉之联属也。其端各从经脉而发，头绪散漫不一，非若经脉之如环无端也。以其斜行左右，遂名曰络。奇经为诸经之别贯，经经自为起止，各司前后上下之阴阳血气，不主一脏一腑，随经气之满溢而为病，故脉气之发，诸部皆乖戾不和。是以古圣以奇字称之，非若经气之常升，络气之常降也。

清·程杏轩《医述》引余傅山论：人身有经、有络、有孙络，气血由脾胃而渗入孙络，由孙络而入各经大络，而入十二经。譬之沟涧之水流入溪，溪之水流入江河也。沟涧溪流，有盈有涸，至于江河，则古今如一，永无干涸。若有干涸，则人物消灭尽矣。中风偏枯之疾，一边不知痛痒而不死者，以其孙络、大络为邪气壅塞，血气不能周流故也，然十二经中之元气，犹周流不息，是以久延不死。

清·冯兆张《锦囊秘录》：经脉者，行血气，通阴阳，以荣于身者也。络脉者，本经之旁支而别出，以联络于十二经者也。本经之脉，由络脉而交他经，他经之脉亦由是焉。人身之气，经盛则注于络，络盛则注于经。得注周流，无有停息，昼夜流行，与天同度，终而复始……

清·唐笠山纂辑《吴医汇讲》：周身气血，无不贯通。故古人用针通其外，由外及内，以和气血；用药通其里，由内及外，以和气血。其理一而已矣。至于通则不痛，痛则不通，盖指本来原通，而今塞者言。或在内，或在外，一通则不痛。宜十二经络脏腑，各随其处而通之，若通别处，则痛处未知，而他处反为掣动矣。

【思维训练】

典型医案一

患儿何某，男，8 岁。家属代诉：脱肛两周，病始于间歇腹泻 1 个月后。早期于大便时下脱，可自行回复，但以后需手托才能纳回，近两周发展至下蹲、奔跑亦脱出。诊时：面色萎黄，轻度消瘦，神疲肢怠，腹微胀，舌淡苔白腻，脉细弱。本病乃中气下陷，大肠腑气收摄无力而成病。治以调补脾胃气机与升阳并进。取足阳明及督脉经穴为主，刺用补法，针灸并施。取足三里、大肠俞、长强、上巨虚、脾俞、百会等穴。治疗期间嘱其家属每日用艾条隔姜片温灸脾俞、胃俞、足三里、百会两次，每次 30 分钟。

如上治疗两周后，患儿神情活泼，面色泛红，体力增进，食欲佳，脱肛未现，脉舌平，病已愈。

思考问题： 此病所述的主要症状有哪些？本病主要与哪条经脉有关？其治疗穴位应以何经脉为主？

案例分析： 脱肛多因病后气虚下陷而成病。此例因久泻致脾气亏虚下陷，大肠腑气收摄无力而脱肛。故取足阳明胃经的足三里穴健脾益气，以补益后天生化之源；补刺长强、上巨虚，以旺盛大肠腑气机；灸百会、脾俞、胃俞，以健脾升阳举陷。（《现代针灸医案选》）

典型医案二

沙某，女，50 岁。主诉：右踝、趾关节肿痛 3 年。患者 3 年前因受寒风冷雨侵袭后发热、关节疼痛。经治疗热退而关节疼痛反复发作，每于阴雨天气症状加剧。诊时，神疲消瘦，面色无华，下肢肌肉轻度萎缩，踝微肿，趾呈梭形肿大，伴腹胀、纳呆、眩晕、大便时溏，舌质淡，苔薄腻，脉沉细。此为寒湿入侵，著于筋骨，发为著痹。治以化湿通络，行气活血。主穴：足三里、解溪、太冲、八风、阳陵泉、阿是穴、脾俞（压痛点）等。治疗 3 个月后，踝趾肿痛消失，活动功能正常。

思考问题： 此病所述的主要症状有哪些？本病主要与哪条经脉有关？其治疗穴位应以何经脉为主？

案例分析： 此例因正虚复感寒湿，外邪凝滞经络，气血不通而成痹。故此病应标本兼施，选穴以三阳经为主，加配有关脏腑背俞穴。旨在疏通经络、运行气血，湿邪得化、筋骨得养，痹证则可除。（《中国当代针灸名家医案》）

第五章

体 质

扫一扫，查阅本章数字资源，含 PPT、音视频、图片等

【学习引导】

　　世界上找不到完全相同的两个人，原因是存在个体体质差异。自《内经》时代以来，中医学就将人体结构、功能、神志（心理活动）等多方面相结合来研究人体的体质差异性，以揭示人体对自然和社会环境的适应性、对某些病因的易感性、对某些疾病的易患性、病变过程中的易转化性以及对养生方法的选择等。通过对本章的学习，可以把握中医学对人体体质的独到见解，以及在养生保健和防治疾病等方面所具有的重要指导作用。

【名词术语】

　　体质　禀赋　阴阳平和质　偏阳质　偏阴质

　　中医体质学说融生物学、人类学、心理学和医学科学于一体，以研究人类体质的形成过程、特征、类型、差异及其与疾病发生、发展和演变关系等为主要内容，是中医基础理论的重要组成部分，已经成为中医临床医学中研究人类体质与疾病、健康关系的新的分支学科。重视体质问题的研究，不但有助于从整体上把握个体的生命特征，而且有助于分析疾病的发生、发展和演变规律，对诊断、治疗、预防疾病及养生康复均有重要价值。体质学说创建于《内经》，基本成熟于明清时期，发展于当代。由于体质学说具有重要的理论意义和广泛的实用价值，近年来深受学术界的重视。

第一节　体质的基本概念和构成要素

　　体质学说是以中医理论为指导，研究正常人体体质的概念、形成、特征、类型、差异规律，及其对疾病发生、发展、演变过程的影响，并以此指导对疾病进行诊断和防治的理论体系。

一、体质的基本概念

　　体质的"体"，指具有生命活力的形体、躯体；"质"指"特质""性质"。体质是指人类个体生命过程中，在先天禀赋和后天获得的基础上所形成的形态结构、生理功能和心理状态方面综合的相对稳定的个体化特征。体质主要通过人体形态、功能和心理活动等的差异性表现出来。在生理上表现为功能、代谢以及对外界刺激反应等方面的个体差异，在病理上表现为对某些病因和疾病的易感性或易罹性，以及产生病变的类型与疾病传变转归中的某种倾向性。

　　每个人都有自己的体质特点，人的体质特点既可表现于健康状态下的个体差异性，也可表现

为疾病状态下的病理反应。因此，体质实际上就是人群在生理共性的基础上，不同个体所具有的生理特殊性。它影响着人对自然、社会环境的适应能力和对疾病的反应和抵抗能力，以及发病过程中对疾病的证候类型和个体治疗措施的反应性，使得人体的生、老、病、死等生命过程带有明显的个体特异性。

体质是人类生命过程中的一种重要表现形式。父母的体质状况往往直接影响子女的体质，即在遗传基础上形成的体质因素在人的一生中都将明显地或潜在地发生作用，是体质形成的第一因素。生活中，每一个人都有一些相对稳定的个体化的饮食、劳动、生活起居等习惯，这些后天生活环境和习惯的影响在遗传的基础上进一步促进体质的稳定和巩固，或者促使体质的转变，最终形成属于自己的个体化的体质。所以，体质具有两个方面的基本特征：其一，就是强调先天禀赋和后天调养对体质形成的影响。先天因素是人体体质形成的重要基础，决定了体质的相对稳定性和个体体质的特异性，后天调养可影响体质发生强弱变化，以及体质类型的改变。先后天多种因素共同作用于人体，形成了个体不同的体质特征。其二，突出中医学"形神合一"的生命观和"天人一体"的自然观，充分体现出中医学整体观念这一基本特点。"形神合一"是生命存在和健康的基本特征。正如张介宾《类经·藏象类》说："形神俱备，乃为全体。"神由形而生，依附于形而存在，形是神活动的物质基础和所舍之处；反过来，神是形的功能表现和主宰，神作用于形，对人体生命具有主导作用，能协调人体脏腑的生理功能。因此，形壮则神旺，形衰则神衰。中医学这种形神合一的人体观、生命观和医学观决定了体质概念之"体"是具有生命活力的形体，是形神之体的简称。"天人一体"是生命存在的客观条件和必然规律。也就是说，体质概念包括了形、神两方面的内容。人生活在自然环境和社会环境中，人类体质的形成和发展受自然、社会环境的制约，个体对社会和自然环境的适应能力及适应程度往往表现在其个体体质特征之中。

在中医古代文献中，与"体质"相关、用于说明个体特性的术语很多。如《内经》常用"形""质"等表义，《灵枢·阴阳二十五人》中"五形之人"之"形"，《素问·厥论》中提到的"是人者质壮"的"质"等，都含有今天所说的"体质"之义。其后，唐·孙思邈《备急千金要方》称"秉质"，宋·陈自明《妇人良方》称为"气质"，南宋无名氏《小儿卫生总微方论》称"赋禀"。明清医家还有"气体""形质""禀赋"等称谓，如清·徐大椿则将"气体""体质"并用。以上所指皆是个体的形质和功能特性。"体质"一词明确提出始见于《景岳全书·杂证谟》，张景岳在讨论使用攻法的时候说："体质贵贱尤有不同，凡藜藿壮夫，及新暴之病，自宜消伐。"自清·叶桂、华岫云始直称"体质"，人们渐趋接受"体质"一词，普遍用它来表述不同个体的生理特殊性。

重视对体质问题的研究，有助于从整体上把握个体的生命特征，有助于分析疾病的发生、发展和演变规律，有助于制订个性化诊疗和养生方案，对诊断、治疗、预防疾病及养生康复均有重要意义。

二、体质的构成要素

体质的构成要素较为复杂，主要体现在形态结构的差异性、生理功能的差异性、心理特征的差异性等方面。这几个方面的差异性所反映出的必要的、可测定的因素称之为体质构成要素，包括反映组织形态结构的要素，如体表形态、脏腑、精气血津液等；反映生理功能特性的要素，如心率、面色、唇色、舌象、脉象、语言、呼吸等；反映心理活动特征的要素，如感觉、知觉、情感、思维等。

（一）形态结构的差异性

形态结构的差异性是体质特征的重要基础条件，包括外部形态结构和内部形态结构。外部形态指个体外观形态上的特征，主要表现为体表形态、体格、体形等方面的差异。内部形态结构是体质的内在基础，主要由脏腑、经络的形态结构和精气血津液的状态所构成。

体表形态最为直观，是指个体外观形态的各种特征，涉及对人体测量和观察的内容，包括体格、体型、体重、性征、体姿、面色、毛发、舌象、脉象等。

体格是指反映人体生长发育水平、营养状况和锻炼程度的状态，通过观察和测量身体各部分的大小、形状、匀称程度，以及体重、胸围、肩宽、骨盆宽度和皮肤与皮下软组织情况来判断，是反映体质的标志之一。

体型是指身体各部位大小比例的形态特征，又称身体类型，是衡量体格的重要指标。在形态结构的各因素中，体型的差异最具医学意义。体型以躯体形态为基础，并与内部脏腑组织结构有一定的关系。古今中外的体质学说，大多都把体型特征作为体质研究的重要内容，观察体型主要观察形体之肥瘦长短、皮肉之厚薄坚松、肤色之黑白苍嫩的差异等。其中尤以肥瘦最为重要，如《灵枢·逆顺肥瘦》及《灵枢·卫气失常》即以体型将人分为肥人与瘦人，又以其形态特征等划分为膏型、脂型和肉型。元·朱震亨《格致余论》则进一步将体型与发病相联系，提出了"肥人湿多，瘦人火多"的著名观点。《灵枢·寿夭刚柔》指出，"人之生也，有刚有柔，有弱有强，有短有长，有阴有阳"，"形有缓急，气有盛衰，骨有大小，肉有坚脆，皮有厚薄"。现代流行病学调查研究结果也提示：体型特别是肥瘦差异确实反映着体质的某些特点。

（二）生理功能的差异性

形态结构是产生生理功能的基础，个体不同的形态结构特点决定着机体生理功能及对刺激反应的差异，而机体生理功能的个性特征，又会影响其形态结构，引起一系列相应的改变。因此，生理功能上的差异也是个体体质特征的组成部分。

人体的生理功能是其内部形态结构完整性、协调性的反映。生理功能上的差异是个体体质最具特征性的组成部分。人体的生理功能以内部形态结构为基础，是脏腑经络及精气血津液功能的体现，人体的各项生理功能均离不开脏腑，脏腑是构成人体、维持正常生命活动的中心。机体的防病抗病能力、新陈代谢情况、自我调节能力，以及或偏于兴奋，或偏于抑制的基本状态等，都是脏腑经络及精气血津液生理功能的表现。因此，人体生理功能的差异，反映了脏腑功能的盛衰偏颇，涉及水谷运化、呼吸运动、血液运行、津液代谢、生长发育、生殖功能、感觉运动、意识思维等各方面功能的强弱差异。机体的防病御邪的能力、自我调节的能力等都是脏腑经络及精气血津液生理功能的表现。诸如心率、心律、面色、唇色、脉象、舌象、呼吸状况、言语、食欲、对寒热的喜恶、二便情况、性与生殖功能、形体的动态及活动能力、睡眠状况、视力、听力、触觉、嗅觉、耐痛的程度、皮肤肌肉的弹性、须发的多少和光泽等，是了解体质状况的重要内容。

（三）心理特征的差异性

心理是指客观事物在大脑中的反映，是感觉、知觉、情感、记忆、思维、性格、能力等的总称，属于中医学"神"的范畴。形与神是统一的整体，体质是个体特定的形态结构、生理功能与相关心理状况的综合体，形态、功能、心理三者之间具有内在的相关性。一定的形态结构与生理功能，是心理特征产生的基础，使个体容易表现出某种心理特征；而心理特征在长期的显现中，又影响着形态结构与生理功能，并表现出相应的行为特征。

某种特定的形态结构总是表现为某种特定的心理倾向，如《灵枢·阴阳二十五人》言具有"圆面、大头、美肩背、大腹、美股胫、小手足、多肉、上下相称"等形态特征的土型之人，多表现为"安心、好利人、不喜权势、善附人"等心理特征；不同内脏的功能活动，总是表现为某种特定的情感、情绪反应与认知活动，正如《素问·阴阳应象大论》所说："人有五脏化五气，以生喜怒悲忧恐。"由于人体脏腑精气及其功能各有所别，故个体所表现的情志活动也有差异，其对应规律为心在志为喜、肝在志为怒、脾在志为思、肺在志为忧、肾在志为恐，如有人善怒、有人善悲、有人胆怯等。

人的心理特征不仅与形态、功能有关，而且与不同个体的生活经历及所处的社会文化环境有着密切的联系。所以即使为同种形态结构和生理功能者，也可以表现为不同的心理特征，如《灵枢·阴阳二十五人》中，每一种类型的形构功能有五种不同的心理倾向，木、火、土、金、水五种类型的形构特征的人共有 25 种心理类型。所以一定的形态结构与生理功能是心理特征产生的基础，使个体容易表现出某种心理特征；而心理特征在长期的显现中又影响着形态结构与生理功能，表现出相应的行为特征。可见，在体质构成因素中，形态结构、功能、心理之间有着密切的关系，心理因素是体质概念中不可缺少的内容。

第二节　体质的标志和影响体质的因素

一、体质的标志

体质的标志，通过体质的构成内容来体现。因此，当评价一个人的体质状况时，应从形态结构、生理功能及心理特征等多方面进行综合考虑。

（一）体质的评价指标

体质的评价指标包括身体的形态结构状况、身体的功能水平、身体的素质及运动能力水平、心理的发育水平和适应能力等方面。

1. 身体的形态结构状况　包括体表形态、体格、体型、内部的结构和功能的完整性、协调性。

2. 身体的功能水平　包括机体的新陈代谢和各器官、系统的功能，特别是心血管、呼吸系统的功能。

3. 身体的素质及运动能力水平　包括速度、力量、耐力、灵敏性、协调性及走、跳、跑、投、攀越等身体的基本活动能力。

4. 心理的发育水平　包括智力、情感、行为、感知觉、个性、性格、意志等方面。

5. 适应能力　包括对自然环境、社会环境和各种精神心理环境的适应能力，对病因、疾病损害的抵抗能力、调控能力和修复能力等。

（二）理想健康体质的标志

理想体质是指人体在充分发挥先天禀赋潜力的基础上，经过后天的积极培育，使机体的形态结构、生理功能、心理状态以及对环境的适应能力等各方面得到全面发展，处于相对良好的状态，即形神统一的状态。形神统一是健康的标志，因此，中医学常常将理想体质的标志融于健康的标志之中，理想体质的标志也反映了健康的标志。其具体标志主要是：①身体发育良好，体格健壮，体型匀称，体重适当。②面色红润，双目有神，须发润泽，肌肉皮肤有弹性。③声音洪亮有力，牙齿清洁坚固，双耳聪敏，脉象和缓均匀，睡眠良好，二便正常。④动作灵活，有较强的运动与劳动等身体活动能力。⑤精力充沛，情绪乐观，感觉灵敏，意志坚强。⑥处事态度积极、镇定，有主见，富有理性和创造性。⑦应变能力强，能适应各种环境，有较强的抗干扰、抗不良刺激和抗病的能力。

二、影响体质的因素

体质禀受于先天，得养于后天，其形成是长期内外环境等多种因素共同作用的结果。体质特征取决于脏腑经络气血的盛衰，凡能影响脏腑经络、精气血津液功能活动的因素均可影响体质。

（一）先天因素

先天因素，又称禀赋或先天禀赋，是指子代出生以前在母体内所禀受的一切特征。既包括父母双方所赋予的遗传特性，又包括子代在母体内发育过程中的营养状态及母体在孕期所给予的各种影响。同时，父方的元气盛衰、营养状况、生活方式、精神因素等也直接影响着"父精"的质量，从而也会影响到子代禀赋的强弱。

先天禀赋是体质形成的基础，是人体体质强弱的前提条件。个体体质的差异性很大程度上取决于先天禀赋。父母的生殖之精结合形成胚胎，禀受母体气血的滋养而不断发育，从而形成了人体，这种形体结构便是体质在形态方面的雏形，故《灵枢·决气》说："两神相搏，合而成形。"张介宾称之为"形体之基"。汉·王充在《论衡·气寿》中指出："禀气渥则其体强，体强则命长；气薄则体弱，体弱则命短，命短则多病短寿。"明·万全《幼科发挥·胎疾》认为："子于父母，一体而分。"因此父母生殖之精的盈亏盛衰和体质特征决定着子代禀赋的厚薄强弱，影响其体质。父母体内阴阳的偏颇和功能活动的差异，会影响子代也有同样的倾向性。诸如身体强弱、肥瘦、刚柔、长短、肤色、性格、气质，乃至先天性生理缺陷和遗传性疾病，如鸡胸、龟背、秃顶、癫痫、哮喘、艾滋病等。

先天之精充盈则禀赋足而周全，出生之后体质强壮而少偏颇；反之，先天之精不足，禀赋虚弱，或有偏颇，往往会使小儿生长发育障碍，影响身体素质和心理素质的健康发展。如《医宗金鉴·幼科杂病心法要诀》说："小儿五迟之证，多因父母气血虚弱，先天有亏，致儿生下筋骨软弱，行步艰难，齿不速长，坐不能稳，要皆肾气不足之故。"在体质形成过程中，先天因素起着关键性作用，先天因素是构成不同体质的基础。

先天禀赋还决定了个体对某些疾病的易感性。生命科学研究揭示，许多疾病具有遗传倾向，如哮喘、癫痫、高血压、糖尿病、血脂异常、乳腺癌、胃癌、大肠癌、肺癌、抑郁症、阿尔茨海默病等。多数情况下，父母遗传给子女的并不是某种特定的疾病，而是某种特异性体质。子女出生后通常并不是立即发病，而是在一定条件、一定诱因作用下容易发病。除父母的身体素质外，母体在整个孕期的调养情况也直接影响着子代的体质。如孕妇的精神状态、营养状况、围产期的各种因素都对子代的体质有着重要的影响作用。在体质的形成过程中，先天因素起着关键性的作用，它决定了体质的"基调"。但这只为体质的发展提供了可能性，而体质的强弱还受后天各种因素综合作用的影响。某些有遗传倾向的疾病可以由父母传给子代，但子代从父母那里禀受来的是一种特异性体质，而不是疾病。是否发病与后天因素有关。

（二）后天因素

后天是指人从出生到死亡之前的生命历程。后天因素是人出生之后赖以生存的各种因素的总和。后天因素可分为机体内在因素和外界因素两方面。机体内在因素包括年龄、性别、情志，外界因素包括饮食、劳逸、疾病及治疗、环境等。

1. 年龄　人体的形态结构、脏腑功能和精气血津液是随着年龄而发生变化的，因此同一个体，在不同年龄阶段，体质特征有所差异。随着年龄的增长，体质由娇弱到强壮，再由强壮到衰弱，这就是人体生、长、壮、老、已的自然规律。在生长、发育、壮盛以至衰老、死亡的过程中，脏腑精气由弱到强，又由盛至衰，一直影响着人体的生理活动和心理变化，决定着人体体质的演变。

早在《内经》时代，古代医家对随年龄的递增体质演变的规律就有了基本认识。如《素问·上古天真论》以男子八岁、女子七岁为一阶段，叙述了随着年龄的变化，男女体质的变化，从出生到青春期，体质渐趋成熟并基本定型于青春期之末；青春期到35岁左右，女子的体质常会发生较明显的变化，此期男子的变化不很明显；35岁到49岁，体质变化大多较为平缓；男女进入更年期后，体质常发生显著变化；老年期男女体质日渐虚损，衰老日趋明显，体质常以虚为主，兼夹痰瘀。

《灵枢·天年》以十岁为一阶段，较详细地描述了从十岁到百岁不同年龄阶段脏腑气血等形质改变的过程；《灵枢·营卫生会》曾论述过"壮者""老者"等不同年龄阶段的不同生理特点。明·李时珍也认为人有少、长、老之别，气有盛、壮、衰三等，治疗时应当加以考虑，分别治之。

体质的形成和演变，按照历代医家的认识及临床实践，可以归纳为五个阶段：

幼年期：小儿生机旺盛，蓬勃生长，好比旭日初升，蒸蒸日上，具有以阳生为主要趋势的体质特点，可概括为"纯阳之体""稚阴稚阳"。《温病条辨·解儿难》中关于"稚阴稚阳"理论则认为："小儿稚阳未充，稚阴未长也。""稚阳"意指小儿各种生理功能尚不完善；"稚阴"说明体内精血津液等物质基础尚不充足，脏腑、皮肉、筋骨、血脉、脑髓等有形结构尚未发育成熟。明·万全《育婴秘诀·五脏证治总论》指出小儿的体质特点为："五脏之中肝有余，脾常不足肾常虚，心热为火同肝论，娇肺遭伤不易愈。"正是由于小儿脏腑娇嫩，形气未足，小儿发病更具有易感性和易变性，病证易虚易实、易寒易热。

青春期：青春期是由少年转向成年的过渡期，是体质逐渐趋向成熟、稳定的阶段，体质基本定型。这一时期调养是否得当，将直接影响到成年后的体质情况。幼年时期体质较差的儿童，在青春期注意培养，可转变为健壮的青年。相反，原来禀赋充足、体质较好者，若青春期摄生不当，可致体质下降。

成年期：人体处于壮年时期，气血津液充足，脏腑功能稳定，体质类型已基本定型，一般而言，体质比较稳定，变化较小而且较平缓。这一时期促使体质改变的因素主要是疾病和房劳内伤等，妇女则还需考虑经、带、胎、产等情况的影响。

更年期：更年期是由成年期转入老年期的过渡时期。在此期间，全身各种功能和结构渐进性衰退。更年期的变化以女性更为明显，表现为月经紊乱，继而月经闭止，还易出现潮热、盗汗、心悸、烦躁等症状。

老年期：老年期气血精津亏虚，脏腑功能减退，阴阳失调，各种生命功能逐渐衰退，龙钟老态日趋明显，体质虚损者居多。体质常表现出精气神渐衰、阴阳失调、脏腑功能衰退、代谢减缓、气血郁滞等特点。

2. 性别　人类最基本的体质类型可分为男性体质与女性体质。由于男女在遗传性征、身体形态、脏腑结构等方面的差别，相应的生理功能、心理特征也就有异，因而体质上存在着性别差异。男为阳，女为阴。男女性别不同，身体形态、生理功能方面明显不同，心理活动特征也各有不同。男性多禀阳刚之气，体格高大，肌肉丰满，脏腑功能较强，健壮有力，性格多外向，粗犷豁达，心胸开阔，能胜任繁重的体力劳动和脑力劳动；女性多具阴柔之质，体型娇小，脏腑功能较弱，苗条柔和，性格多内向，细腻喜静，能胜任体力较小需要耐心细致的工作。

女性有经、带、胎、产、乳等特殊生理现象，还有月经期、妊娠期和产褥期的体质改变。当月经来潮后，体内产生了明显的周期性变化，如果感冒则易入血室，故有经期感冒热入血室等专论；妊娠期由于胎儿生长发育的需要，产褥期由于产育、哺育的影响，母体在此期间各系统产生一系列适应性改变，故有"孕妇宜凉，产后宜温"之说。《金匮要略》将产后体质特点总结为："新产血虚，多汗出，喜中风，故令病痉；亡血复汗，寒多，故令郁冒；亡津液，胃燥，故大便难。"由于女性体质明显有别于男性，故《血证论·男女异同论》有"男子以气为主""女子以血为主"的说法。

就与脏腑的关系而言，与男性关系密切的是肾，而女子与肝的关系密切，故有"男子以肾为先天""女子以肝为先天"之说。男子以肾为先天，以精气为本；女子以肝为先天，以血为本。男女体质的差异性，同时还表现在对不同病因的易感性及疾病类型的倾向性上的不同。男子气常不足，女子血常不足。男子属阳，其气易耗，病多在气分；女子属阴，其气易郁，病多在血分。男子之病，多由伤精；女子之病，多由伤血。在病理上，男性较之女性对于病邪更敏感。研究发现，女性的耐受力和免疫力较男性为强，女性的寿命一般要长于男性。

3. 饮食　饮食是人体后天营养物质的来源，生命活动赖以生存的基础。饮食结构和营养状况对体质有明显的影响，长期的饮食习惯和固定的膳食品种质量，日久可因体内某些成分的增减等变化而影响体质。一般来说，饮食充足而精粹者，营养良好，体形多丰腴，体质较好；而饮食不足或粗杂者，营养较差，体形多瘦小，体质偏弱。但饱食无度，恣食肥甘，体虽肥胖，常见形盛气虚而多痰，体质未必强健；虽粗茶淡饭，尚未致饥饿，则气血流畅，痰湿不生，体质往往较好。如饮食不足，影响气血的化生，可使体质虚弱；饮食偏嗜，使体内某种物质缺乏或过多，可引起人体脏气偏盛偏衰，形成有偏倾趋向的体质，甚则成为导致某些疾病的原因。

长期的实践观察表明：嗜食肥甘厚味可助湿生痰，形成痰湿体质；嗜食辛辣则易化火伤阴，形成阴虚火旺体质；过食生冷寒凉会损伤脾胃，产生脾气虚弱体质；饮食无度，久则损伤脾胃，可形成形盛气虚的体质；贪恋醇酒佳酿，湿热在中，易伤肝脾。合理的膳食结构，科学的饮食习惯，则能保持和促进身体的正常生长发育，使气血旺盛，脏腑功能协调，痰湿不生，阴阳平秘，体质强壮。

此外，长期的饮食习惯和营养状况，还会在一定程度上会影响个性心理。《内经》提出"血食之君"（以肉食为主者），"骄恣纵欲，轻人"，所以"膏粱菽藿之味，何可同也"。如游牧民族以肉食为主，剽悍粗犷；素食出家之人，淡泊和顺。

4. 劳逸　劳逸适度对维持正常的体质非常重要。适度的体能锻炼、必要的劳动，可使筋骨强壮，关节通利，气机通畅气，气血调和，脏腑功能旺盛，形体得养，体健而神旺，从而增强体质。适当的休息有利于人体的身心健康，保持良好的体质。但劳累过度又会耗损气血，劳伤筋骨，暗耗精血，致脏腑精气不足，功能减弱，形成虚性体质。如《素问·举痛论》说："劳则气耗。"《素问·宣明五气》说："久立伤骨，久行伤筋。"相反，如果长期疏于锻炼，过度安逸，养尊处优，四体不勤，易导致气血郁滞，筋肉松弛，脾胃功能减退，形盛而气不足，肥胖而功能减弱，形成痰瘀型体质。如《灵枢·根结》说："王公大人，血食之君，身体柔脆，肌肉软弱。"

5. 情志　情志是指喜怒忧思悲恐惊等心理活动，是人体对外界客观事物刺激的正常反应，反映了机体对自然、社会环境变化的适应调节能力。情志活动的产生有赖于内在脏腑的功能活动，以脏腑精气血阴阳为物质基础。七情的变化，通过影响脏腑精气的盛衰变化，进而影响人体的体质。所以精神情志，贵在和调。

情志和调则人体气血调畅，脏腑功能协调，体质强壮；反之，长期强烈的情志刺激，持久不懈的情志活动，超过了人体的生理调节能力，则易导致脏腑精气的不足或紊乱，给体质造成不良影响，可形成某些特定的体质，常见的气郁型体质多由此起。而此种体质形成以后，又更易发生与原来相同的情志活动，从而进一步损伤内脏，形成恶性循环，促使该体质的稳定。体质还可相互转化，如气郁型体质，气郁化火，灼伤阴血，又能导致阳热体质或阴虚体质。气滞不畅还可形成血瘀体质。

情志变化导致的体质变化，还与某些疾病的发生有特定的关系，如郁怒不解，情绪急躁的"木火质"，易患中风、眩晕等病证；忧愁日久，郁郁寡欢的"肝郁质"，易诱发癌症。因此，保持良好的精神状态，对体质健康十分有益。

6. 疾病及治疗　疾病是导致体质发生改变的重要因素。人患病以后，在致病因素的作用下，机体的脏腑阴阳、气血津液会发生变化。一般情况下，病愈后调养得当可逐渐恢复，不至于影响体质。但是，在某些特殊情况下，如大病、久病、重病等，较严重的、持久性的损伤，或病后失于调养，都会使体质发生改变。疾病改变体质多是向不利方面变化，如妇女反复发生月经过多或崩漏不止，易耗损气血而形成气血不足的体质类型；慢性肝炎易使体质变为气滞血瘀型。

此外，体质与疾病常互为因果，也就是疾病损害而形成的体质改变，其体质类型还与疾病变化有一定关系，如慢性肝炎早期多为气滞型体质，随着病变的发展可转为瘀血型、阴虚型乃至动风型等不同类型的体质。而感染邪气、罹患某些疾病之后，还会使机体具有相应的免疫力，使患者不再罹患此病。如天花、麻疹等罹患后可终身不再患此病，获得了对该病的特殊抵抗力。

药物具有不同的性味特点，针灸具有相应的补泻效果，能够调整脏腑精气阴阳之盛衰及经络气血之偏颇，用之得当将会收到补偏救弊的功效，使病理体质恢复正常；用之不当或针药误施，将会加重体质损害，使体质由壮变衰，由强变弱。

7. 环境　环境包括自然环境和社会环境。

自然环境对体质产生直接的影响。人生活在特定的地方区域，不同地区的气候特点、水土条件不同，物产不同，人们的饮食结构、饮食习惯不同以及生产方式、劳作方式、生活方式不同。这些因素及其差异，对人们的体质产生着直接的影响，从而形成该地区人群特殊的体质特征。

从地理学的角度来看，地球在其漫长的演化过程中，逐渐形成了地壳元素的不均一性，这种不均一性在一定程度上控制和影响着世界各地区人类、动物和植物的生长，造成了生物生态的明显地区性差异。因此，不同地区或地域具有不同的地理特征，包括地壳的物理性状、土壤的化学成分、水土性质、物产及气候条件等特征。这些特征影响着不同地域人群的饮食结构、居住条件、生活方式、社会民俗等，从而影响着不同地域人群的形态结构、生理功能和心理行为特征的形成和发展。同时人类具有能动的适应性，由于自然环境条件不同，人类各自形成了与其生存环境条件相协调的自我调节机制和适应方式，从而产生并形成了不同自然条件下的体质特征。早在《素问·异法方宜论》中就曾详细论述了地域方土不同，人受到不同水土性质、气候类型、生活条件、饮食习惯影响所形成的东、南、西、北、中五方人的体质差异及其特征。《医学源流论·五方异治论》亦指出："人禀天地之气以生，故其气体随地不同。"如我国北方之人形体多壮实，腠理较致密；南方之人多见阳虚体质。东南地区人们的体型多偏瘦小，腠理较疏松，多阴虚湿热；滨海临湖之人，多湿多痰等。恶劣的气候环境培养了人健壮的体魄和刚悍的气质，舒适的气候环境则造就人娇弱的体质和温顺的性格。中医学历来强调治病要"因地制宜"，就是考虑到不同地域的人体质是不同的。

居处环境也对体质产生影响作用。居住环境的寒冷潮湿，易形成阴盛体质或湿盛体质；温室厚衣，又可形成阳盛内热体质。俗话说"山气使人塞""水性使人通"。久居辽阔的草原、广袤的平原和海边者，性情多旷达奔放；久居狭窄斗室，易焦虑抑郁；长宿空旷广厦者，易滋生寂寞无聊、空虚厌世的心态。故《吕氏春秋·本生》说："室大则多阴，台高则多阳……是故先王不处大室，不为高台。"

社会环境对体质也有影响。人不仅具有生物属性，还具有社会属性。个体既能影响社会，又同时受到社会的影响。社会互动和社会化过程对体质的发展有重要的作用。从宏观的角度来说，社会的治与乱、社会阶层、社会风气等都影响着生命活动，进而影响体质的形成；从微观的角度来说，个体所处的社会阶层、家庭、同伴、教育等也影响着体质，特别是影响心理活动的倾向性。《内经》明确指出：布衣百姓与王公贵族性情有异。因为社会阶层在一定程度上决定或影响着个体的社会声望（职业地位）、经济收入、受教育程度、机会、对自己生活的控制程度等，而这些因素对体质的形成有相当的影响作用。所以，不同职业、不同的社会角色，常表现出不同的体质差异。研究表明：工人、农民、知识分子、干部等不同的社会群体之间，体质客观上存在着某些差异。

8. 其他因素 在影响体质的因素中，婚育也是其中的重要因素之一。婚育是指性生活和妇女产育。适时婚姻，适度的房事活动，有助于保持身心健康、肾精充盈，维护正常体质。若房事过度，损伤肾精，必然导致体质衰退。但长期戒绝房事，身心欲望得不到满足，又易肝郁气滞，影响体质。

女性经、孕、产、乳的特殊生理功能，都以气血为物质基础。月经不调、多产、众乳等都能影响妇女的体质。现代研究也证实，女性体质虚弱、精血不足的情况无论是从程度还是比例上都明显高于男性，这说明生育对女性的体质有直接的影响。

总之，由先天因素而形成的特定体质，往往是根深蒂固的。在同等后天生活条件下，人之体质的强弱，主要取决于先天禀赋。但是，后天调养对体质的作用也是十分重要的，知摄生者，饮食宜有节，劳逸应适度，欲不可纵，情不可恣，且祛病有方，锻炼有法，则能在先天禀赋的基础上，保持良好体质并使之日益增强，或改善不良体质而使之由弱转强，从而达到延缓衰老、祛病延年的目的。

第三节 体质的特点

体质受先后天因素的共同作用，具有先天禀赋性、形神一体性、个体差异性、群体趋同性、相对稳定性、动态可变性、连续可测性、后天可调性等特点。

1. 先天禀赋性 人之始生，"以母为基，以父为楯"（《灵枢·天年》）。父母之精是生命个体形成的基础，人体的外表形态、脏腑功能、精神情志等个性特点均形成于胎儿期，取决于个体的先天因素。先天禀赋维持着个体体质特征相对稳定，是决定体质形成和发展的根本因素。

2. 形神一体性 "形神合一"是中医学体质概念的基本特征之一。中医学认为，"神乃形之主，形乃神之宅"，形神之间相互影响，密切相关。体质既反映个体在形态结构、脏腑功能活动等方面的生理特性，又反映个体在生命活动过程中所表现出来的精神面貌、性格、情绪等方面的生理特性。所以，体质是生理特性和心理特性的综合体，是对个体身心特性的概括。

3. 个体差异性　由于生命个体的先天禀赋和后天获得性不同，因而所形成的体质特征因人而异，有明显的个体差异性。通过人体的形态结构、生理功能、心理活动的差异性而表现出来，而且千变万化，复杂多样。因而个体差异性是体质学说研究的核心问题。

4. 群体趋同性　同一种族或居住在同一地域的人群，可因为遗传背景相近、生存环境相同、生活习惯近似，使体质具有相同或类似的特点，从而使特定人群的体质呈现出群体趋同性。

5. 相对稳定性　先天禀赋是形成体质特征的关键因素，人的外表形态、脏腑功能等个性特点主要取决于个体的遗传背景。禀赋因素维持着体质特征的相对稳定，是体质形成和发展的基础。一般情况下，个体的体质一旦形成，在短时间内不易发生大的改变。因此，在生命过程的某个阶段，体质状态具有相对的稳定性。另外，长期稳定的环境也是导致体质相对稳定的重要因素。

6. 动态可变性　先天禀赋的不同决定着个体体质具有相对稳定性和个体体质的特异性。但每一个体在生命的历程中，内外环境的变化在所难免，如环境因素、营养状况、饮食习惯、精神因素、疾病影响、针药治疗等诸多的因素会影响到体质使其发生改变；另一方面，随着年龄的变化，在不同的年龄阶段，体质也会发生改变，呈现出不同时期的体质特点。所以，体质具有动态可变性。正是体质的可变性使我们可以通过调整而优化体质，达到防病强体的目的。

7. 连续可测性　体质的特征伴随着生命自始至终的全过程，在不同年龄阶段或不同影响因素的作用下，体质又会发生改变。这种不同体质特性的存在和演变的不间断性就形成了体质的连续性。体质的演变并非不可把握，而是具有遵循着某种类型体质固有的发展方向或规律缓慢演变的趋势，这就使体质具有可预测性，为"未病先防"提供了可能。

8. 后天可调性　体质既是相对稳定的，又是动态可变和连续可测的，这就为改善体质的偏颇及防病治病提供了可能。一方面可以针对各种体质类型及早采取相应措施，纠正和改善体质的偏颇，以减少个体对疾病的易感性，预防疾病的发生；另一方面可针对各种不同的体质类型将辨证与辨体相结合，以人为本，充分发挥个体诊疗的优势，提高疗效。

第四节　体质的分类

体质的差异是先天禀赋与后天多种因素共同作用的结果，人类体质间的同一性是相对的，而差异性是绝对的。这种差异，既有因生存空间上存在的自然地域性差异而形成的群体差异，又有因先天禀赋、生活方式、行为习惯的不同而形成的个体差异；既有不同个体间的差异，又有同一个体不同生命阶段的差异。为了把握个体的体质差异规律及体质特征，有效地指导临床实践，就必须对纷繁的体质现象进行广泛的比较分析，然后予以甄别分类。

一、体质的分类方法

体质的分类方法是认识和掌握体质差异性的重要手段，是以整体观念为指导思想，以阴阳五行学说为思维方法，以藏象经络及精气血津液神理论为基础而进行的。古今医家从不同角度对体质作出过不同的分类。《内经》提出多种体质分类方法：用阴阳五行分类法分为二十五种体质类型；按体形特征分为肥人、瘦人、适中常人三类；以阴阳的多少分为少阴人、太阴人、太阳人、少阳人、阴阳平和人；按心理特征分类的有刚柔分类法、勇怯分类法、形态苦乐分类法等。张景岳等采用藏象阴阳分类法，叶天士等以阴阳属性来分类，章虚谷则以阴阳虚实分类。现代医家多从临床实践出发进行分类，如六分法、九分法等。

脏腑经络及精气血津液的结构与功能的偏颇，形成了体质的差异性。把握这种差异性，首先要从阴阳的高度加以概括。因此，阴阳分类法是体质分类的基本方法。

二、体质的阴阳分类法及其特征

体质的阴阳分类法大致划分为阴阳平和质、偏阳质、偏阴质三种体质类型。

（一）阴阳平和质

阴阳平和质是强健壮实、功能协调的体质类型，即《素问·调经论》所说的"阴阳匀平……命曰平人"。

体质特征：胖瘦适度，体形匀称健壮；面色与肤色润泽，红黄隐隐，明润含蓄；头发稠密有光泽；鼻色明润，嗅觉通利；口和，胃纳佳，二便正常；夜眠安和，精力充沛，目光有神；反应灵活，思维敏捷，性格开朗、随和；能耐寒暑，自身调节和对外适应能力强；唇色红润，舌质淡红，润泽，苔薄白，脉象缓匀有神。

此类体质多因先天禀赋良好，后天调摄得宜而形成。具有这种体质特征的人，机体阴阳无明显的偏盛偏衰，平素患病较少，即使患病，多为表证、实证，且易于治愈，康复亦快，有时可不药而愈。如果后天调养得宜，无意外伤害及不良生活习惯，易获长寿。在用药上宜视病情权衡寒热补泻，一般忌滋补。

（二）偏阳质

偏阳质是指具有亢奋、偏热、多动等特性的体质类型。

体质特征：形体适中或偏瘦，但较结实；面色多略偏红或微苍黑，或呈油性皮肤，皮肤易生疮疖；食量较大，消化吸收功能健旺，大便易干燥，小便易黄赤；平素畏热喜冷，耐冬不耐夏，或体温略偏高；动则易出汗，口渴喜冷饮；精力旺盛，动作敏捷，反应灵敏，性欲较强，喜动好强；性格外向，易急躁；唇、舌偏红，苔薄易黄，脉象多数或细弦。

此种体质类型多因先天禀赋差异所致。偏阳质的人，阳气偏亢，多动少静，对风、暑、热、燥等阳邪具有易感性，外感发病后多表现为热证、实证，易从阳化热伤阴。内伤杂病多见火旺、阳亢或兼阴虚之证；容易发生眩晕、头痛、心悸、失眠及出血等病证。若调养不当，操劳过度，思虑不节，纵欲失精，嗜食烟酒、辛辣，易加速阴伤，发展演化为阳亢、阴虚、痰火等病理性体质。在用药上宜凉润，忌用辛香燥热。

（三）偏阴质

偏阴质是指具有抑制、偏寒、多静等特征的体质类型。

体质特征：形体适中或偏胖，但肌肉不壮；面色偏白而欠华，口唇色淡；毛发易落；食量较小，消化吸收功能一般；平时畏寒喜热，手足不温，耐夏不耐冬，或体温偏低；大便溏薄，小便清长；精力偏弱，容易疲劳，睡眠偏多；动作迟缓，反应较慢，喜静少动，性欲偏弱；性格内向，或胆小易惊；舌质偏淡，脉多迟缓。

偏阴质多因先天禀赋不足，或平素偏嗜寒凉损伤阳气，或久病阳亏，或年老阳衰等而形成。此种体质类型的人，对寒、湿等阴邪具有易感性，受邪发病后多表现为寒证、虚证；感受寒邪后易传里或直中内脏；病邪易从阴化、寒化、湿化，冬天易生冻疮；内伤杂病多见阴盛、阳虚之证；容易发生湿滞、水肿、痰饮、瘀血等病证。在用药上宜温，忌用苦寒。

应当指出，在体质分类上所使用的阴虚、阳虚、阳亢以及痰饮、瘀血等名词，与辨证论治中所使用的证候名称是不同的概念。证候是对疾病某一阶段或某一类型的病变本质的分析和概括，而体质反映的是一种在非疾病状态下就已存在的个体特异性。诚然，体质是疾病的基础，许多疾病，特别是慢性病，体质类型对其证候类型具有内在的规定性，这时，证候名称和原来的体质类型名称就可能一致，这说明体质与证候关系密切。

附：九种常见体质的判定标准（中华中医药学会标准）

1. 平和质（A型）

总体特征：阴阳气血调和，以体态适中、面色红润、精力充沛等为主要特征。

形体特征：体形匀称健壮。

常见表现：面色、肤色润泽，头发稠密有光泽，目光有神，鼻色明润，嗅觉通利，唇色红润，不易疲劳，精力充沛，耐受寒热，睡眠良好，胃纳佳，二便正常，舌色淡红，苔薄白，脉和缓有力。

心理特征：性格随和开朗。

发病倾向：平素患病较少。

对外界环境适应能力：对自然环境和社会环境适应能力强。

2. 气虚质（B型）

总体特征：元气不足，以疲乏、气短、自汗等气虚表现为主要特征。

形体特征：肌肉松软不实。

常见表现：平素语音低弱，气短懒言，容易疲乏，精神不振，易出汗，舌淡红，舌边有齿痕，脉弱。

心理特征：性格内向，不喜冒险。

发病倾向：易患感冒、内脏下垂等病，病后康复缓慢。

对外界环境适应能力：不耐受风、寒、暑、湿邪。

3. 阳虚质（C型）

总体特征：阳气不足，以畏寒怕冷、手足不温等虚寒表现为主要特征。

形体特征：肌肉松软不实。

常见表现：平素畏冷，手足不温，喜热饮食，精神不振，舌淡胖嫩，脉沉迟。

心理特征：性格多沉静、内向。

发病倾向：易患痰饮、肿胀、泄泻等病，感邪易从寒化。

对外界环境适应能力：耐夏不耐冬，易感风、寒、湿邪。

4. 阴虚质（D型）

总体特征：阴液亏少，以口燥咽干、手足心热等虚热表现为主要特征。

形体特征：体形偏瘦。

常见表现：手足心热，口燥咽干，鼻微干，喜冷饮，大便干燥，舌红少津，脉细数。

心理特征：性情急躁，外向好动，活泼。

发病倾向：易患虚劳、失精、不寐等病，感邪易从热化。

对外界环境适应能力：耐冬不耐夏，不耐受暑、热、燥邪。

5. 痰湿质（E 型）

总体特征：痰湿凝聚，以形体肥胖、腹部肥满、口黏苔腻等痰湿表现为主要特征。

形体特征：体形肥胖，腹部肥满松软。

常见表现：面部皮肤油脂较多，多汗且黏，胸闷，痰多，口黏腻或甜，喜食肥甘甜黏，苔腻，脉滑。

心理特征：性格偏温和、稳重，多善于忍耐。

发病倾向：易患消渴、中风、胸痹等病。

对外界环境适应能力：对梅雨季节及湿重环境适应能力差。

6. 湿热质（F 型）

总体特征：湿热内蕴，以面垢油光、口苦、苔黄腻等湿热表现为主要特征。

形体特征：形体中等或偏瘦。

常见表现：面垢油光，易生痤疮，口苦口干，身重困倦，大便黏滞不畅或燥结，小便短黄，男性易阴囊潮湿，女性易带下增多，舌质偏红，苔黄腻，脉滑数。

心理特征：容易心烦气躁。

发病倾向：易患疮疖、黄疸、热淋等病。

对外界环境适应能力：对夏末秋初湿热气候，湿重或气温偏高环境较难适应。

7. 血瘀质（G 型）

总体特征：血行不畅，以肤色晦暗、舌质紫暗等血瘀表现为主要特征。

形体特征：胖瘦均见。

常见表现：肤色晦暗，色素沉着，容易出现瘀斑，口唇暗淡，舌暗或有瘀点，舌下络脉紫暗或增粗，脉涩。

心理特征：易烦，健忘。

发病倾向：易患癥瘕及痛证、血证等。

对外界环境适应能力：不耐受寒邪。

8. 气郁质（H 型）

总体特征：气机郁滞，以神情抑郁、忧虑脆弱等气郁表现为主要特征。

形体特征：形体瘦者为多。

常见表现：神情抑郁，情感脆弱，烦闷不乐，舌淡红，苔薄白，脉弦。

心理特征：性格内向不稳定、敏感多虑。

发病倾向：易患脏躁、梅核气、百合病及郁证。

对外界环境适应能力：对精神刺激适应能力较差；不适应阴雨天气。

9. 特禀质（I 型）

总体特征：先天失常，以生理缺陷、过敏反应等为主要特征。

形体特征：过敏体质者一般无特殊形体特征；先天禀赋异常者或有畸形，或有生理缺陷。

常见表现：过敏体质者常见哮喘、风团、咽痒、鼻塞、喷嚏等；患遗传性疾病者有垂直遗传、先天性、家族性特征；患胎源性疾病者具有母体影响胎儿个体生长发育及相关疾病特征。

心理特征：随禀质不同情况各异。

发病倾向：过敏体质者易患哮喘、荨麻疹、花粉症及药物过敏等；遗传性疾病如血友病、先天愚型等；胎源性疾病如五迟（立迟、行迟、发迟、齿迟和语迟）、五软（头软、项软、手足软、肌肉软、口软）、解颅、胎惊、胎痫等。

对外界环境适应能力：适应能力差，如过敏体质者对易致过敏季节适应能力差，易引发宿疾。

【现代研究】

近十多年来中医对体质的研究，主要从体质分型、理论、临床、流行病学调查、实验等方面进行，并取得了一定的成果。

体质分型是体质学说的重要问题。2009 年 4 月 9 日，《中医体质分类与判定》标准正式发布，该标准是我国第一部指导和规范中医体质研究及应用的文件。王琦将体质分为平和质、气虚质、阳虚质、阴虚质、痰湿质、湿热质、瘀血质、气郁质、特禀质九大类，旨在为体质辨识及与中医体质相关疾病防治、养生保健、健康管理提供依据，使体质分类科学化、规范化。

体质与临床病证的相关性。临床上许多病证的发生和病理演变与体质有密切关系。研究发现，痰湿质、气虚质、阴虚质三种偏颇体质与糖尿病前期的发病具有较大相关性，因此，可以通过调理体质有效改善糖尿病前期患者的血糖状况，从而达到预防糖尿病的目的。另外，瘀血质、痰湿质、气虚质、阳虚质人群患冠心病的几率较大。研究短暂性脑缺血患者中医体质类型分布规律，发现痰湿质为短暂性脑缺血发作最常见的体质类型，痰湿质与短暂性脑缺血发作关系最密切，其次为瘀血质、气虚质、阴虚质。调查 65 岁以上老年人中医体质与血脂的相关性，统计结果提示阳虚质、阴虚质、血瘀质和湿热质与血脂异常相关（$P < 0.05$），而气虚质和特禀质与血脂正常相关（$P < 0.01$）。

体质与激素水平的相关性。研究发现，在健康人中，气虚质、阳虚质人群存在一定程度的下丘脑 – 垂体 – 甲状腺轴功能减退，而痰湿质人群则存在一定程度的下丘脑 – 垂体 – 甲状腺轴功能亢进。探究自然绝经女性中医体质与雌二醇关系，发现中医体质类型与雌二醇差异有统计学意义，其中阳虚体质较低。

体质与基因的相关性。通过采用基因组学方法，以平和体质为对照组进行全基因表达谱检测，分析得到每种体质的特征性表达基因，发现不同中医体质类型与平和体质差异均有统计学意义，提示中医体质分类在基因层次具有一定辨识依据。有学者通过研究指出，基因与体质有极其密切的联系，探究基因与体质的关系有利于：①发挥基因治疗的积极作用，弥补基因治疗的缺陷，促进体质辨识向医疗大数据系统下科学化、信息化的发展。②为肿瘤的早期检测、中医药作用于肿瘤新的靶点、肿瘤的个体化诊疗提供证据。③使基因信息与体质辨识、调整相结合，通过改善生活环境、习惯与机体内环境，在肿瘤领域实现"治未病"的目标。④为体质分型标准的确立、体质与证候的区分提供更科学手段。体质改善如何影响原癌基因、抑癌基因、癌基因、机体免疫的变化，体质的成因与先天遗传或后天环境、习惯的相关性，仍是未来肿瘤学科在基因与体质方面需要通过大量基础实验与临床研究不断探讨的问题。

体质辨识与疾病防治。中医体质辨识为血脂异常的中医药防治提供"辨体施治""辨体施保"和"辨体用方"的技术支持。可通过对老年居民体质管理达到血脂管理的目的，最大程度预防心脑血管病的发生。对于中风患者，可以将患者的病情和体质特点结合起来，选择正确的治疗、调养、护理方案，以中医体质学说理论为基础进行调体治疗，对脑梗死的治疗与预防复发具有重要意义。在社区卫生服务中心对高血压患者开展中医体质辨识高血压护理干预，可以有效促使患者生活质量提升，并且能够使患者的治疗依从性大大提高，促成患者遵医嘱的服药行为，能够保证患者血压的平稳。

【经典医论】

《灵枢·天年》：人生十岁，五脏始定，血气已通，其气在下，故好走。二十岁，血气始盛，肌肉方长，故好趋。三十岁，五脏大定，肌肉坚固，血脉盛满，故好步。四十岁，五脏六腑十二经脉，皆大盛以平定，腠理始疏，荣华颓落，发颇斑白，平盛不摇，故好坐。五十岁，肝气始衰，肝叶始薄，胆汁始灭，目始不明。六十岁，心气始衰，善忧悲，血气懈惰，故好卧。七十岁，脾气虚，皮肤枯。八十岁，肺气衰，魄离，故言善误。九十岁，肾气焦，四脏经脉空虚。百岁，五脏皆虚，神气皆去，形骸独居而终矣。

宋·陈自明《妇人良方》：人具天地之性，集万物之灵，阴阳平均，气质完备，咸其自尔。然而奇偶异数，有衍有耗，刚柔异用，或强或羸，血荣气卫，不能逃于消息盈虚之理，则禀质之初，讵可一概论耶。

明·张景岳《景岳全书·藏象别论》：禀有阴阳，则或以阴脏喜温暖，而宜姜、桂之辛热；或以阳脏喜生冷，而宜芩、连之苦寒；或以平脏热之则可阳，寒之则可阴也。有宜肥腻者，非润滑不可也；有宜清素者，唯膻腥是畏也。有气实不宜滞，有气虚不宜破者；有血实不宜涩，有血虚不宜泄者。有饮食之偏忌，有药饵之独碍者。有一脏之偏强，常致欺凌他脏者；有一脏之偏弱，每因受制多虞者。有素夹风邪者，必因多燥，多燥由于血也；有善病湿邪者，必因多寒，多寒由于气也。此固人人之有不同也。

清·程芝田《医法心传》：凡人阴脏、阳脏、平脏，本性使然……阳脏所感之病，阳者居多；阴脏所感之病，阴者居多。不独杂病，伤寒亦然。如《医宗金鉴》治伤寒法，以寒化、热化分理。以阳脏者多热化、阴脏者多寒化也，故阳脏患伤寒，温表之剂不可过用，凉攻之剂不妨重用也；阴脏患伤寒，温表之药不妨重投，凉攻之方不宜过剂……至于平脏之人，或寒饮，或热食，俱不妨事，即大便，一日一度，不坚不溏。若患病，若系热者，不宜过凉；系寒者，不宜过热。至用补剂，亦当阴阳平补，若过热则伤阴、过寒则伤阳，最宜细心斟酌。

【思维训练】

典型案例

顾某，卫气素虚，皮毛不固，动则汗出，忽感风邪，始则啬啬恶寒，淅淅恶风，继则翕翕发热，腰臀酸楚，间以恶心，自汗淋漓。迁延两日，病势有增，四肢拘急，屈伸不利，手足发冷，十指尤冷。延余就诊，见其面带垢晦，怵手、缩足，自汗颇多，气息微喘。此太阳表证，胃虚未厥，必须一鼓而克之，否则顾此失彼，难保无肢厥脉沉之虞。乃处以桂枝加附子汤：桂枝三钱，赤芍四钱，炙甘草二钱半，熟附片五钱，生姜钱半，大枣十枚，一剂而愈。[《江苏中医》，1959，4（5）：16]

思考问题：此患者的体质是什么体质类型？其治疗用药有何特点？

案例分析：此人外感风寒，发为表证，两日后即见阳虚寒盛之证，盖因其卫阳素虚，体质偏阴质，为阳虚阴盛。偏阴质之人，易感阴邪，且易于从阴化寒伤阳，表现为阴证，故该患者现面带垢晦、怵手、缩足、自汗颇多、气息微喘等阴寒之证。治疗施以温阳散寒的桂枝加附子汤。

第六章
病　因

扫一扫，查阅
本章数字资源，
含PPT、音视
频、图片等

【学习引导】

　　中医学通过大量"象"的观察比较和运用"辨证求因"这一特有的思维方法，全面认识了各种病因的性质、致病特点和病证特点，合理地将其划分为外感病因、内伤病因、病理产物及其他因素四大类，并涵括了各种生物、物理性致病因素在内。尤其是通过"辨证"以"求因"，从动态的角度来认识病因，与临床实际紧密结合，更具实用性。通过对本章的学习，可以了解具有中医思维特点的中医学病因观，并把握和理解各种病因的科学内涵及其临床意义。

【名词术语】

　　病因　辨证求因　六气　六淫　风性开泄　风性善行　风性数变　风性主动　风为百病之长　寒性凝滞　寒性收引　湿阻气机　湿性重浊　湿性黏滞　湿性趋下　燥性干涩　燥易伤肺　暑性升散　暑多夹湿　火（热）易扰乱心神　火（热）易伤津耗气　火（热）易生风动血　火（热）邪易致疮疡　疠气　七情内伤　怒则气上　喜则气缓　悲则气消　恐则气下　惊则气乱　思则气结　五味偏嗜　过劳　过逸　痰饮　瘀血　结石　胎源性遗传　毒邪

　　病因，即导致疾病发生的原因，亦之称为致病因素、病原、病邪等，古人又称之为"病源"。中医学认为人体各脏腑组织，以及人体与外界环境是一个有机的整体，它们之间相互协调、相互作用维持着相对动态的平衡，以保持机体正常的生命活动。当这种动态平衡遭到某种程度的破坏，而机体又不能自行调节以恢复时，人体就会发生疾病。破坏人体相对平衡状态而引起疾病的原因就是病因。诸如自然气候异常、疫疠传染流行、精神情志刺激、饮食劳倦、遭受毒邪、过度安逸、负重努伤、跌打金刃外伤，以及虫兽所伤等，在一定条件下均可以导致相应的疾病发生。并且，在疾病的发生发展过程中，由于某种致病因素作用于机体产生的病理结果，又反过来影响到脏腑正常的生理功能等，从而成为整个疾病的下一阶段的致病因素。如痰饮、瘀血、结石等，它们既是疾病发展过程中脏腑气血津液等功能失调所产生的病理产物，又成为疾病发展过程中促使病情加重或者诱发新的疾病产生的因素。

　　中医病因学说起源可以追溯到春秋时代，当时名医医和即指出，"阴淫寒疾，阳淫热疾，风淫末疾，雨淫腹疾，晦淫惑疾，明淫心疾"，将阴、阳、风、雨、晦、明当作引起疾病的六气，因而形成最早的六气病因学说。《内经》以阴阳学说来概括归纳疾病发生的原因，《素问·调经论》说："夫邪之生也，或生于阴，或生于阳。其生于阳者，得之风雨寒暑；其得于阴者，得之饮食居处，阴阳喜怒。"由于风雨寒暑自外而来，先袭外部肌表，故属于阳；而饮食起居情志起因于内，先伤人体内脏，故属于阴邪。东汉·张仲景在《金匮要略》中则将病因侵犯人体的传变途径分为三大类，指出："一者经络受邪入脏腑，为内所因也；二者四肢九窍，血脉相传，壅塞不通，为外皮肤所中也；三者房室、金刃、虫兽所伤。以此详之，病由都尽。"宋·陈无择在此基础上，把病因和发病途径结合起来，明确提出了"三因学说"，将病因分为外因、内因、不内外因三类。他指出：外感六淫先由外而自经络流入，内合于脏腑，为外所因；内伤七情，先自脏腑郁发，外形于肢体，为内所因；其他，饮食饥饱、叫呼伤气、房事不节，乃至虎狼毒虫、金疮踒折等，为不内外因。陈氏的"三因"理论，对宋以后病因学的研究和发展起到了积极的推动作用，故后世医家多宗其说。

中医认识病因的方法主要有两种：其一，通过导致疾病的直接相关的客观因素来判别病因。如感受自然界风雨寒暑、情绪刺激、饮食损伤、房事劳倦、外伤及虫兽所伤等，这些都是明确查见的病因。其二，根据疾病的临床表现，依据各种病因的不同致病特点来推求病因，即所谓"辨证求因""审证求因"。这一方法将病因的探求与疾病的辨证诊治结合在一起，体现了中医学辨证论治的特点。

本章根据病因的发病途径、形成过程等，将病因分为外感病因、内伤病因、病理产物性病因及其他病因四大类。

第一节　外感病因

外感病因，是指来源于自然界，从肌表皮毛、口鼻途径入侵人体，进而导致外感病证发生的一类致病因素。由于邪气从自然界而来，侵袭人体的途径也是由外至内，引起的病证多为外感病，因此称为外感病因。外感病的证候多以恶寒发热、舌苔薄白、脉浮为主，兼见头身痛、咽喉肿痛、鼻塞、骨节酸楚等。一般具有发病急、病程短、传变快的特点。外感病因主要包括六淫和疠气两大类。

一、六淫

（一）六气与六淫

六气，是指自然界存在着风、寒、暑、湿、燥、火六种正常的气候变化。在正常情况下，六气的运行是自然界之中的万事万物赖以生存和发展的必要条件。六气年复一年运行变化，决定了一年四季气候的不同，表现出春天多风、夏天多（火）热、长夏多湿、秋天多干燥、冬天多寒的特点。人们在生产生活实践中，遵循着四时气候变化的规律，依靠着自然之气而生存。人们在逐步认识到气候变化特点的同时，通过自身的调节机制去适应自然界的各种变化，使人体自身的生理活动与六气的变化相适应，所以六气在一般情况下不会导致人体产生疾病。正如《素问·宝命全形论》说："人以天地之气生，四时之法成。"人们依靠天地之间的六气和水谷之气等生存，也遵循四时生长化收藏的规律而成长壮大。

六气的变化是有一定规律和限度的。当气候发生异常，六气出现太过或不及（至而不至，不至而至）时，非其时而有其气，或者在其时而无其气（如秋天应凉而反寒、冬天应寒却反凉、春天应温而反寒等），或者气候发生急剧变化（如暴冷暴热、疾风骤雨等）时，超过了机体的适应能力，六气便成为致病因素，而成为"六淫"。

所谓六淫，是风、寒、暑、湿、燥、火六种外感致病邪气的统称。淫，具有太过、淫胜、浸淫之义。张介宾指出："淫，邪胜也。不务其德，是为之淫。"六淫之名，首见于宋·陈无择《三因极一病证方论·卷二》，其中提到："夫六淫者，寒暑燥湿风热是也。"又说："然六淫，天之常气，冒之则先自经络流入，内合于脏腑，为外所因。"这说明六淫是自然界不正常的气候变化所致，是外感病的主要致病因素，在中医病因理论中占有非常重要的地位。

六气和六淫相对而言，六气属于正常的气候变化，而六淫属于异常的变化。六淫能否致病，除与气候异常变化有关以外，还取决于人体正气的强弱与否。当人体正气强盛，抗病能力强时，就能适应外界环境的异常变化而不发病，这时虽气候有异常变化，但对于健康机体而言，仍然是六气，而不是六淫。反之，当人体正气不足，抵抗力下降时，正不胜邪，六淫则乘虚侵入人体而发病。甚至当气候变化无异常时，也可能会由于人体适应能力低下而发病，此时对患病机体来说，正常的六气也可以成为六淫了。正如《素问·评热病论》所说："邪之所凑，其气必虚。"

（二）六淫致病的特点

六淫致病具有如下共同特点。

1. 外感性　六淫邪气，多经口鼻或肌表，或同时从这两条途径侵袭人体而发病；发病的初起阶段，常见以恶寒发热、舌苔薄白、脉浮为主要临床特征的表证。如风寒湿邪侵犯人的肌表进入体内、温热燥邪多自口鼻进入人体之内等。由于六淫之邪来源于自然界，从体表侵袭人体，故六淫病邪也称为外感性病邪，其导致的病证称为外感病。六淫致病的邪气未去、表证未解，则病邪可由表向里、由浅入深传变，病证也由表证转化为里证，病情呈现加重趋势。纵使六淫之邪直中入里，尽管没有表证出现，但病证亦由体外进入体内，同样称之为外感病。

2. 季节性　六淫邪气侵犯人体致病，具有明显的季节性。由于四季各有所司，每个季节都有其各自不同的气候特点，因此也就有各季的好发病和易发病。如春季多发生风病、夏季多发生暑病、长夏多发生湿病、秋季多发生燥病、冬季多发生寒病等。由于六淫致病与时令季节气候具有密切的关系，所以又称为"时令病"。但是，气候的变化会受到诸多复杂因素的影响，因而在夏季也可能有寒病、冬季也可能有热病。

3. 地域性　六淫侵袭人体致病，常与工作、生活的地域及环境密切相关。不同的地域气候有别，患病亦异。如西北地区气候干燥，多发生燥病；东北严寒，多发生寒病；东南沿海地区温暖潮湿，多发为湿热病。工作、生活环境对疾病的发生也有影响。久居潮湿之处，或长期水中作业，多见湿邪为病；居处炎热，或在高温环境中的工作，易火热为患。

4. 相兼性　六淫邪气致病，既可以单独侵袭人体，又可以两种或两种以上病邪相兼同时侵袭人体而致病。如风邪可以与热邪相兼而成风热感冒，寒邪和湿邪相兼而为寒湿困阻，暑邪和湿邪相兼而为暑湿感冒。还可见风邪、寒邪和湿邪三种邪气相兼的风寒湿痹。《素问·痹论》说："风寒湿三气杂至，合而为痹也。其风气胜者为行痹，寒气胜者为痛痹，湿气胜者为着痹也。"《三因极一病证方论·卷二》说："所谓风寒、风温、风湿、寒湿、湿温，五者为并。风寒湿、风湿温，二者为合。"通常情况下，六淫邪气相兼致病大多数以风邪为先导，或以同类相合的方式侵犯人体致病。

六淫邪气致病，除了自然界之中的气候因素以外，还应包括物理、化学、生物（细菌、病毒等）等多种致病因素作用于人体后，所产生的病理反应，类似于六淫的特性和致病特点者，如现代空调所致的感冒病。

（三）六淫各自的性质及其致病特点

中医学是以取类比象的思维方法，将自然界的种种物象与人体的生理、病理征象相类比，经过长期反复的临床实践，归纳、总结出风、寒、暑、湿、燥、火邪气的各自性质及其致病特点。

1. 风邪 风邪是指致病具有风之轻扬开泄、善动不居特性的外邪。风邪所致的病证为外风证。风为春季的主气，虽六气各有其主时，致病也因时而异，但唯有风终岁常在。故风邪致病范围广泛，常兼夹他邪犯人，且变化多端，居六淫之首，谓之百病之长。风邪具有开泄腠理、向上向外的特性，其致病善动不居、变化多端、动摇不定。它是外感病当中致病范围极为广泛的重要致病因素。

风邪具有以下性质及致病特点。

（1）风为阳邪，其性轻扬开泄，易袭阳位 风邪具有轻扬浮越、升散开泄的特性，故为阳邪。风性开泄是指风邪侵袭人体容易使腠理开张，津液外泄，表现为汗出、恶风等症。风性轻扬，致病往往向上向外，常侵袭人体的头面、肌表、腰背、阳经经络等属阳的部位。如风邪客于肌表，则见发热、汗出、恶风等症。风邪侵扰头面，则见头昏头痛、颈项强直、口眼㖞斜等症。风邪犯肺，则见鼻塞流涕、咽痒咳嗽等症。《素问·太阴阳明论》谓："故犯贼风虚邪者，阳受之……伤于风者，上先受之。"

（2）风性善行而数变 "善行"，指风性具有善于游走移行，且无定处的特性。故风邪致病后表现为病变部位游走、行无定处的特点。如以风邪为主侵犯四肢关节而引发的痹证之行痹（风痹），表现为四肢关节游走性疼痛的特点；风疹、荨麻疹的发作此起彼伏，而无固定地点等表现为善行及游走的特征。"数变"是指风邪致病后，临床证候表现具有发病急、病理变化无常、传变快的特性。如风疹、麻疹之发病迅速，皮肤瘙痒、时隐时现；风中经络，可见突发口眼㖞斜；小儿之风水病，表证未解又可在短时间内发生全身遍肿、小便短少等，均反映了风邪致病数变的特点。

（3）风性主动 动，即动摇、摇摆不定的意思。风性主动是指风邪侵袭致病后，其临床证候表现具有动摇、抽搐、拘急痉挛的特性。如风邪袭表，常见颈项强直；风邪侵犯头面部，见面部肌肉抽搐、震颤，甚至眩晕；风中经络，见口眼㖞斜、颤动；金刃外伤，又复感受风毒之邪，见四肢抽搐、角弓反张等。

（4）风为百病之长 长者，首领之意。风气终岁常在，运行迅敏快捷，无处不到，无孔不入，侵犯不同的脏腑组织器官均可发生相应的病证，所以风邪是六淫病邪中常见的致病邪气。并且风邪常兼夹六淫之其他邪气，成为六淫致病邪气的先导。寒、湿、暑、燥、火热各种邪气，常常依附于风邪而袭击人体。如风与寒邪相合则为外感风寒之邪，与热邪相合则为外感风热之邪，与湿邪相合则为外感风湿之邪，与暑邪相合则为外感风热暑邪，与燥邪相合则为外感风燥之邪，与火热邪气相合则为外感风热火邪等。故认为风邪为百病之长、六淫之首。

2. 寒邪 寒邪是指致病具有寒冷、凝结、收引特性的外邪。寒邪所致的病证称为外寒病、外寒证。冬季为寒气当令，水冰地坼之时，则常易感受寒邪。故寒邪为病，多见于冬季。由于气温骤降或者防寒保暖不够，汗出当风及贪凉露宿，或过饮寒凉之物，均为感受寒邪的途径。所以寒邪为病并不独见于冬季，也可见于其他季节。外感寒邪，根据寒邪伤人途径和部位深浅的不同，分为伤寒和中寒。寒邪客于肌腠，郁遏在表之卫阳，称为"伤寒"。寒邪直中于里，伤及脏腑阳气，称为"中寒"。

寒邪具有以下性质及致病特点。

（1）寒为阴邪，易伤阳气 寒为冬令主气，具阴寒之性，故寒为阴邪。寒邪侵犯人体，人之阳气本可以制约阴寒之气，但由于阴寒过盛，则阳气非不能祛除寒邪，反而为阴寒所伤，所以寒邪最易伤阳气。寒邪袭人，阴寒过盛，阳气不足，温煦失职。故《素问·阴阳应象大论》有"阴盛则寒"和"阴胜则阳病"之说。寒邪伤人，可见全身性或局部的寒象。如寒邪束表，卫阳郁遏，则见发热恶寒、无汗、鼻塞、头身疼痛、苔薄白、脉浮紧等；寒邪直中脾胃，伤及脾阳，受纳运化及升降失常，出现脘腹冷痛、吐泻清稀等；若心肾阳虚，寒邪直接中伤少阴，则见精神萎靡、恶寒蜷卧、下利清谷、手足厥冷、脉微细等。

（2）寒性凝滞　凝滞，即凝结、阻滞不通畅之意。机体内的气血运行周身不息，全赖人体一身之阳气的温煦和推动作用。寒邪侵袭人体，阳气受损，血脉失于温煦，气血运行阻碍，甚则凝结涩滞不通，不通则痛，故称寒胜则痛。其疼痛的性质多表现为冷痛，得温则减，遇寒加剧。疼痛是寒邪致病的主要特征和临床表现，寒邪侵犯机体的部位不同，表现的证候也各不相同。如寒客肌表，凝滞经脉，可见头身肢节疼痛；寒邪痹阻肢体关节，则关节冷痛，固定不移，称为"痛痹"；寒邪直中胃肠，则见脘腹冷痛、下利清谷等；寒邪客于厥阴经脉，可见少腹及阴部冷痛。

（3）寒性收引　所谓收引，即收缩、牵引之意。寒性收引，是指寒邪侵袭人体具有使气机收敛，腠理闭塞，经络、筋脉等收缩挛急的特点。《素问·举痛论》说："寒气客于脉外则寒，脉寒则缩踡，缩踡则脉绌急，绌急则外引小络，故卒然而痛。"缩踡、绌急，即经络、血脉收缩之意。如寒邪侵袭肌表，则毛窍汗孔收缩闭塞，卫阳闭郁，失去宣畅，故见发热恶寒而无汗等；寒邪客于经络关节部位，筋脉收缩牵拉拘急，经络气血运行不畅，则见筋肉关节拘挛作痛、肢体屈伸不利，甚至冷厥不仁等；寒凝肝经，则见少腹或阴部拘急不仁等。

3. 湿邪　湿邪是致病具有水之重浊、黏滞、趋下特性的外邪。湿邪所致的病证称为外湿病。湿为长夏之主气，夏秋之交，阳热尚且炽盛，雨水较多，氤氲熏蒸，湿气充斥，为一年中湿气最盛的季节，故长夏多湿病。湿邪为病，长夏为主，但四季均可见到。外感湿邪致病，多因气候或居处潮湿、冒雨淋水、水中作业等涉湿过度，使湿邪侵袭人体为病。

湿邪具有以下性质及致病特点。

（1）湿为阴邪，易阻滞气机，损伤阳气　湿性重浊而与水同类，湿为水之散，水为湿之聚。水属阴，故湿为阴邪。湿为有形之邪，浸淫人体，易留滞于脏腑经络，从而影响气机升降。如阻遏清阳，则为头昏、头重；如湿阻胸膈，气机不畅则胸闷；湿困脾胃，升降不利，纳运失调，则脘痞腹胀、纳呆食少；湿停下焦，气化不利则小腹胀满、小便淋沥不畅。湿为阴邪，阴胜则阳病，故湿邪入侵则可损伤人体阳气。叶天士《外感温热病篇》说："湿盛则阳微。"五脏中，脾主运化水液，其性喜燥而恶湿，湿邪最易困阻脾阳，使之布达受碍，以致脾阳不振，运化无权，水湿内生或停聚，从而发为泄泻、水肿等症，甚则可伤及肾阳。

（2）湿性重浊　"重"，就是沉重或重着之意。湿邪致病，每易出现以肢体沉重感为特点的临床症状，如头重如裹、周身困重、四肢酸楚沉重等。如湿邪侵袭肌表，则湿邪遏制清阳，见头重如布束裹，如《素问·生气通天论》有"因于湿，首如裹"，为清阳不升之象。如湿邪阻滞经络关节，阳气不能布散通达而受困，气血运行受阻则肌肤肢体失去濡养，可见肌肤不仁、关节酸困疼痛重着，或腰部重痛。故湿邪偏盛的痹证又称为"着痹"。陈无择在《三因极一病证方论·伤湿叙论》中言："经云：湿为停着，凡关节疼痛、重痹而弱，皆为湿着。"

"浊"，即秽浊、垢腻之意，指湿邪致病，其排泄物和分泌物常出现秽浊不清之象。如在上则面垢、眵多；湿浊下注，则小便浑浊不清，大便不爽，下利脓血黏液，妇女则带下过多；湿邪浸淫肌肤，则见湿疹，疡面潮湿不净或流出秽浊脓水。

（3）湿性黏滞　"黏"，即黏腻不爽；"滞"，即停滞。湿性黏滞主要表现在两个方面：一是症状多黏滞不爽。如湿邪浸淫大肠，而见大便黏而不爽，欲便不能，里急后重，舌苔垢腻；湿阻膀胱，则见小便淋沥涩滞不畅，或频数尿急涩痛，舌苔黏腻不洁。二是湿邪致病后，病程长，反复发作，缠绵难愈。如外感湿温为病，发热时起时伏，病程长，难以迅速治愈；湿疹、湿痹等，皆因湿邪黏腻，阻滞气机，气不行则湿难化，反复发作，难以彻底治愈。

因湿性黏滞，每易兼夹他邪而为病，其中以热、暑、寒居多。湿与热合为湿热之邪，引起湿温病；湿与寒邪相合，为寒湿病证；与风邪相合，为风湿病证；若与风寒相兼为病则为风寒湿痹、与风热相兼为病则为风湿热痹。

（4）湿性趋下，易袭阴位 湿性重浊，类似水性而趋于下行，故湿邪致病亦有趋于下位之势，容易伤及人体下部。例如水湿为病所致的水肿，多下肢明显肿胀。其他如带下、小便浑浊、泄泻、下痢等，也多是由于湿邪下注所致，病位在下。故《素问·太阴阳明论》说："伤于湿者，下先受之。"《灵枢·邪气脏腑病形》也言："身半以下者，湿中之也。"然而湿邪浸淫为病，非独侵袭人体下部，也可犯及全身，如风湿之头痛等。

4. 燥邪 燥邪是致病后具有干燥、收敛、清肃特性的外邪。外感燥邪为病称为外燥病。燥为秋季主气，燥邪所致的病证称为外燥证。燥气属金，内应人体肺与大肠。秋气收敛，其气清肃、干燥。燥邪伤人，多自口鼻进入机体，首先犯肺。燥邪具有干涩、伤津、伤肺的特点。燥邪致病，有温燥、凉燥之分。燥邪与夏日余热之气相结合而为温燥，燥邪与近冬之寒邪相结合即为凉燥。

燥邪具有以下性质及致病特点。

（1）燥性干涩，易伤津液 干即干燥，涩即涩滞不畅。燥邪性质干燥，侵犯人体，容易损伤人体的津液，使其失去滋润濡养的功能，出现各种干燥、涩滞不利的病证。如燥邪侵犯肺卫，可见口干唇燥、鼻咽干燥；燥邪侵犯肌腠，皮肤干燥甚则皲裂、毛发干枯不荣、小便短少、大便干结；温燥见头痛身热、咽干咽痛、痰中带血、舌红等；凉燥见恶寒发热、头痛无汗、口干咽燥等。故《素问·阴阳应象大论》曰："燥胜则干。"刘完素在《素问玄机原病式·燥类》说："诸涩枯涸，干劲皴揭，皆属于燥。"

（2）燥易伤肺 肺为娇脏，喜清肃濡润而恶燥，肺主气司呼吸与自然界相通，外合皮毛，开窍于鼻。燥邪致病，多从口鼻而入，所以最易伤及肺。燥邪伤肺，使得肺津受损，宣发肃降失职，则干咳少痰或痰黏难咳，咽喉干痛，或喘息胸痛，痰中带血，舌红少津等。由于肺和大肠相表里，燥邪自肺影响到大肠，则可出现大便干燥难解等症。

5. 暑邪 暑邪是夏至以后、立秋之前致病具有炎热、升散、易夹湿特性的外邪。暑邪所致的病证为外感暑证、暑病。暑是夏季的主气，有明显的季节性，独见于夏至以后、立秋以前的夏季炎热之时。暑气属火，内应人体五脏六腑之心与小肠。暑气为火热之气所化生，暑气太过伤人就是暑邪。《素问·热论》曰："先夏至日者为病温，后夏至日者为病暑。"这说明暑与温是同一病邪，温病发生在夏至之前，而暑病只发生在夏至之后、立秋之前。且暑邪为病，只有外感，没有内生，其发病自外而内，故有"暑属外邪，并无内暑"之说，这在六淫中是独有的。

就阴阳属性而言，暑邪致病有阴暑和阳暑之分。当值炎夏之时，气温高热，或曝晒烈日过久，或工作环境闷热而引起的暑病，偏于阳者为阳暑；而暑热时节，贪凉露宿阴处或过食生冷食物，或冷浴过久所引起的暑病，偏于阴者为阴暑。从暑病的进程和轻重程度来看，发病相对缓慢、病情较轻者，为伤暑；发病相对较急、病情较重者，为中暑。

暑邪具有以下性质及致病特点。

（1）暑为阳邪，其性炎热 暑邪为盛夏火热之气所化生，火性炎热属阳，故暑邪属阳性邪气，性质炎热。暑邪伤人致病，侵犯人体会出现一派阳热亢盛的征象，如高热、面赤、心中烦乱、脉象洪大，甚至神昏等邪热扰乱心神证。

（2）暑性升散，易伤津耗气　升，即升发、向上。散，即发散、散乱之意。暑为阳邪，其性主升，易于侵犯头目，上扰心神，多出现心胸烦闷不宁、头昏、目眩、面赤气粗等症；暑性散者，其致病可致腠理开泄而汗出，出现口渴喜饮、唇干舌燥、尿赤短少等。由于汗液大泄，气随津泄，导致津气两虚，因此其症还可见气短乏力、少气懒言等。气津耗伤太过，甚则出现突然昏倒、不省人事等。

（3）暑多夹湿　盛夏暑热之季，不仅气候炎热，而且常常多雨潮湿，热蒸湿蕴，湿热之气胶着弥漫，故暑邪常夹湿邪侵犯人体致病。因而其临床表现，除发热、烦渴等暑热证外，常兼见四肢困倦、胸闷呕恶、大便溏泄不爽等湿阻证。

6. 火（热）邪　火邪是致病后具有升发、炎热、蒸腾性质的邪气。热邪为病称为外感热病或外热证。火热之气虽旺盛于夏季，但不具明显的季节特性，也不受季节气候的限制。当气温骤然上升，火热之气亢盛，人体无法顺应并调节时，便易伤人致病。火、热、温，三者之间在程度上是有一定差别的，可以概括为火为热之源、热为火之性、火为热之极、热为温之甚、温为热之微等。火、热、温，其本质皆为阳热亢盛，虽常混称为温热或火热之邪，但三者又有一定的区别。温和热均指病邪而言，热邪多属于外感之邪，如风热、暑热、温热等，属外感六淫类；而火则有正气、邪气之火的区分。正气之火为"少火"，是人体生理活动的基础；邪气之火为"壮火"，是一种脏腑功能过度活动对人体产生戕伐的贼火。因此，火邪则常自内生，多由脏腑阴阳气血功能失调所致，如心火上炎、肝火炽盛、胆火横逆等，属内生五邪之类。此外，尚有暑与热之别，暑乃夏季的主气，是火热所化，所以暑邪即为热邪。但是，暑邪独见于夏季，纯属外邪而无内生，火（热）之邪为病却无明显的季节性。

火邪具有以下性质及致病特点。

（1）火（热）为阳邪，其性炎上　火热之性燔灼、升腾，故火（热）属阳性邪气。火（热）阳邪伤人，易致机体出现阳热亢盛之征，如《素问·阴阳应象大论》说："阳胜则热。"临床表现为高热、恶热、面赤、烦渴、脉洪数等一派阳热亢盛的症状。

火性炎上，火热之邪侵犯人体，作用的趋势和部位多表现在上部，尤以头面部多见。《素问·至真要大论》说："诸逆冲上，皆属于火。"如风热之邪上扰，可见头痛、咽喉红肿疼痛；心火上炎，可见舌尖红赤疼痛、口舌生疮；肝胆火热上冲，可见目赤、头痛眩晕、耳鸣；阳明热盛，可见牙龈肿痛、齿衄、唇口糜烂等症。

（2）火（热）易扰乱心神　火热之性躁动不宁，五脏之中心与火气相通，火（热）邪气为患，易伤及心神，使心神扰动不安。轻者心神不宁，躁动心烦，惊悸失眠；重者可扰乱心神致神不守舍，出现狂躁妄动、神昏谵语等症。《素问·至真要大论》说："诸躁狂越，皆属于火。"

（3）火（热）易伤津耗气　热性燔灼蒸腾，发散开泄。热邪伤人，淫胜于内，一方面既迫使津液外泄而汗出，另一方面又消灼煎熬阴津使人体的阴液耗伤。故热邪致病，除表现热证之外，常伴有口渴引饮、咽干舌燥、大便秘结、小便短赤等津伤阴亏之证。火热邪迫津外泄之时，气也随津而泄。如《素问·举痛论》所言："炅则腠理开，荣卫通，汗大泄，故气泄。"因此，临床上在火热炽盛的同时，还可以见到体倦乏力、少气懒言等气虚症状，重者可出现全身性的气脱证。

（4）火（热）易生风、动血　生风，指产生风邪或风证；动血，指损害血的正常循行，导致出血证。火热之邪侵犯人体，燔灼肝经，耗竭肝阴肝血，筋脉失去阴液的濡养，引动肝风，由于此肝风因热甚引起，故又称为"热极生风"，临床表现为神昏高热、两目上视、颈项强直、四肢抽搐、角弓反张等。故《素问·至真要大论》说："诸热瞀瘛，皆属于火。"

血得温则行，得寒则凝。火热之邪侵犯血脉，轻则可扩张血脉，加速血行，甚则可灼伤血脉，迫使血液妄行，引起各种出血病证，如吐血、咯血、便血、尿血、皮肤发斑、妇女月经过多、崩漏等。

（5）火（热）易致疮痈 火热邪气进入血分，局部壅聚，腐蚀血肉即发为痈肿疮疡，临床表现以疮疡局部红赤、肿胀、发热、疼痛为特征，甚至溃破流脓血等。故《灵枢·痈疽》说："大热不止，热胜则肉腐，肉腐则为脓……故命曰痈。"《医宗金鉴·痈疽总论歌》讲得更加明白："痈疽原是火毒生。"

二、疠气

（一）疠气的基本概念

疠气，是一类具有强烈传染性的外感病邪。在中医文献中，疠气又称为"疫气""疫毒""戾气""毒气""杂气""乖戾之气"等。疠是指自然界一种毒疠之气，不同于普通的六淫之气。早在《内经》就明确指出，此类邪气是不同于六淫的又一类外感之邪，《素问·刺法论》说："五疫之至，皆相染易，无问大小，病状相似。"明·陶节庵《伤寒全生集》认为疫病"盖受天行疫疠之气而为病，乃非伤寒比也"。明·吴又可在《温疫论·原序》则更加明确地提出："夫瘟疫之为病，非风、非寒、非暑、非湿，乃天地间别有一种疫气所感。"可见，疠气是有别于六淫，具有强烈传染性的外感病邪。

疠气致病的种类很多，疠气引起的疾病称为"疫病""瘟病""瘟疫病""时疫""时毒"。如大头瘟、疫痢（中毒性菌痢）、白喉、烂喉丹痧（猩红热）、疫黄（急性传染性肝炎）、痄腮（腮腺炎）、天花、霍乱、鼠疫等。现代流行的严重急性呼吸综合征（SARS）、甲型 H1N1 流感等具有强烈流行性和烈性传染性的疾病，也可归属于疠气为病的范畴。

（二）疠气的致病特点

疠气具有以下性质及致病特点。

1. 传染性强，易于流行 传染性和流行性是疠气的主要特性。当处于疠气流行的地域时，无论男女老少、体质强弱，只要接触疫疠之气，多可发病。《温疫论》说："此气之来，无论老少强弱，触之者即病。"疠气致病既可以散在发生，也可大面积流行，甚至于在全世界范围内流行。《三因极一病证方论·叙疫论》说："大则流毒天下，次则一方一乡，或偏着一家。"

2. 发病急骤，病情笃重 疠气发病与六淫邪气相比，具有发病急骤、来势凶猛、病情重笃险恶、死亡率高的特点。致病常有潜伏期，但较短。致病过程中易伤津耗血，甚则内攻于心，出现生风、动血、扰神等危重证候。中人之后传变迅速，形式多而复杂，为病严重，死亡率颇高。故《温疫论·杂气论》提及某些疫病，如"瓜瓤瘟、疙瘩瘟，缓者朝发夕死，重者顷刻而亡"。

3. 一气一病，症状相似 一种疠气所致之病证，其临床表现相似，疠气对机体作用部位具有一定的选择性，从而在相同部位上产生相应的病证。每一种疠气所致疫病，均有各自的临床特征和传变规律，即所谓"一气致一病"，症状相似。故《素问（遗篇）·刺法论》称："无问大小，症状相似。"例如痄腮，无论患者是男是女，一般都表现为耳垂前口角后腮部肿胀疼痛。这说明疠气有一种特异的亲和力，某种疠气会专门侵犯某脏腑经络或某一部位发病，所以表现出"众人之病相同"的特点。

（三）疫病发生及流行的条件

中医病因学和发病学认为，疫病病证的发生与流行，与气候、环境、饮食卫生，以及社会等因素有关。所谓气候因素，主要是指自然气候的反常，如久旱、酷热、水涝、湿雾、瘴气等。所谓环境与饮食，是指空气、水源、食物等受到病气的污染。所谓社会因素，则主要是指社会制度不同，防疫工作的缺如而形成疫病流行，不能及时控制。

1. 异常气候　自然气候的反常是自然界产生疠气的原因之一，如久旱、酷热、水涝、湿雾、瘴气等，均可滋生疠气而导致疾病的发生。《证治准绳》说："时气者，乃天疫暴疠之气流行，凡四时之令不正乃有此气。"

2. 环境污染和饮食不洁　环境卫生恶劣，如水源、空气污染，也易滋生疠气，并使之传播。如《医学入门》说："东南两广，山峻水恶，地湿沤热，如春秋时月外感雾毒，寒热胸满不食，此瘴毒从口鼻而入也。"同样，食物污染、饮食不洁也可引发疫病。临床上见到的疫痢、疫黄等病，即是疠气直接随饮食进入人体而产生疫疠之患。

3. 预防和隔离工作不力　预防隔离工作不得力往往也会使疫病发生或流行，这是因为疠气具有强烈的传染性。感染疠气的患者，应立即进行隔离，以防止其在人群中的传播。对于易感者，应采取积极的预防措施，进行体育锻炼、饮食调养或药物预防，以提高人体的正气。因此，《松峰说疫》明确提出："凡有疫之家不得以衣服饮食器皿送于无疫之家，而无疫之家亦不得受有疫之家衣服饮食器皿。"

4. 社会动荡　疠气的发生和流行与社会因素密切相关。若战乱不停，社会动荡不安，老百姓生活极度贫困，卫生环境恶劣，疫病则容易发生，甚至流行。若社会安定，经济繁荣，国家注重卫生保健预防工作，能够采取积极有效的防疫和治疗措施，疫病的发生率会显著下降，也很难流行。

第二节　内伤病因

内伤性致病因素是一类由人体自身的情志异常变化或者饮食劳逸不当而形成的致病因素。内伤性致病因素与外感性致病因素不同，其致病原因不是来自外邪侵袭，而是源于自身的七情失宜或饮食劳逸不当，并且更容易直接影响内在脏腑气血的功能。内伤性致病因素主要包括七情内伤、饮食失宜和劳逸过度三个方面。

一、七情内伤

（一）七情内伤的概念

七情，即喜、怒、忧、思、悲、恐、惊七种情志变化。七情在一般情况下属于人的正常精神活动，并不属于病因范畴。只有当突然的、强烈的或长期持久的情志刺激超过了人体所能调节的范围，使人体气机紊乱，脏腑阴阳气血失调进而引起疾病的发生时，七情才成为致病因素，而称之为"七情内伤"。七情内伤致病不同于六淫，六淫之邪主要从口鼻或皮毛侵入机体，而七情内伤则是直接影响脏腑气血而发病，故又称其为"内伤七情"，是导致内伤杂病的主要致病因素之一。

（二）七情与脏腑气血的关系

气与血不仅是构成人体的基本物质，同时也是精神情志活动的物质基础。情志变化是人体内在气血状态的一种外在表现，因此七情与气血关系密切。如果气血发生病变，则可以影响情志活动，出现异常的情志反应。如气机郁滞，则常可见烦躁易怒；气不足，则常可见悲伤等情志。《素问·调经论》亦有"血有余则怒，不足而恐"之说。

脏腑是气血的化生者和运行者。《素问·调经论》曰："五脏之道，皆出于经隧，以行血气，血气不和，百病乃变化而生，是故守经隧焉。"因此，七情与脏腑之间也有密切关系。七情是五脏精气活动的结果。如《素问·阴阳应象大论》说："人有五脏化五气，以生喜怒悲忧恐。"心"在志为喜"，肝"在志为怒"，脾"在志为思"，肺"在志为忧（悲）"，肾"在志为恐"。故七情又可以分属五脏，以喜、怒、思、悲、恐为代表，称之为"五志"。

七情的产生与脏腑气血有关，同样七情也可影响脏腑及气血的功能活动。不良的情志刺激亦会引起脏腑气血阴阳的紊乱而导致疾病的发生，即形成内伤性致病因素。

（三）七情内伤致病的特点

七情内伤致病的特点不同于六淫，它主要影响人体气机和脏腑功能。如《素问·阴阳应象大论》说："故喜怒伤气，寒暑伤形。"其特点表现在如下三个方面：

1. 易致气机紊乱 七情内伤最容易影响人体气的正常升降出入运动，从而导致气机的紊乱，具体表现为怒则气上、喜则气缓、悲则气消、恐则气下、惊则气乱、思则气结。

怒则气上：上，即气机上逆。怒则气上是指怒的情志变化能够引起人体气机的上逆，可见肝气上逆、胃气上逆或肺气上逆。若血随气逆，则可见面红目赤、头痛头晕、胸胁胀痛，甚者呕血或昏迷等症状。

喜则气缓：缓，即气机涣散而不收。喜在正常情况下能够使气机调和畅达，气血运行舒缓。但是如果喜乐过度则会导致气血运行过于舒缓，神气涣散，神不守舍，甚则出现失神狂乱等症状。

悲则气消：消，即气的消耗。悲伤的情志容易引起上焦气机不畅，宣发不利，致使气郁中焦而易生热，耗伤肺气。因此过度悲忧，可使肺气耗伤而出现胸闷、气短、乏力等症状。

恐则气下：下，即气机陷下。恐惧可以引发上焦闭塞，气不上反下，故恐则气下。恐为肾之志，过度恐惧可使肾气不固而陷下，出现二便失禁、遗精等症状。

惊则气乱：乱，即气机紊乱。大惊可使心气散乱而无所倚，神志浮越而无所归，思虑惶惑而无所定，所以容易导致气机的紊乱。

思则气结：结，即气机郁结而不畅。由于思虑时心神凝聚，极易导致气留而不散，故过度思虑会导致气滞。若影响到脾，易致脾气呆滞，运化失常，则出现食欲不振、脘腹痞满等症状。

2. 易伤及内脏 由于脏腑与气血运行之间有密切关系，故七情过激或情志刺激过久，都易伤及内脏。而且不同的情志变化，又可以伤及不同的脏腑，故《素问·阴阳应象大论》有"怒伤肝""喜伤心""思伤脾""悲伤肺""恐伤肾"等。

心藏神，心为"五脏六腑之大主"，因此情志的刺激最容易影响的就是心。故《灵枢·口问》说："心者，五脏六腑之主也……故悲哀愁忧则心动，心动则五脏六腑皆摇。"另外，肝主疏泄，通过调畅气机而调节情志活动；脾主运化，为气血生化之源，又位于中焦，是人体气机升降的枢纽。情志刺激往往可以通过导致气机紊乱、升降失常而影响肝主疏泄和脾主运化的功能。因此，在临床上情志所伤的病证，往往以心、肝、脾三脏为多见。

3. 易加重病情　七情内伤易引起人体气机的紊乱和脏腑功能的失调。因此，在许多疾病的过程中，若患者有较剧烈的情志波动，往往使病情加重或急剧恶化。如素有肝阳上亢的患者，若遇大怒会导致薄厥，发生呕血、昏厥。此外，一些肿瘤患者的病情加重也常与情志波动有关。

二、饮食失宜

饮食是人体摄取营养并维持生命活力最基本的生存活动。但饮食失宜又是导致疾病发生的重要内伤性原因之一。饮食物进入人体后主要靠胃的受纳和腐熟及脾主运化的功能将水谷消化吸收转运，故脾胃为水谷之海。虽然饮食物主要在脾胃化生水谷精微，但由于脾胃是气血生化之源，当饮食失宜损伤脾胃时，亦可累及其他脏腑而变生他病。因此，饮食失宜是许多疾病发生的重要原因。饮食失宜主要体现在饮食不节、饮食偏嗜和饮食不洁三个方面。

（一）饮食不节

饮食不节，即饮食不节制，包括饥饱失常和饮食无时。饮食物是后天化生气血的源泉，应以适量、适时为宜。若饮食过饥、过饱，失其常度，或进食时间不规律，均可导致疾病的发生。

1. 饥饱失常　过饥，则摄食不足，气血生化无源，气血得不到足够的补充，久之则必然虚亏而为病。如婴幼儿因母乳不足，营养不良，可影响其正常生长发育；成人因进食过少，营养不足，可致气虚血亏，形体日渐消瘦，正气虚弱，卫外无力，而易感外邪。故《灵枢·五味》说："谷不入，半日则气衰，一日则气少矣。"过饱，即饮食过量，超过了脾胃的运化能力，亦可导致脾胃损伤，致使饮食物不能及时腐熟和运化，以致阻滞于内，形成宿食积滞，从而出现脘腹胀痛、恶闻食气、嗳腐泛酸、呕吐或泻下臭秽等食伤脾胃病证。故《素问·痹论》说："饮食自倍，肠胃乃伤。"此种病证，临床上又以小儿为多见。因小儿进食常缺乏规律性，而其脾胃的运化功能又较成人薄弱，故小儿易患伤食。食滞日久，则可郁而化热；伤于生冷寒凉，又可聚湿、生痰。若婴幼儿食积日久，脾胃功能极度虚弱，正虚邪实，则又常可酿成"疳积"，出现手足心热、脘腹胀满、面黄肌瘦、大便溏泄等症。若成年人饮食过量，阻滞肠胃经脉气血的运行，进而影响全身气机，形成痰湿或郁久化热，可出现肥胖、下利、便血及痔疮等病证。

2. 饮食无时　饮食不规律，饥饱失时，同样可以影响脾胃的运化，导致脾胃气机升降失调，功能紊乱，进而引起疾病的发生。

（二）饮食偏嗜

饮食偏嗜是指饮食有所偏颇，即在饮食的寒热、五味等方面形成了习惯性的偏好，从而出现了饮食的阴阳失衡，进而导致人体的阴阳失调而致病。饮食偏嗜，主要表现在以下几方面：

1. 饮食偏颇　是指饮食物摄取不均衡，长期不摄取某类食物，从而导致某些营养成分摄入减少，久则可形成与相应营养物质缺乏相关的病证，如瘿瘤、佝偻病、夜盲病、脚气病等。如过食油腻肥甘之物，阻滞气机，影响脾胃运化，易于积湿生痰、化热化火，易发消化不良，易患痈疽疔疮，甚则动风而发为半身偏枯等病证。

2. 偏食寒热　饮食的寒热失常，则易于导致机体阴阳的偏盛偏衰，以及脾胃功能的损伤而发病。如过食生冷，则易损伤脾阳，导致脾胃虚寒，运化功能紊乱，从而使寒湿内生，发生腹痛、泄泻等症。若过食辛辣，或进食煎炸食品，则易伤胃阴，引发胃热。胃热上熏，津液被灼，无以上承，故可出现口干、口臭、消谷善饥等症。因此，《灵枢·师传》告诫人们："食饮者，热无灼灼，寒无沧沧。"也就是说，饮食过冷过热皆不相宜。

3. 五味偏嗜　在中医理论中，饮食的酸苦甘辛咸五味与五脏各有归属，并能促进相应的脏腑功能。但如果长期或过度偏嗜酸、苦、甘、辛、咸五味中的某一味，将会影响脏腑气血阴阳，导致脏气偏胜而致病。故《素问·至真要大论》说："五味入胃，各归所喜攻，故酸先入肝，苦先入心，甘先入脾，辛先入肺，咸先入肾。"《素问·五脏生成》说："是故多食咸，则脉凝泣而变色；多食苦，则皮槁而毛拔；多食辛，则筋急而爪枯；多食酸，则肉胝胎而唇揭；多食甘，则骨痛而发落。此五味之所伤也。"同时，《素问·生气通天论》亦说："味过于酸，肝气以津，脾气乃绝；味过于咸，大骨气劳，短肌，心气抑；味过于甘，心气喘满，色黑，肾气不衡；味过于苦，脾气不濡，胃气乃厚；味过于辛，筋脉沮弛，精神乃央。"由此可见，五味偏嗜，不仅可直接引起本脏的病变，而且还可以影响相关脏腑的功能，从而引发多种病证。

4. 嗜酒无度　中医学认为，嗜酒无度可酿生湿热而为病。《素问·上古天真论》告诫人们，不要"以酒为浆"。《金匮要略》则载有"酒疸"病证，其临床表现为心中懊恼而热、不能食、时欲吐。此是指由于嗜酒无度而形成腹部癥块的慢性疾患，其临床表现，可见消瘦、腹水、腹中硬块等，类似西医学临床所见的酒精中毒引起的肝硬化病变。李东垣在《脾胃论》中指出："夫酒者，大热有毒，气味俱阳，乃无形之物。"又说："酒性大热，伤元气。"由此说明，过量饮酒不仅伤及脾胃，而且伤人元气。临床上亦常见过度饮酒对心、肝、胆等脏腑的损伤。

（三）饮食不洁

饮食不洁可引起多种胃肠疾病、食物中毒及消化道传染病的发生。如进食腐败变质食物，往往可以引起胃肠功能失调，出现脘腹胀痛、恶心呕吐、肠鸣腹泻，或腹痛里急后重、下利脓血等症；若进食被毒物污染之食物，则可引发食物中毒，出现剧烈腹痛、吐泻等中毒症状，重者可出现昏迷或死亡。若进食被虫卵污染之饮食物，则易发寄生虫病，如蛔虫、蛲虫、寸白虫等，临床可见腹痛、嗜食异物、面黄肌瘦等症。

三、劳逸过度

劳逸过度，包括过劳和过逸两个方面。正常的劳动和体育锻炼，有助于气血流通，增强体质；必要的休息，则可以消除疲劳，恢复体力和脑力，维持人体健康。如果过度劳累或过度安逸，就会因为影响人体气血的生成和运行而成为致病因素，使人发病。

（一）过劳

过劳是指过度劳累，包括劳力过度、劳神过度和房劳过度三个方面

1. 劳力过度　是指体力劳动过度而积劳成疾。劳力过度则伤气，久之则气少力衰，神疲消瘦。《素问·举痛论》所说的"劳则气耗"和"劳则喘息汗出，外内皆越，故气耗矣"，以及《素问·宣明五气》中的"久立伤骨，久行伤筋"，即指此而言。

2. 劳神过度　是指脑力劳动过度，劳伤心脾。脑为元神之府，心藏神，因此过用脑力则最易损耗心神，暗伤心血，出现心神失养的心悸、健忘、失眠、多梦等症。另外，思虑劳神过度，还可影响脾胃的气机升降，造成脾气呆滞，气血生化不利，出现脾失健运的纳呆、腹胀、便溏、气短乏力等症。

3. 房劳过度　是指性生活不节，房事过度。肾藏精，主封藏，肾精不宜过度耗泄。若房事过频则肾精耗伤，临床常出现腰膝酸软、眩晕耳鸣、精神萎靡、性功能减退，或遗精、早泄，甚或阳痿等病证。

（二）过逸

过逸是指过度安逸。即过度安闲，不参加劳动，又不运动。人体每天需要适当的活动，气血才能流畅。若长期不劳动，又不从事体育锻炼，易使人体气血运行不畅，脾胃功能减弱，气血生化减少，可出现食少、精神不振、肢体软弱，或发胖臃肿、动则心悸、气喘及汗出等，或继发他病。如《素问·宣明五气》所说"久卧伤气"。

第三节　病理产物性病因

病理产物性致病因素是继发于其他病理过程而产生的致病因素，故又称为继发性病因。在疾病过程中，由于外感病因、内伤病因的作用，引起气血津液代谢失调、脏腑经络等组织器官功能异常等病理变化，可产生痰饮、瘀血、结石等病理产物。这些病理产物一经产生，又可引发机体更为复杂的病理变化，成为新的致病因素。由此可见，病理产物性致病因素具有既是病理产物，又是致病因素的双重特点。

一、痰饮

（一）痰饮的基本概念

痰饮是机体水液代谢障碍所形成的病理产物，属于继发性病因。稠浊者为痰，清稀者为饮。

痰又有"有形之痰""无形之痰"之别。所谓有形之痰，系指视之可见、闻之有声、触之可及有形质的痰液而言，如咳出可见之痰液，喉间可闻之痰鸣，体表可触之瘰疬、痰核等。所谓无形之痰，系指由水液代谢障碍所形成的病理产物及其病理变化，虽然无形质可见，但却有征可察，临床上主要通过其所表现的症状和体征来分析，从而确定其因痰所致，如梅核气等。

饮的性质较清稀，流动性较大，多停留在人体的脏腑组织间隙或疏松部位，如肠胃、胸胁、胸膈、肌肤等。因停留的部位不同，症状各异，故有痰饮、悬饮、支饮、溢饮等不同病名。

痰饮与水湿，皆为水液代谢失常所致，异名而同类，皆为阴邪，但有区别。稠浊者为痰，清稀者为饮，更清者为水，湿则呈弥散状态。湿聚为水，积水成饮，饮凝成痰，四者有着密切的关系。因此有时水、湿、痰、饮常常很难严格区分，而将水湿、水饮、痰湿、痰饮等并称。

（二）痰饮的形成因素

痰和饮都是水液代谢障碍所形成的病理产物。因此，凡能影响人体气化功能的正常进行，导致水液代谢障碍者，均可致水液停蓄凝聚而成痰饮。外感六淫、疠气、内伤七情、饮食劳逸、瘀血、结石等致病因素是形成痰饮的初始病因。肺、脾、肾及三焦主司水液代谢的生理功能失常，是形成痰饮的中心环节。因此，各种致病因素引起肺、脾、肾及三焦等脏腑生理功能失常，导致水液代谢障碍的病理变化，水湿停聚，形成病理产物，凝而成痰，积而为饮。

肺主通调水道，为水之上源；脾主运化，防止水湿停聚；肾主水，为水液代谢之本；三焦为水液运行的通道。由于外感、内伤及其他病理产物的作用，影响脏腑的气化功能，导致肺、脾、肾及三焦主司水液代谢的生理功能失常，水湿停聚，从而形成痰饮。例如肺失宣降，水液输布、运行、排泄障碍；脾失健运，水液停聚；肾之蒸腾气化失职，水液内停；三焦气化失常，水道不利等，皆可导致水液代谢失常，为痰为饮。此外，其他如心、肝等脏腑的病变，亦可形成痰饮。

例如肝气郁结，气机阻滞，气不行水，水液停蓄而成痰饮；心阳不振，胸阳痹阻，行血无力，瘀血化水而成痰饮等。

（三）痰饮的致病特点

痰饮形成之后，作为致病因素可导致更为复杂的病理变化。痰随气升降流行，内而脏腑，外至筋骨皮肉，无处不到，无处不有，可形成多种病证，因此有"百病多由痰作祟"之说。饮则多留积于肠胃、胸胁、胸膈、肌肤等处，引发各种病证。由于痰饮停滞部位不同，临床表现因之而异。但痰饮同为水液代谢障碍的病理产物，作为继发性病因，又有着共同的致病特点。

1. 易阻碍气血运行　痰饮多为水湿凝聚的病理产物，故痰饮停滞，易于阻滞气机，使脏腑气机升降出入异常。经络为气血运行之通道，痰饮作祟，易于导致经络壅塞，气血运行受阻。例如痰饮在肺，肺失宣降，出现咳嗽喘息、胸部满闷，甚则不能平卧；痰结咽喉，气机不利，则见咽中梗阻，如有异物，吐之不出，吞之不入；痰流注肢体，使经络阻滞，气血运行不畅，则见肢体麻木、屈伸不利，甚则半身不遂。痰结于经络筋骨，则可致痰核、瘰疬、阴疽、流注等病证。饮停肠胃，气机升降失常，则见恶心呕吐、腹胀肠鸣等病证；饮停胸胁，气机阻滞，则见胸胁胀满、咳唾引痛等症状。

2. 影响水液代谢　痰饮本为水液代谢失常的病理产物，但是痰饮一旦形成之后，可作为一种继发性致病因素反过来作用于人体，进一步影响肺、脾、肾等脏腑的功能活动，影响水液代谢。如痰湿困脾，可致水湿不运；痰饮阻肺，可致宣降失职，水液不布；痰饮停滞下焦，可影响肾、膀胱的气化功能，以致水液停蓄。因此，痰饮致病能影响人体水液的输布与排泄，使水液进一步停留于体内，加重水液代谢障碍。

3. 易扰心神　痰浊内扰，影响及心，扰乱神明，可见一系列神志异常的病证。例如痰浊上蒙清窍，可见头昏目眩、精神不振等症状。痰迷心窍，扰乱神明，可见神昏、痴呆、癫痫等病证；痰郁化火，痰火扰心，可见神昏谵语，甚则发狂等病证。

4. 致病广泛，变化多端　痰之为病，无所不至，其病理变化多种多样，临床表现异常复杂，故有"怪病多痰"之说。痰病可表现为胸部胀闷、咳嗽痰多、恶心呕吐、肠鸣腹泻、心悸眩晕、癫狂痫病、皮肤麻木、皮下肿块，或溃破流脓，久而不愈。饮之为病，可表现为咳喘、水肿、泄泻等。总之，痰饮在不同的部位临床表现各异，大体可归纳为咳、喘、悸、眩、呕、满、肿、痛八大症状。

5. 病势缠绵，病程较长　痰饮为水液代谢障碍所形成的病理产物，与湿邪类似，具有黏滞的特性，致病缠绵，病程较长，难以速愈。例如咳喘、眩晕、胸痹、癫痫、中风、痰核、瘰疬、瘿瘤、阴疽、流注等，多反复发作，缠绵难愈。

二、瘀血

瘀血是指留积于体内，未能及时消散，丧失生理作用的血液，又称蓄血、恶血、败血、污血、衃血等。其包括血液溢出于经脉之外而瘀积的离经之血，以及血液运行受阻而阻滞于经脉或脏腑组织内的血液。瘀血既是血液运行障碍、停滞所形成的病理产物，又是具有致病性的继发性病因。瘀血形成之后，可阻滞气血，影响脏腑功能，导致各种新的病证。

瘀血与血瘀在概念上有所不同。瘀血，是指运行涩滞之血，是能继发新病或加重原有病情的病理产物，属于病因学概念；血瘀，是指血液运行不畅或瘀滞不通的病理状态，属于病机学范畴。瘀血形成之后，影响血液的正常运行，可导致和加重血瘀的病理状态，血瘀又导致瘀血的产生，二者互为因果。

（一）瘀血的形成因素

人体血液的正常运行，主要与心肺肝脾等脏的功能、气的推动和固摄作用及脉道的通利、气候寒温等内外环境因素密切相关。故凡能影响血液正常运行，使血液运行不畅或血离经脉而瘀积的各种因素，都可导致瘀血。

1. 气虚血瘀 气具有推动、固摄、温煦等功能。"气为血之帅"，气盛则血行滑疾。若气虚推动无力而迟缓，或固摄无权而外溢，或血不得温煦而凝滞，皆可形成瘀血。

2. 气滞致瘀 "气行则血行，气滞则血瘀"。若水、湿、痰、饮等积滞体内，或情志郁结，造成气机阻滞，影响血液正常运行，血液迟滞不畅，则停蓄成瘀。

3. 寒凝致瘀 寒为阴邪，具有凝滞收引之性。血得温则行，遇寒则凝。外感寒邪或阴寒内盛，一方面阳气受损，失去温煦推动之功能，致血运不畅而成瘀血，古代医家有"阳虚血必凝"之说；另一方面，又因感寒之后，血脉收引挛缩，促进或加重瘀血。

4. 血热致瘀 外感火热邪气或脏腑郁热，蕴结在里，煎熬津血，血液黏滞不畅，如《医林改错·积块》云："血受热则煎熬成块。"或因血热互结，热邪迫血妄行，灼伤脉络，血溢脉外，离经之血停蓄脏腑组织之间，均可形成瘀血。

5. 津亏成瘀 血的正常运行，除赖气的推动，尚需津液运载。生理上，津血同源，血液充盈，津液和调，则脉道通利，血行畅达。血犹舟也，津液水也，水津充沛，舟才能行。化源不足或耗损过多，使津液亏耗，不能载血，血行不畅，塞而成瘀。

6. 外伤致瘀 各种外伤，如跌仆、金刃、虫兽所伤，负重过度等，或外伤肌肤，或内伤脏腑，导致血出脉外，留滞体内，未能及时消散或排出体外，或血液运行不畅，进而形成瘀血。

7. 情志致瘀 情志内伤导致瘀血，多因情志过激，血之与气，并走于上，损伤脉络；或因气机郁滞，气郁血滞，久而成瘀；或因五志化火，煎灼津液，津亏而致瘀血。

8. 痰浊致瘀 瘀血、痰浊都是疾病过程中形成的病理产物，二者成因不同，但形成之后，往往相互影响，既可因瘀致痰，亦可因痰致瘀。因痰致瘀者，盖痰浊为有形之邪，易于阻滞气机，影响血运，或因直接阻滞脉络，可在致病之因的基础上导致瘀血。

9. 误治致瘀 治疗出血，不究根源，专事止血，或过用误用寒凉，致使离经之血凝而不得温化，未离经之血郁而不畅，皆可导致瘀血形成。

总之，瘀血的形成主要有两个方面：一是由于气虚、气滞、血寒、血热、痰浊内阻、情志等内伤因素，导致气血功能失调而致瘀血；二是各种外伤或内出血等均可直接形成瘀血。

（二）瘀血的致病特点

瘀血形成之后，不仅失去正常血液的濡养作用，反过来又会阻滞气机，影响血行，使脏腑失于濡养，功能失常，进而导致机体诸多部位、症状复杂多变的疾病。

1. 易于阻滞气机 瘀血形成之后，阻滞于局部，常易影响和加重气机阻滞，导致气血运行不畅，出现经络阻滞、气机失调、血运不畅等各种病理变化。

2. 影响血脉运行 瘀血为血液运行失常的病理产物，但瘀血形成之后，无论其瘀血滞于脉内，还是留积于脉外，均可影响心、肝等脏腑的功能，导致局部或全身的血液运行失常。如瘀血阻滞于心，心脉痹阻，气血运行不畅，可致胸痹心痛；瘀血留滞于肝脏，可致肝脏脉络阻滞等。

3. 影响新血生成 瘀血乃病理性产物，已失去对机体的濡养滋润作用。瘀血阻滞体内，尤其是瘀血日久不散，就会严重影响气血的运行，脏腑组织失于濡养，势必影响新血的生成，故有"瘀血不去，新血不生"的说法。因此，久瘀之人，常可表现出肌肤甲错、毛发不荣等失濡失养的临床特征。

4. 易生顽疾险症　瘀血阻滞脏腑，留而不去，变生顽症、急症、险症。如瘀阻于肺，则宣降失调，或致肺络破损，可见胸痛、气促、咯血；瘀阻于心，血行不畅则胸闷心痛；瘀阻于脑，脑络不通，可致突然昏倒，不省人事，或留有严重的后遗症，如痴呆、语言謇涩等。

5. 病位相对固定　瘀血作为一种有形的病理产物，一旦停滞于某脏腑组织，难以一时消散，故其致病具有病位相对固定的特征，如局部刺痛固定不移，或癥积肿块日久不消等。

（三）瘀血致病的症状特征

瘀血形成后，因部位不同，症状表现亦不同，但其有共同特征。

1. 疼痛：因经脉阻滞和组织失养而致。疼痛的特点多为刺痛，痛处固定、拒按，夜间明显，天阴加剧，活动则减。

2. 肿块：由血瘀经脉、脏腑及组织之间，或外伤而致。瘀积于体表可见青紫肿胀；瘀积于体内，久聚不散，则可形成癥积，按之有块，坚固难移。

3. 出血：因瘀血阻滞，经脉不畅，血溢脉外而见出血，其血色多呈紫暗色，多伴血块。

4. 发绀：面部、爪甲、肌肤、口唇青紫，多因久病不愈，瘀血阻络，气血不能外荣所致。

5. 舌质紫暗，舌体瘀点、瘀斑，或舌下静脉曲张，为瘀血最常见、最敏感的指征。

6. 脉象多见细涩或结代。

此外，面色黧黑、肌肤甲错、皮肤紫癜、肢体麻木、精神神经症状等也较为多见。

三、结石

结石，是指在多种因素作用下，身体的某一部位形成的砂石样病理产物。结石具有致病性，在结石的作用下可导致新的病证，如石淋、黄疸等。因此，结石又是继发性病因。

（一）结石的形成因素

1. 饮食不当　嗜食辛辣，过食肥甘炙煿，导致湿热内生，影响肝胆，肝失疏泄，胆汁排泄不利，郁积日久，则可形成胆结石。若湿热下注，蕴结于下焦，影响肾与膀胱之气化功能，也可因膀胱湿热与尿浊积结而成肾结石或膀胱结石。若空腹过食柿子，影响胃的受纳和通降，则可导致胃结石。此外，某些地域的水质也可促使结石形成。

2. 情志内伤　情志失调，最易伤肝，导致肝气郁滞，疏泄失职，胆汁疏泄不利，郁滞化热，煎熬日久亦可形成肝胆结石。肾气受伤，为热邪所乘，蕴积日久，煎熬水液，尿液凝结，也可形成肾与膀胱结石。

3. 肾精亏虚　禀赋不足，或久病耗损，或年老体弱，致肾精亏虚，虚热内生，煎熬津液，日久可成为砂石。

4. 服药不当　长期过量服用某些药物，致使脏腑功能失调，或药物潴留残存于体内某些部位，导致结石形成。

此外，结石的发生还与年龄、性别、体质、生活习惯有关。

（二）结石的致病特点

结石致病，由于形成的部位不同，症状表现差异很大。结石停聚，则可阻滞气机，影响气血，损伤脏腑。其基本病机为气机壅塞不通，其共同症状为结石引起的疼痛。

1. 多发于肝、胆、胃、肾、膀胱等脏腑　肝之疏泄，与胆汁的生成、排泄密切相关，肾的气化功能又直接影响尿液的生成与排泄，故肝肾功能失调易生成结石。且肝肾有管道与胆及膀胱相通，而胆、胃、膀胱等为空腔性器官，故肝、胆、肾、膀胱、胃等为结石易形成之部位，形成肝、胆结石，肾、膀胱结石，胃结石等。

2. 病程较长，轻重不一　结石多为湿热内蕴，日久煎熬而成，故大多数结石的形成过程缓慢。结石的大小不等，停留部位不一，其临床表现差异很大。一般来说，结石小，病情较轻，有的甚至无任何症状；结石过大，则病情较重，症状明显，发作频繁。

3. 阻滞气机，损伤脉络　结石为有形实邪，停留体内，易于阻滞气机，影响气血津液运行，可见局部胀闷酸痛等，程度不一，时轻时重。结石在移动的过程中可损伤脉络而出血，如尿血。

4. 疼痛　结石引起的疼痛，以阵发性为多，亦呈持续性，或为隐痛、胀痛、钝痛，甚则绞痛，部位常固定不移，亦可随结石的移动而有所变化。结石性疼痛具有间歇性特点，发作时常剧烈绞痛，而缓解时一如常人。

第四节　其他病因

中医学的病因除了外感病因、内伤病因和病理产物性病因外，还有一些致病因素不能简单地归到前三类病因中。这类病因包括跌打损伤、虫兽所伤、冻伤、烧灼，以及寄生虫、胎源与禀赋等。这些因素皆能损伤肌肤筋骨和脏腑气血，形成各种病证。

一、外伤

外伤主要指因外力损伤、烧烫伤、冻伤、化学伤、电击伤和虫兽咬伤等因素而导致的皮肤、肌肉、筋骨的损伤。其致病特点如下：

（一）外力损伤

外力损伤是指机械暴力引起的创伤，包括跌打损伤、持重努伤及枪弹、金刃等所伤。这些损伤因素，轻者可引起受损部位皮肤、肌肉的损伤，如瘀血、肿胀、出血，甚则筋伤、骨折、关节脱位等；重者除局部损伤外，往往累及内脏，或因出血过多而导致气随血脱、昏迷、抽搐等病变。严重的创伤后感染会导致毒邪内攻，甚至死亡。

（二）烧烫伤

烧烫伤是指高温所引起的灼伤，包括高温液体如沸水（油）和高温蒸汽、烈火、电热及其他高温物品作用于人体所造成的损害，即水火烫伤。烧烫伤主要以火毒为患，机体一旦受到烧烫伤害，轻者仅在受伤局部出现外证，如皮肤损伤、创面红肿热痛，伴见烙痕或起水疱；重者则损伤肌肉筋骨，痛觉消失，创面呈皮革样，或苍白干燥，或蜡黄、焦黄，甚或炭化；更严重者，除烧烫伤面积较大、程度较重外，还可因热毒炽盛，火毒内攻，内侵脏腑，伤及心神，出现躁动不安、发热口渴、尿少尿闭、腹胀便秘，以及狂乱谵语等精神症状，甚至因亡阴、亡阳而致死亡。

（三）冻伤

冻伤是指人体因遭受低温侵袭而引起的局部或全身性损害。寒冷气候或环境是造成冻伤的重要条件。全身性冻伤，称为"冻僵"。局部冻伤，多依据受冻环境而定名，如足部冻伤，称为"战壕足""水浸足"等。冻伤发生于暴露部位，如指、耳、鼻等，则易于出现紫斑、水肿，甚或皮肉紫黑、溃破等，称之为"冻疮"。

（四）化学伤

化学伤是指有毒或烈性化学物质对人体造成的直接损害。其中包括化学药品（如强酸、强碱）、农药、有毒气体（如工业气体）、军用化学毒剂（如神经性毒剂、糜烂性毒剂、失能性毒剂、刺激性毒剂、窒息性毒剂等）、生活煤气及其他化学物品等。这些化学物有的可以通过口鼻进入人体，有的也可以通过皮肤而被吸收。人体一旦受化学毒物的伤害，即可在相关部位，乃至全身出现相应病证，如局部皮肤黏膜的烧灼伤或红肿、水疱，甚或糜烂。全身性症状如头痛头晕、恶心呕吐、嗜睡、神昏谵语、抽搐痉挛等。

（五）电击伤

电击伤指意外的触电事故所造成的人体损害。此种伤害诊断并不困难。首先有触电或遭受雷击史，在触电部位往往有程度不等的烧伤、血肿、暂时或长时间不省人事，甚或呼吸停止、面色青紫或苍白、脉搏细微，亦有的表现为时有惊厥、痉挛，甚则僵直者。电击伤患者身旁常有致害电源。

（六）虫兽伤

虫兽伤主要指毒蛇、猛兽、狂犬及其他家畜、动物咬伤。此外还包括某些昆虫咬（蜇）伤等。以上多种伤害，轻者可引起局部损伤，如疼痛、肿胀、出血；重者，其毒素迅速通过血液波及全身，导致重要脏器中毒，出现全身中毒症状，如高热、神昏、神志恍惚、肢体抽搐等；更有甚者，有迅速致死的危险。常见的虫兽伤有以下几种：

1. 毒蛇咬伤 是指毒蛇毒汁通过毒牙侵入机体而致发病，包括风毒型、火毒型和风火毒型。风毒型（神经毒），多见于银环蛇、金环蛇和海蛇咬伤。此类中毒，由于局部症状轻，潜伏期长，咬伤后不易引起注意，但发病后神经毒素吸收迅速，故危险性大。火毒型（血液循环毒），多见于蝰蛇、尖吻蝮蛇、竹叶青蛇和烙铁头蛇咬伤。此类中毒，潜伏期短，局部症状重，故易被早期发现，如能早期治疗则死亡率低。风火毒型（混合毒），多见于眼镜蛇、眼镜王蛇咬伤，临床表现有风毒和火毒的症状。

2. 昆虫咬（蜇）伤 如蜈蚣咬伤，蜂、蝎蜇伤等。蜈蚣咬伤，局部灼热、剧痛、红肿，尚可形成水疱及坏死。被咬肢体可形成淋巴管炎及淋巴结炎，也可发生紫癜。严重者可因毒素吸收出现头晕、头痛、恶心、呕吐、发热，甚至发生昏迷及过敏性休克。蜂、蝎蜇伤，多见于手、足及面部等裸露部位，局部红肿、灼痛、麻木或出血，极少数可引起瘀血及组织坏死，一般无全身性症状。如被巨大毒蝎蜇伤，或被许多蜜蜂或黄蜂蜇伤后，可引起全身症状。若因蜇伤过重，亦有伴见昏迷甚至死亡者。

3. 狂犬咬伤 狂犬咬伤可发狂犬病（又称恐水病），是由狂犬病毒引起的传染病。初起仅局部疼痛、出血，伤口愈合后，经一段潜伏期，然后出现烦躁、惶恐不安、牙关紧闭、抽搐、恐水、恐风等症状。

　　一般来说，虫兽所伤患者多有明确的虫兽咬伤史，故临床诊断并不困难，但有时仍须根据其临床表现来判断所伤的性质。如毒蛇咬伤，有"风毒""火毒"及"风火毒"之分；疯狗咬伤，又有特殊的精神症状，如烦躁、惶恐不安、恐水、恐风等症。

二、寄生虫

　　寄生虫是动物性寄生物的统称，如原生动物的疟原虫、痢疾内变形虫，扁形动物的血吸虫、绦虫，线形动物的蛔虫、丝虫，以及某些节肢动物如虱、蜱等。寄生虫感染，是通过进食或接触寄生虫及其虫卵所污染的水、土、食物等而引起寄生虫病的发生，中医学称之为"虫积"。寄生虫由于寄居于人体内，因此其致病不仅表现为消耗人体的气血津液，而且易于损伤脏腑的生理功能。

（一）蛔虫病

　　蛔虫寄生在人体小肠内。蛔虫致病后表现为：厌食或多食易饥，恶心呕吐，腹泻；腹痛，其特点为疼痛多不剧烈，多位于脐周，痛无定时，喜按；蛔虫病以 5 ～ 15 岁儿童多见，常表现为身体消瘦、生长发育迟缓、智力发育较差等；精神不安、易怒、睡眠不安、磨牙和易惊。

（二）蛲虫病

　　蛲虫寄生于人体的大肠，有时也可寄生于其他部位，如胃、鼻孔内。蛲虫致病后表现为肛门、会阴部瘙痒，影响睡眠；烦躁，夜啼，磨牙；食欲不振，腹痛，腹泻；偶有表现为尿频、尿急、遗尿者。

（三）血吸虫病

　　血吸虫病是由血吸虫寄生在体内（门静脉系统）所引起的寄生虫病。引起人体血吸虫病的有日本血吸虫、埃及血吸虫和曼氏血吸虫三种。在我国只有日本血吸虫。血吸虫致病后表现为急性期有发热、咳嗽、肝肿大和肝区疼痛；慢性期有腹泻、肝脾肿大；脑型血吸虫病有症状性癫痫等；晚期有肝硬化。儿童得病可严重影响生长发育，形成"侏儒症"。

　　中医学虽然早已认识到寄生虫病的发生与饮食不洁等有关，但在中医文献中又有"湿热生虫"之说。所谓"湿热生虫"，是指脾胃湿热为引起肠寄生虫病的内在因素之一，而某些肠寄生虫往往以"脾胃湿热"的症状为主要临床表现，不可误认为湿热能直接生虫。

三、药邪

　　药邪是指因用药不当而造成疾病的一种致病因素。药物既可治病，又可致病。如果医生不熟悉药物的性味、功效、常用剂量、副作用、配伍禁忌等，而对药物使用不当，或患者不遵医嘱而擅自乱服药物，均可导致药邪的形成。药邪常会引发药物的毒副作用或导致其他疾病的发生。

（一）药邪的形成

　　1. 用药过量　任何药物都有一定的治疗剂量，在此剂量内才能安全地发挥治疗作用，避免毒副作用。药物的剂量，因产地、采集时间、炮制与配伍的不同、疾病的性质和轻重及个人体质等因素而有一定的范围，应结合具体情况灵活应用。因此，有些情况下，看似正常的剂量也会发生毒副作用。用药过量，特别是一些含有毒性的药物，过量则易中毒，如生川乌、生草乌、马钱子、细辛、巴豆、生半夏、雄黄等，都可因为用量超过规定的剂量而产生中毒。

2. 炮制不当 炮制的目的是减轻药物毒性，增加其疗效，例如乌头火炮或蜜制，半夏姜制，附子浸泡、水煮等，均能减轻它们的毒性。但若炮制不当或方法不规范，有毒之物不能尽除，常易导致毒副作用的发生，并影响疗效。

3. 配伍不当 有些药物的配伍应用会使原有的毒性增强，或使原来没有毒性的药物产生毒性。例如藜芦与人参、水银与砒霜等，古人分别概括成"十八反""十九畏"。因而，配伍不当，也会引起中毒。

4. 用法不当 各种药物均有不同的使用方法，用法不当也可成为致病因素。如妇女妊娠时使用了峻下、破血、伤胎、有毒之物，则易导致流产或死胎。此外，有些药物的用法有严格的规定，如朱砂不能入水煎剂，否则会造成汞中毒。朱砂入汤剂时，应用煎制好的药液或温开水冲服，禁止与其他药物同煎；朱砂挂衣的药物也不宜入汤剂。同时，朱砂应避免与含铝成分的药物（如明矾）同用，也不宜将朱砂置于铝器中加水研磨，或盛放在铝器皿中。因朱砂与铝会发生化学反应，生成灰色的铝汞齐，从而导致中毒。

（二）药邪致病特点

1. 多表现为中毒症状 误服或过服有毒性的药物，临床上多表现为中毒症状，并且其中毒症状与毒性药物的成分、剂量有关。轻者表现为头晕心悸、恶心呕吐、腹痛腹泻、舌麻等症状，重者可出现全身肌肉颤动、烦躁、黄疸、发绀、出血、昏迷乃至死亡。

2. 发病急，病情易趋危重 若服用药物剂量过大或药物毒性过强，会引起急性中毒，发病急骤。若不采取正确的解毒等治法，往往病情会迅速恶化，对机体脏器造成严重的损害，甚至死亡。

3. 加重病情，变生他疾 药物使用不当，会助邪伤正，一方面使原有的病情加重，另一方面还会引起新的疾病。

四、先天因素

先天因素，是指人体在胎儿出生前因母体或家族遗传而导致疾病的因素，它包括禀赋遗传和胎源性遗传。禀赋遗传是指亲代与子代之间禀赋物质传递的现象。胎源性遗传是指各种因素通过母体作用于胎儿的过程。先天因素导致的疾病可分为禀赋性疾病和胎源性疾病。

1. 禀赋性疾病 是指由于先天禀赋发生了变异，导致胎儿或出生后机体结构和功能异常的疾病。如某些出血性疾病（血友病）、癫狂痫（精神分裂症、癫痫）、消渴、多指（趾）症、眩晕和中风（高血压病）、色盲、近视及过敏性疾病等。此外，由于禀赋的影响，可以使机体的抵抗力降低，或代谢的调节发生某种缺陷，或体质反应性发生改变，从而使后代易于罹患某些疾病。

2. 胎源性疾病 指在胚胎发育过程中，各种因素通过母体作用于胎儿，影响或改变了胎儿的生长发育，致使发育成个体罹患的疾病，亦称胎疾。

导致胎源性疾病的产生，主要是母体在孕育胎儿时，由于其饮食起居、情志调摄等不当，从而影响胎儿生长发育，形成胎源性疾病。如怀孕期间，精神刺激如郁怒忧伤、大惊卒恐，均会影响胎气，致生胎疾；起居不慎、跌仆损伤、感受外邪等，都可致血脉相乱，胎气受伤。妊娠期间，嗜欲无度，恣情纵欲，肾精亏损，扰动胎气，胎元受损。受孕之后，嗜食辛辣及煎炒炙煿、饮酒等，热毒内蓄，变生胎疾。也有因为妊娠期间患病，治疗不当，妄投药物而导致胎元损伤者。

胎源性疾病有胎弱与胎毒之分：胎弱者，又称胎怯、胎瘦，为小儿禀赋不足，气血虚弱的泛称，可见出生后皮肤脆薄、毛发不生、形寒肢冷、面黄肌瘦、筋骨不利，以及五迟、五软、解颅等。胎毒者，是指婴儿在母腹中时，受母体毒火，因而出生后发生疮疹和遗毒等疾病。胎毒多由父母恣食肥甘，或多郁怒悲思，或纵情淫欲，或梅疮等，毒火蕴藏于精血之中，传于胎儿而成。胎毒为病，一指胎寒、胎热、胎黄、胎搐、疮疹等；二指遗毒，即先天性梅毒，系胎儿染父母梅疮遗毒所致。

五、毒邪

（一）毒邪的概念

毒，又称毒气、毒邪，其含义较广，凡恶物皆可称毒。广义之毒泛指一切强烈损害机体的致病因素。狭义之毒是指致病因素之一，如火毒、热毒、瘀毒、寒毒、疫毒等；虫兽咬伤而感受的毒邪，如蛇毒、狂犬毒等。毒在中医学中有广泛的运用，从病因、病机、病证到药物治疗、处方用药等，都与毒有着密切的联系。

（二）毒邪的形成

毒有外来之毒和内生之毒之别。

1. 外来之毒　为天时不正之气感人，从皮毛、口鼻而入。其形成与时令、气候、环境有关，具有外感性病因的特点，包括：六淫太过蕴结为毒，如大风苛毒、热毒、寒毒、湿毒、清（风）毒、燥毒、温毒、暑毒；时气化毒，如疠毒、疫毒、瘴毒；以及一些特殊的致病物质，虫毒、水毒、蛊毒、兽毒、漆毒、霉（梅）毒，煤气毒等，皆为天时不正之"时毒"，或因起居传染之"秽毒"，由外侵入人体，具有外感性病因的特点。

2. 内生之毒　多因饮食不节、情志内伤、治疗不当，或因脏腑功能失调，毒邪郁积而成，由内而生，具有内伤病邪和病理性产物的特点。内生之毒，是由于各种病因导致机体阴阳失调、气血紊乱、脏腑功能失调，或治疗不当，体内病理产物胶结蕴积，从而产生了对机体有严重毒害的一类特殊的致病因子，如丹毒、瘤毒、疹毒、疮毒、疡毒、伏毒（邪伏化郁而成毒）、瘀毒（恶血）（《灵枢·五邪》）、胎毒（包括先天性梅毒），以及脏毒、食毒、药毒等。

（三）毒邪性质和致病特点

不同的毒，由于其来源、产生条件、兼夹诸邪不同，或是毒力的大小、损害部位不同，因而临床表现多种多样。外感毒邪具有一定的传染性，内生毒邪一般无传染性。但不论外感还是内生，毒邪致病也具有很多共同的临床特征和致病特点。

1. 毒性暴戾，病情危重　毒邪致病，多病势凶险，症状酷烈，易成险症危候，病死率高，即便体质强健者亦难于幸免，如"疫毒""蛇毒"。毒邪致病，发病急骤，触之即发，来势凶猛，传变迅速，病情危笃，险象环生。若为大毒所致，则病情不断加重，无转机之象，甚至日趋危重，危及生命。如黄疸不退，反而日趋加重，甚则可出现神昏、谵语之症。

2. 毒邪深痼，入腑入络　邪毒致病，易于与痰、瘀、湿等邪气胶结，深入于里。毒邪蕴结，毒入血络，病位甚深，瘀毒阻络，影响脏腑，阻滞经络。瘤毒致病，结为癥积，形成痼疾。

3. 易化火败血，其气秽浊　毒邪常具有火热之邪的特征。感受火热毒邪，或疫毒疠气，或寒毒、湿毒郁而化热，多见高热、神昏、汗出、口渴、舌干、便秘、舌红绛、苔黄或燥、脉数等火热伤阴症状。火热邪毒，灼伤脉络，迫血妄行，可致吐血、衄血、咯血。热盛肉腐，则为疮疡痈肿。毒邪还具有秽浊之性。一方面火热之气可炼津为痰，另一方面湿浊痰瘀蕴结积聚可生毒，临床以神志昏蒙、面色秽浊如垢、口中黏腻、大便黏滞臭秽等为主要特征。

4. 病情缠绵，易成遗患　邪气蕴积，迁延日久，郁久化毒，故致病多病情缠绵，易于反复，难以治疗，难于根治。如瘤毒（如各种恶性肿瘤）、脏毒（如尿毒症、病毒性肝炎），多病情顽固，终生难愈。疫毒（如脊髓灰质炎、流行性脑脊髓膜炎）、梅毒，常常形成后遗症或胎源性疾病。

5. 季节性和地区性　外毒为天时不正之气，其形成具有明显的季节性和地域性。如风毒、寒毒、湿毒、暑毒、燥毒、热毒、疫毒致病，皆与时令、气候有关；而瘴毒致病，则与地域有关，仅限于岭南地区。

6. 传染性和流行性　外毒致病多具有传染性，在气候变化异常或恶劣的环境条件下，还会造成疾病流行。若为疫毒致病，常呈暴发，并具有强烈的传染性和广泛流行的特点，如时行感冒、麻疹、痄腮等。

【现代研究】

1. 六淫的研究　对于六淫致病的研究，很多学者从医学气象学、医学微生物学、生态医学等方面进行了研究，最相关的是医学气象学。从医学气象学的角度，风、寒、暑、湿、燥、火（热）这六种因素可分别归属于气温、气湿、气流的范畴。除气候因素外，六淫还包含微生物（细菌、病毒）、物理因素等多种致病因素，与医学微生物学的关系非常密切。中医强调非生物性生态因子致病，以六种气候征象比附病因，从应用范畴来看，属生态医学的非生物生态因子范畴。六淫是以风、寒、暑、湿、燥、热六气为原型的外感病因符号，其概念具有抽象及气象学双重意义。

2. 情志的研究　模拟情志刺激的动物模型实验研究取得了一定进展，如应用慢性心理应激反应模拟了中医"情志异常、肝失疏泄"的综合病理变化过程。对情志致病提出了"多情交织共同致病首先伤肝"假说，认为情志异常影响气机运行是恶性肿瘤发病的关键病因。在生物医学基础层面，提出情志应激的主要效应分子是应激激素和氧化分子，进一步解析了情志应激增加帕金森病、乳腺癌等疾病的易感性。由此证明，中医学的情志致病理论有着丰富的科学内涵。

3. 痰饮的研究　对于痰证实质及痰浊致病机理的研究主要有：①与血液流变学的关系：痰证的本质之一为血液聚集性及黏滞性增高，痰湿体质也表现出微循环障碍。②与血脂的关系：痰证与总胆固醇（TC）、甘油三酯（TG）、低密度脂蛋白（LDL）升高有十分密切的关系，痰湿体质亦表现出上述情况。③与氧自由基的关系：体内自由基代谢与痰证关系密切，表现为痰证患者体内超氧化物歧化酶（SOD）下降、脂质过氧化物（LPO）升高及丙二醛（MDA）升高。④与免疫的关系：痰证患者的淋巴细胞转化率（LBT）值低于非痰证患者和正常人，表明痰证患者处于细胞免疫功能低下、体液免疫反应活跃的状态。⑤与疾病的关系：高脂血症、动脉粥样硬化、脑梗死、多种呼吸系统疾病多与痰邪相关。痰饮还与人体衰老、自主神经系统功能紊乱、细胞因子及基因表达异常等密切相关。

4. 瘀血的研究　对于血瘀证实质及瘀血致病机理的研究有：①与微循环障碍的关系：血瘀证的球结膜微循环的改变在形态方面主要表现为血管粗细不均、动静脉管径比值增加、微血管迂曲或螺旋状、血管网交点增多等。②与血液流变学的关系：血瘀证与血液浓度、血液黏滞性、血液凝固性、血液凝聚性升高关系密切，瘀滞质体质常表现出血液流变学的异常。③与氧自由基的关系：表现为血瘀证患者体内超氧化物歧化酶（SOD）下降、全血谷胱甘肽过氧化物酶下降及丙二醛升高。④与炎症反应的关系：血瘀证与 C 反应蛋白、血清白介素 –6、肿瘤坏死因子、黏附分子等存在密切相关性。⑤与相关基因表达：血瘀证患者 ET–1mRNA 的表达明显增加。⑥与疾病的关系：冠心病、脑梗死、糖尿病等与瘀血相关。瘀血还与人体衰老、免疫情况、血小板功能等密切相关。

5. 毒邪的研究 环境毒邪主要包括了空气污染、水源污染、土地污染、生物污染、噪声污染、电磁辐射、核污染等。内生之毒包括热毒、瘀毒、痰毒、尿毒等，并认为是多种恶疾、顽疾的共同病机。

【经典医论】

《素问·举痛论》：余知百病生于气也。怒则气上，喜则气缓，悲则气消，恐则气下，寒则气收，炅则气泄，惊则气乱，劳则气耗，思则气结。

元·王履《医经溯洄集·张仲景伤寒立法考》：仲景书虽有阴毒之名，然其所叙之证，不过面目青，身痛如被杖，咽喉痛而已，并不言阴寒极甚之证；况其所治之方，亦不过升麻、甘草、当归、鳖甲而已，并不用大温大热之药。是知仲景所谓阴毒者，非阴寒之病，乃是感天地恶毒异气，入于阴经，故曰阴毒耳。

元·朱丹溪《丹溪心法·痰病》：凡痰之为患，为喘为咳为呕为利，为眩为晕，心嘈杂，怔忡惊悸，为寒热痛肿，为痞隔，为壅塞，或胸胁间辘辘有声，或背心一片常为冰冷，或四肢麻痹不仁，皆痰饮所致。善治痰者，不治痰而治气，气顺则一身之津液亦随气而顺矣。

明·张景岳《景岳全书·卷十六》：饮食内伤之证，凡饥饱失时者，太饥则仓廪空虚，必伤胃气，太饱则运化不及，必伤脾气。然时饥时饱而致病者，其伤在饥，故当以调补为主，是即东垣之所谓也。其有不因饥饱而惟以纵肆口腹遂致留滞不化者，当以化滞消食为主。

清·叶天士《临证指南医案·卷五》：经云"风为百病之长"。盖六气之中，惟风能全兼五气，如兼寒则曰风寒，兼暑则曰暑风，兼湿曰风湿，兼燥曰风燥，兼火曰风火。盖因风能鼓荡此五气而伤人，故曰百病之长也。其余五气，则不能互相全兼，如寒不能兼暑与火，暑亦不兼寒，湿不兼燥，燥不兼湿，火不兼寒。由此观之，病之因乎风而起者自多也。

清·喻嘉言《寓意草·辨黄鸿悬生痈疽之症并治验》：外因者，天行不正之时毒也，起居传染之秽毒也。内因者，醇酒厚味之热毒也，郁怒横决之火毒也。

清·程杏轩《医述·卷六》：凡瘀血之证，今人但知闪挫则有瘀血，不知有因火载血上行，或吐或衄，病者自忍，而蓄滞于中；或因医药寒凉，而冰凝于内；或因忧思过度，而致营血郁滞不行；或因怒伤血逆，上不得越，下不归经，而留积于胸膈之间者，此皆瘀血之因也。

清·费伯雄《医醇賸义·卷二》：劳者，五脏积劳也；伤者，七情受伤也。百忧感其心，万事劳其形，有限之气血，消磨殆尽矣。思虑太过则心劳，言语太多则肺劳，怒郁日久则肝劳，饥饱行役则脾劳，酒色无度则肾劳。方其初起，气血尚盛，虽日日劳之，而殊不自知；迨至愈劳愈虚，胃中水谷之气，一日所生之精血，不足以供一日之用，于是荣血渐耗，真气日亏。头眩耳鸣，心烦神倦，口燥咽干，食少气短，腰脚作痛，种种俱见。甚者咳嗽咽疼，吐血衄血，而疾不可为矣。

【思维训练】

典型案例一

韩某，男，74 岁，1960 年 3 月 28 日初诊。

昨晚发热，体温 38.5℃，微咳，咽红，今晨体温 37.9℃，小便黄，脉浮数，舌赤无苔。属风热感冒，治宜辛凉。处方：桑叶二钱，菊花二钱，牛蒡子二钱，连翘二钱，桔梗一钱半，芦根五钱，僵蚕二钱，竹叶二钱，生甘草一钱，香豆豉三钱，薄荷（后下）八分，葱白（后下）三寸。（《现代著名老中医名著重刊丛书·蒲辅周医疗经验》）

思考问题：该病为何判断为风热感冒？这些症状主要与哪些邪气入侵人体有关？

案例分析：从发病来看，该患者起病时间短暂（昨晚开始），脉浮，说明病在肌表。症状表现为阳热之象，病因当属感受邪热。风为阳邪，为百病之长，易与热邪相合。风热之邪侵袭人体，可致体温升高。风邪犯肺，失于宣降，可致咳嗽、咽红。火热之邪煎熬津液，则小便黄。脉浮数、舌赤为风热表证之象。本案患者为典型的风热犯肺之证，选方以桑菊饮合葱豉汤，辛凉透表，宣肺止咳。

典型医案二

项关令之妻，病怒，不欲食，常好叫呼怒骂，欲杀左右，恶言不辍。众医处药，半载无功。戴人视之曰："此难以药治。"乃使二倡，各涂丹粉，作伶人状，其妇大笑。次日又令作角抵，又大笑。复于其旁，常以两个能食之妇，夸其食美。此妇亦索其食一尝之。不数日，怒减食增而瘥。（《古今医案按·卷五》）

思考问题：试分析患者的病证与哪些脏腑相关？情绪为病的机制是什么？该病案中采用的治疗方式说明了什么原理？

案例分析：本案例是金元四大家张从正（号戴人）治疗七情内伤中"怒"的医案。情志变化最容易影响人体的气机，而气机的失调则又会加重情志的变化。本案例的妇人之病主症为病怒、不欲食。可见病的关键在于中焦脾胃的气机郁滞。因此，张从正使二倡令妇人大笑，运用"喜则气缓"的原理使中焦郁结之气畅达疏散；又用两个能食之妇开其食，促进脾胃的升降运化。此二方的运用使得中焦脾胃气机通畅，则食欲增而脾气顺，郁气不生，怒气也全无。因此，人的脾气不顺则易发脾气，而人的脾气畅达时则人的脾气往往也很温和（第一个脾气是脾脏之气，第二个脾气是指情志）。这也正体现了中医形神合一的生命观，即人的情志变化与气血的变动是合而为一，互为影响的。

典型案例三

鲁某，男，48岁，干部，1992年2月初诊。

自诉年余来，胸中烦热，躁扰不宁，以致食不甘味，夜难入寐。在外院就诊，经多项检查未发现异常，拟诊为"神经症"。予安定、谷维素、脑力静等口服均不能奏效，求治于中医。详察其人，形体壮实，面色红赤，自觉膻中有一块灼热，舌脉正常。因其病程较久，常规治疗无效，乃试从瘀热内扰治之。用血府逐瘀汤全方：桃仁、川芎、当归、红花、桔梗各6g，生地黄15g，白芍、牛膝各12g，枳壳、柴胡各10g，甘草5g。上方连服两周，复诊时自诉药后病情递减，胸中已不作热，情绪亦渐安宁。再以原方14帖，诸恙悉平。（《医林改错》注释及临床应用，山西科学技术出版社，2006）

思考问题：从哪些方面判断该病为瘀热内扰？其病变部位何在？与何脏腑密切相关？

案例分析：患者症见烦热、躁扰、面色红赤、膻中灼热等都属于热象；膻中有一块灼热，为病有定处，病程较久等都表明瘀之征；烦躁、难寐，为热扰心神的表现，且膻中为心包募穴，故病变与心及心包相关。治宜活血化瘀，佐以清热凉血。方选《医林改错》之血府逐瘀汤，以活血祛瘀、行气止痛。方证合拍，自然显效。

第七章

病 机

扫一扫，查阅
本章数字资源，
含 PPT、音视
频、图片等

【学习引导】

　　任何疾病的发生、发展和转归都是正气与邪气之间的斗争所决定的，这是贯穿疾病全过程的基本矛盾。通过学习疾病发生的基本原理，掌握疾病全过程的基本病机和传变规律，了解各脏腑组织的病变特点，就能全面理解和掌握疾病过程中不同层次、不同阶段、不同部位"邪正相争"所导致的病变特点和规律，把握疾病的病变本质，更有效地指导临床实践。

【名词术语】

　　病机　发病　正气　邪气　感邪即发　伏而后发　继发　徐发　合病　并病　复发　正胜邪退　邪盛正虚　正虚邪恋　实　虚　虚实错杂　虚中夹实　实中夹虚　虚实转化　由实转虚　真虚假实　至虚有盛候　真实假虚　大实有羸状　阴阳失调　阴阳偏胜　阳盛　阴盛　阴阳偏衰　阳虚　阴虚　阴阳互损　阴损及阳　阳损及阴　阴阳格拒　阴盛格阳　阳盛格阴　阴阳亡失　亡阳　亡阴　精亏　精瘀　气虚　气机失调　气滞　气逆　气陷　气闭　气脱　血虚　血瘀　出血　精气亏损　精血两虚　气滞血瘀　气虚血瘀　气不摄血　气随血脱　气血两虚　津液不足　伤津　脱液　气随津脱　津枯血燥　风气内动　肝阳化风　热极生风　血虚生风　寒从中生　湿浊内生　津伤化燥　火热内生　少火　壮火　邪郁化火　五志化火　阴虚火旺　血行无力　心血瘀滞　血不养心　血行加速　心神不足　躁扰心神　神不守舍　肺气不足　肺气壅滞　肺气不宣　肺失清肃　肺失宣肃　肺燥失润　肺津不布　痰饮阻肺　脾失健运　水湿中阻　脾不升清　中气下陷　脾不统血　肝气郁结　肝气上逆　肝火上炎　肝血亏虚　肝不藏血　肝血瘀滞　肾精亏虚　肾气不固　肾不纳气　肾阴亏虚　肾阳不足　胃失和降　胆虚不宁　胃气上逆　大肠燥热　大肠湿热　大肠液亏　膀胱湿热　膀胱虚寒　痊愈　缠绵　后遗　复发

　　病机，是指疾病发生、发展、变化和转归的机理。病机是认识疾病本质特点的关键，也是进行正确诊断和恰当治疗的重要前提。故《素问·至真要大论》强调要"谨守病机，各司其属"。病机学说，是研究和探讨疾病发生、发展、变化和转归的基本规律的理论体系。中医病机学认为，任何疾病的发生、发展和变化与患病机体的正气强弱和致病邪气的性质密切相关。

　　病邪作用于人体，机体的正气必然奋起而抗邪，正邪相争，破坏了人体相对的阴阳平衡，使脏腑气机升降失常，经络、精气血津液功能紊乱，从而影响全身脏腑组织器官的生理活动，产生全身或局部多样的病机变化。但是，尽管疾病的种类繁多，临床表现千变万化，从总体来说，总离不开邪正盛衰、阴阳失调、精气血津液失常等基本病机变化。

　　病机学说的内容涉及局部症状、系统和全身病机变化等各个层次。诸如，揭示各种疾病共同演变规律的基本病机，包括邪正盛衰、阴阳失调、精气血津液的失常等；从脏腑、经络等某一系统来研究病机的理论，如脏腑病机、经络病机、内生"五邪"病机；研究某一类疾病的病机理论，如六经病机、三焦病机等；研究某一种疾病或证候发生的机理及变化规律的病机理论，如消渴的病机、中风的病机等；研究某一种症状产生机理的病机理论，如水肿的病机。尽管病机内容十分丰富而复杂，但只要全面掌握了基本病机，就能理解概括其他病机。

第一节　发病的基本原理

发病，指疾病的发生。发病原理，指疾病发生的机理。中医学认为，疾病的发生，即是在某种致病因素的影响下，人体稳定有序的生命活动遭到破坏，致使人体的气血阴阳失调、脏腑功能紊乱或形质损伤，表现为一系列临床症状和体征的异常生命过程。疾病发生的机理尽管错综复杂，但概括起来，主要关系到正气和邪气两个方面。正邪之间的斗争不仅决定着疾病的发生，还关系着疾病发展的方向和转归。

一、正气虚弱是发病的内在根据

正气，简称"正"，是与邪气相对而言的，是人体的功能活动的总称，包括机体的自我调节能力、适应环境能力、抗邪能力和康复能力等。正气旺盛常取决于三个基本条件：一是脏腑经络等组织结构的完好无损；二是精气血津液等生命物质的来源充沛；三是各种功能活动的正常及相互间的和谐有序。

中医发病学特别重视人体的"正气"，认为在一般情况下，人体正气旺盛或病邪毒力较弱，则邪气不易侵犯机体，或虽有侵袭，亦不至于发生疾病。此时，人体内部阴阳气血、脏腑经络的生理功能正常，即"正能御邪"，故不发病。正如《素问（遗篇）·刺法论》所说："正气存内，邪不可干。"反之，如果人体正气虚弱，抗病能力低下，不足以抗御邪气，或病邪之毒力过强，则病邪即可乘虚而入侵，导致人体的阴阳气血、脏腑组织的生理功能失调，即"正不胜邪"而发病。因此，疾病的发生，虽然关系到正气和邪气两个方面，但在一般情况下，正气起主导作用，是决定发病的关键因素。

正气具有抗御病邪侵袭，及时祛除病邪而防止发病的作用，具体体现在以下几个方面：一是抵御邪侵。邪气侵入机体，正气必然与之抗争。若正气强盛，抗邪有力，则病邪难以入侵，故不发生疾病；或虽邪气已经侵入，但因人之正气盛，能及时抑制或消除邪气的致病力，亦不发病。二是祛邪外出。邪气侵入后，若正气强盛，可在抗争中祛邪外出；或虽发病，但邪气难以深入，病较轻浅，预后良好。三是修复调节。对于邪气侵入而导致的机体阴阳失调、脏腑组织损伤、精气血津液耗损，以及生理活动失常等，正气有修复、调节等作用，从而促进疾病的痊愈。

二、邪气是发病的重要条件

邪气，简称"邪"，泛指各种致病因素，包括存在于外界和人体内产生的具有致病作用的因素。如外感六淫、疠气、内伤七情、饮食失宜、劳逸失度、痰饮、瘀血、结石、外伤、虫兽伤等。

中医学重视正气，强调正气在发病中的主导地位，并不排除邪气对疾病发生的重要作用。邪气虽然是发病的条件，但在一定的条件下，甚至可以起主导作用，如高温灼伤、枪弹杀伤及虫兽咬伤等，即使是正气强盛，也难免被伤害。特别是那些具有较强传染性的疫疠之邪，在一定条件下亦能起到重要的致病作用，甚至导致疾病的大规模流行。如《素问（遗篇）·刺法论》指出：

"五疫之至，皆相染易，无问大小，病状相似。"这说明疫疬之邪所致疾病对人类有较大的危害。

致病邪气对正气的损伤，主要体现在以下四个方面：一是直接造成机体的损害。如脏腑、形体、官窍的损伤，或精气血津液的损耗等。二是干扰人体的功能活动。如引起某些脏腑功能失调、气机紊乱等。三是导致人的抗病、愈病及自我调和能力的低下。四是改变个体的体质类型，进而影响其对疾病的易感倾向。如寒邪致病，日久损伤阳气，久之可使体质转变为阳虚，使之更易感受阴寒之邪。

三、正邪相争的胜负决定是否发病

正邪相争是正气与邪气之间的相互对抗、交争。正邪相争贯穿于疾病的全过程，不仅影响到疾病的发生，而且还关系到疾病的发展、变化与转归。

1. 正胜邪退则不发病 邪气侵袭人体，正气即刻抗邪。若正气充足，抗邪有力，则病邪难以入侵，或侵入后被正气祛除于外，机体免受邪气干扰，不产生病变损害，不出现临床症状或体征，即不发病。实际上，自然环境中无时无刻不存在各种致病因素，可是大部分人并不发病，此即正胜邪退的缘故。

2. 邪胜正负则发病 在正邪相争的过程中，正气虚弱，抗邪无力；或邪气强盛，超过正气的抗邪能力，正气相对不足，邪胜正负，从而使脏腑、经络等功能失常，精气血津液神失调，气机逆乱，便可导致疾病的发生。

发病之后，由于邪气性质的不同、感邪轻重的差异、病位深浅的差别及正气强弱状态有别，可以产生证候类型、病变性质、病情轻重、预后转归等不同的复杂情况。通常正气强盛，邪正抗争剧烈，多形成表证、实证、热证；正气虚弱，抗邪无力，多形成虚证、里证、寒证。感受阳邪，易形成实热证；感受阴邪，易形成实寒证。感邪轻浅，正气强盛，病位多表浅，病势多轻，预后良好；感邪深重，正气不足，病位多深，病势多重，预后不良。

综上，中医学发病的基本原理：发病是正邪相互抗争的结果。疾病发生的根本原因，主要在于体内正气的状态。正气虚弱是发病的内在根据，邪气是发病的重要条件，正邪斗争的胜负决定是否发病。

四、影响发病的其他因素

影响发病的其他因素很多，但归纳起来主要包括体质、精神状态、自然和社会环境等因素。

（一）体质

中医学认为体质首先与先天禀赋有关，即父母的身体素质遗传或影响于后代，从而使其体质具有不同的特点，如《灵枢·寿夭刚柔》说："人之生也，有刚有柔，有弱有强，有短有长，有阴有阳。"这是说人生在世，由于各人之禀赋不同，其性格有刚强、柔弱之分，其体质有强壮和瘦弱之别，其身形有长短之分，就其体质及生理功能活动来说则又有偏阴偏阳之别。而人体素质禀赋表现在生理上的差异性，对于发病亦有一定的意义。如阳虚或阴盛之体，感邪后易从寒化，即从阴而化寒，多反映为寒性病理变化，表现为实寒证或虚寒证；阴虚或阳盛之体，感邪后易从热化，即从阳而化热，多反映为热性病理变化，表现为实热证或虚热证。

（二）精神状态

精神因素可以直接影响脏腑阴阳气血的功能活动，情志因素与诸多疾病，特别是与心身疾病的发生密切相关。情志舒畅，精神愉快，气机调畅，气血调和，脏腑生理功能协调，则正气旺盛，不易发病。而长期持续的不良的情志状态，或突然强烈的情志刺激，超越了心神的可调节和可控制范围，可导致脏腑功能失调，气血运行失常，抗病能力低下，从而导致疾病发生。

（三）自然和社会环境

人与自然息息相通。自然环境包括季节气候、地理区域等，都对疾病的发生产生影响，或成为发病的诱因。四时气候的异常变化，是滋生和传播邪气的重要条件。天人相应，人随着季节气候的演变而产生相应的生理变化，所以脏腑、经络之气，在不同的时令又各有盛衰，人对不同气候的适应能力，也有所差异。因此，不同的季节，就有不同的易感之邪和易患之病，如春易伤风、夏易中暑、秋易伤燥、冬易病寒等。

人生活在一定的社会环境之中，因此，社会环境中的诸多因素，如社会的治与乱、生活和工作环境的好与坏、物质生活水平的高与低等影响着发病。正如《素问·疏五过论》所说："尝贵后贱，虽不中邪，病从内生。"一般而言，社会稳定、社会福利及公共卫生条件较好，能有效地减少疾病的发生；而社会动荡、社会福利及公共卫生条件较差，可造成发病机会的增加。

五、发病的类型

发病类型，是邪正相争的结果反映。由于邪气的种类、性质、致病特点，以及致病的途径各有不同，人体的正气状态各有差异，感邪的轻重不一，因而，不同的疾病，其发病形式可以表现为各种不同的类型。其主要类型有感邪即发、伏而后发、徐发、继发、复发等。

（一）感邪即发

感邪即发又称卒发或顿发，是指机体感受病邪，随即发病，如新感伤寒或温病、某些疫疠之气致病、情志遽变导致的某些疾病、毒物中毒等。可以看出，感邪即发，首先与病邪因素密切相关。外感风寒、风热、燥热、湿热、温毒等病邪，邪胜正负则感而即发；某些疫疠之气致病力强，侵袭机体致病常可表现为顿发；某些毒物毒性作用强烈，从不同途径伤害人体，常可迅速扩散至全身，引起中毒，甚至死亡；情绪剧变，如暴怒、大悲均可导致气机逆乱，阴阳气血失调，脏腑功能障碍即可发病；外伤，如枪弹伤、跌打伤、烧烫伤等。这些疾病常表现出急暴突发特点，没有明显的潜伏期。根据邪正相搏原理，感邪后正气抗邪反应剧烈，可迅速导致人体阴阳失调，表现出明显的症状和体征。

（二）伏而后发

伏而后发又称伏发，是指感受某些病邪后，经过一段潜伏期，在机体正气不足，或在诱因作用下，过时而发病。伏邪系指寒邪、热邪、伏火、乖戾气等，乘正气之虚潜藏于机体之内，逾时而发，或为气候、饮食、情志诸因素所诱发。临床特点为初发即呈现里热证。其传变方式为由里而达表，或由里而再里。有病情较重，病程较长，病理变化较多等特点。此外，还有一类情况，原先感受的邪气不太强，或对疾病治疗不彻底，使余邪留而未尽，或邪气所伏部位特殊，不易祛除而伏藏体内，一旦由于某种因素导致气血失调，正气削弱或遇新感诱因，伏藏体内之邪又可萌动，发为新病，也称之为伏发。《内经》把这种久留的病邪称之为"故邪"。

（三）徐发

徐发是指感邪后徐缓发病，又称缓发，与卒发相对而言。徐发，主要与相应的致病因素、体质因素相关。如临床上许多痹证，系由风寒湿三气杂至合而成，常起病徐缓，病程缠绵，或呈急性期与慢性期交替过程，这多与寒湿邪气的性质及其致病特点有关。另外，徐缓发病也包含着对机体存在着的渐进性病理过程的认识。如嗜酒成癖、久嗜膏粱厚味、忧愁不释等，积以时日，就可渐渐呈现出明显的症状或体征，亦可在某些诱因作用下，致疾病顿发。还有某些高年患者，正气亏虚，机体反应性低下，虽感受外邪，常可徐缓起病，且病情多重。这又说明徐发与体质因素密切相关。

（四）继发

继发是指在原发疾病未愈的基础上，继续发生新的疾病。原发病是继发病的前提和依据，继发病是在原发病的基础上产生的新的病症。二者之间有着密切的病理联系。《医门法律·胀病论》指出："凡有癥积、积块、痞块，即是胀病之根，日积月累，腹大如箕，是名单腹胀。""单腹胀"为继发病。其病常由黄疸、积聚、酒食不节所引起，这也说明了原发病与继发病之间密切的病理关联。这对于预防和积极治疗原发病、防止继发病的产生有着重要的指导意义。

（五）复发

复发又名复病、再发，是指疾病初愈或缓解阶段，在某些诱因的作用下，引起疾病再度发作。

1. 复发的特点　复发主要有两个临床特点：其一是基本证候类似于初病，即原有病理过程的再现；其二是复病的病情加重。疾病复发，建立在前一次病理性损害的基础之上，每一次复发，机体遭受重复性的病理损害，因而，复发的次数愈多，静止期的恢复就愈不完全，预后也愈差，并常可留下后遗症，体质也日趋羸弱。

2. 复发的基本条件　主要和病邪因素、正气状态、诱发因素有关。

（1）病邪因素　首先某些疾病易于复发，与某些病邪的种类、性质及致病特点密切相关。如疟邪所致疟疾，或间日发或三日发，休作有时，即与疟邪的致病特点密切相关。其次是由于余邪未尽。如休息痢在临床上常易表现出多种正虚邪恋的证候。

（2）正气状态　其一是正虚未复。疾病病理过程中，病邪损正，正气必伤，从疾病新瘥到病体完全康复还存在着一个使正气复强的过程。在病体初愈、正虚未复的前提下，在诱因作用下，易于出现邪胜正负而反复发病。其二与体质因素密切相关。如哮病发作期经治疗后，进入缓解期。不少患者具有一种特异性体质，如果疏于预防调护，不注意避寒，食用鱼虾等物，或接触某些花粉、粉尘，则易致反复发作。

（3）诱发因素　导致疾病复发的诱因很多，如复感新邪、饮食因素、气候因素、地域因素、药物因素、精神因素、劳倦过度等。前人常根据其诱因之不同来分类，将复病类型区分为风邪复病、食复、劳复、药复等。

3. 复发的主要类型　由于病邪、正气、诱因三者均是可变动的因素，因而在复发时表现的类型也很多。将其主要类型概括为三个方面：

（1）疾病"少愈"即复发　这种类型多见于外感病的恢复期。"少愈"指疾病初愈阶段，实际上与疾病的痊愈尚有一段距离。此阶段正气已虚，余邪未尽，适逢诱因，易致复发。

（2）急性发作期与慢性缓解期反复交替　以哮病为例。急性发作期时，常突然发作，患者呼吸急促，呼气延长，不能平卧，喉间痰鸣有声，甚则张口喘气，两肩高耸，心悸不安，额汗淋漓，咳嗽咳痰等，每次发作可持续数分钟、数小时或数日不等。慢性缓解期的表现，可有轻度咳嗽、咳痰，或在活动时呼吸比较紧迫。病久反复发作者，缓解期亦常伴见咳痰气喘及自汗、畏风、胸闷不适等证候。

（3）疾病发作期与休止期休作相间　初次患病时，虽经治疗，症状和体征均已消除，但有宿根留于体内，在诱因的作用下导致复发。以疟疾为例，其临床发作期，常有寒战、高热、汗出、热退身凉、休作有时的典型表现，其中尤以间日一发为多见，常于夏秋季节发作。本年的10月至次年2月为休止期，此阶段患者全无症状，与常人无异。

第二节　基本病机

基本病机是指机体在致病因素作用下所产生的基本病理反应，是病机变化的一般规律，亦是各脏腑组织、经络系统和具体病证病机的基础。基本病机主要包括邪正盛衰、阴阳失调、精气血津液失常等。人体是由若干脏腑、组织、器官组成，各脏腑组织器官在生理功能上是相互联系、相互制约的，在病理变化上也是相互影响的。临床疾病多种多样，其病变机理亦非常复杂，不同的疾病和不同的证候，均有其特殊的病变机理。但是，当我们对疾病的发生、发展过程进行剖析时，即会发现许多不同的病证，它们都有着某些共同的病理发展过程，存在着某些共性的一般规律，即患病机体对于各种不同致病因素的损害作用，都是以邪正盛衰和脏腑组织的阴阳、精气血津液代谢失调为基本病理变化。研究并掌握这些共性的病机变化规律，对于把握疾病或病证的发展变化规律，从而更加有效地指导临床辨证论治，无疑具有重要的现实意义。

一、邪正盛衰

邪正盛衰，是指在疾病的发展过程中，正邪相争，即机体的抗病能力奋起与致病邪气进行斗争所发生的盛衰病理变化。这种盛衰变化不仅关系着病机与病证的虚实变化，而且影响着病势的发展与转归，贯穿于疾病的全过程。

（一）邪正盛衰与虚实变化

在疾病的发展变化过程中，正气和邪气之间不断地进行斗争，必然会导致双方力量的盛衰变化，形成了疾病的虚实病机变化。一般来说，正气增长而旺盛，则邪气必然消退而衰减；邪气增长而亢盛，则正气必然虚损而衰弱。

1. 虚实病机　《素问·通评虚实论》说："邪气盛则实，精气夺则虚。"实主要是邪气盛，虚主要是正气衰，随着邪正盛衰的病理变化，相应地表现为虚、实两种不同的病理状态。

（1）实的病机　所谓实，主要指邪气亢盛，是以邪气盛为矛盾主要方面的一种病理反应。主要表现为致病邪气的毒力和机体的抗病能力都比较强盛，脏腑功能亢进，或是邪气虽盛而机体正气未衰，尚能积极与邪气抗争，故正邪相搏，斗争剧烈，反应明显，在临床上可出现一系列病理性反应比较剧烈的有余的证候表现，称为"实证"。实性病变多由外感六淫病邪侵袭，或由于痰、食、水、血等滞留于体内所致。常见于外感病证的初期和中期，或脏腑功能障碍或失调，出现痰、食、水、血等有形的病理产物积聚体内的慢性病证。临床多见于体质壮实者，其证候表现突出，可见壮热、狂躁、声高气粗、疼痛拒按、二便不通、舌苔厚腻、脉实有力等症状。

（2）虚的病机　所谓虚，主要指正气不足，是以正气虚损为矛盾主要方面的一种病理反应。主要表现为人体生理功能减退，抗病能力低下，因而正气不足与邪气抗争，难以出现较剧烈的病理反应，在临床上多出现一系列虚弱不足或衰退的证候表现，称为"虚证"。虚性病变多由素体虚弱，或慢性病耗损，以致精气消耗，或大汗、吐利、大出血等因素耗伤人体气、血、津液或阳气、阴精等所致，常见于疾病后期及多种慢性病证。临床表现出精、气、血、津液等物质亏少，脏腑功能低下，易于罹患疾病，病情缠绵难愈等特点。多见神疲体倦、面容憔悴、心悸气短、自汗、盗汗，或五心烦热，或畏寒肢冷、脉细弱无力等症。

2. 虚实变化　在复杂的疾病过程中，随着邪正双方力量的消长盛衰，还会出现虚实之间的多种变化，主要有虚实错杂、虚实真假、虚实转化。

（1）虚实错杂　在疾病过程中，随着邪正的消长盛衰，不仅可以产生单纯的或虚或实的病理变化，而且在某些长期的、复杂的疾病中，往往多见虚实错杂的病理反应。这是因为邪与正相互斗争，其盛衰同时存在所致。根据虚实的主次分为虚中夹实和实中夹虚两类。

虚中夹实，是指以正气虚为主，但又兼夹有实邪结滞于内的病理变化。虚中夹实病机的形成多因正气不足，无力祛邪外出，或本正虚，而内生之宿食积聚、水湿停蓄、痰饮瘀血等病理产物凝结阻滞于内，则可形成虚中夹实病证。如脾虚水肿，是因脾阳不振，运化无权，而致水湿停聚，泛滥肌肤，形成水肿。其临床表现既有纳少腹胀、面色萎黄、身疲肢倦等脾气虚弱的表现，又有水湿滞留、积聚为水肿的邪气盛实的症状。

实中夹虚，是指以邪实为主，又兼有正气虚损不足之候的病理变化。实中夹虚病机的形成多因实性病变失治，病邪久留，损伤人体正气，形成实中夹虚病证。如外感热病中，由于热邪炽盛，消灼津液，从而形成实热伤津，气阴两伤之病证。其临床表现既有高热、舌红、苔黄等实热炽盛证候，又兼见口干舌燥、口渴引饮、气短等气阴两伤证候。

（2）虚实真假　在疾病的发展变化过程中，一般地说，病变的本质和现象大都是相一致的，疾病的现象可以准确地反映病机的虚实变化。但在特殊情况下，即在疾病的现象与本质不完全一致的时候，则可出现某些与疾病本质不符合的假象，这些假象并不能真正反映病机的或虚或实，因而表现出"虚实真假"的病理，又有"至虚有盛候"的真虚假实和"大实有羸状"的真实假虚等病机病证的产生。

真虚假实，主要指"虚"是病机本质，而"实"则是表现之假象。真虚假实，多由于正气虚弱，脏腑气血不足，功能减退，运化无力所致，即"至虚有盛候"。如以脾气不运为主的气虚腹胀证为例。由于"虚"是病机的本质，故临床可见疲乏无力、纳食减退、舌胖苔润、脉虚而细弱等脾气衰弱的症状；同时因脾虚不运，气郁滞而不通，则可见腹胀满、腹痛等，但腹胀时缓时重，或得嗳气、矢气则减，腹痛而喜按等假实之象。

真实假虚，主要指"实"是病机本质，而"虚"则是表现之假象。多由于热结肠胃，或痰食壅滞，或湿热内蕴，以及大积大聚等实邪结聚于内，阻滞经络，致使气血不能畅达于外所致，即"大实有羸状"。如热结肠胃的里热炽盛病证，一方面可见大便秘结不通、腹胀满硬痛拒按、谵语等实性症状，同时又可见面色苍白、四肢逆冷、精神委顿等由于阳气闭郁，不能四布而出现的状似虚寒的假虚之象。

（3）虚实转化　在疾病的发展过程中，邪正双方相互斗争的力量对比经常在发生着变化，因而疾病的虚、实病理状态也常会发生转化，发生由实转虚或因虚而致实的病理变化。

由实转虚，主要指病变属实，但由于失治或误治等原因，致使病情迁延日久，虽然邪气渐退，或余邪羁留未清，但人体正气和脏腑功能亦受到损伤，因而疾病的病机由实转虚，出现一系列虚性的病理反应。如感受阳热之邪，实热证日久，由于治疗不及时或治疗不当，损伤人体阴液，病证由实热证转变为虚热证。

因虚致实，主要指正气本虚，脏腑组织生理功能减退，以致气、血、津液等不能正常代谢运行，从而产生气滞、血瘀、痰饮、水湿等实邪滞留于体内。由于此邪实为患者因正虚所致，故称之为因虚致实。如肾阳虚衰，气化失常，形成阳虚水停的证候，这种水湿内停，乃因肾阳不足，气化失常所致，故称之为因虚致实。实际上，所谓因虚致实，其虚象仍然存在，乃是一种正气不足、邪实亢盛的虚实错杂的病理状态，只不过是实证占主导地位而已。

疾病虚实病机的变化，大都是有条件的，如失治、误治，或邪气积聚，或正气严重亏损等，均可以成为虚实变化的重要因素。所以，从疾病的形成和发展来看，所谓病机的虚实，只是相对的，而不是绝对的，不过是虚实多少或相互错杂或转化而已。因此，应当动态地观察和分析疾病的虚实变化，透过现象看本质，全面把握疾病的病机变化。

（二）邪正盛衰与疾病的趋向和转归

在疾病的发生、发展过程中，由于邪正斗争，从而使邪正双方的力量不断产生消长盛衰的变化，这种变化，对于疾病的发展趋势和转归起着决定性的作用。一般情况下，正胜邪退，则疾病趋于好转或痊愈；若邪胜正衰，则疾病可日趋恶化，甚至导致死亡；若邪正力量相持不下，则疾病趋于迁延或慢性化。其具体的病势趋向和转归如下：

1. 正胜邪退 是指正气日趋强盛或战胜邪气，邪气渐趋衰减或被祛除。这是在邪正斗争消长盛衰的发展过程中，疾病向好转或痊愈方面发展的一种转归，也是在许多疾病中最常见的一种结局。这种转归是由于患者正气比较充盛，抗御病邪的能力较强，或因及时地得到正确的治疗，或二者兼而有之，则邪气难以进一步发展，进而使病邪对机体的损害作用终止或消失，则机体脏腑、经络等组织的病理损害逐渐得到修复，精、气、血、津液等物质的耗伤亦逐渐得到恢复，则机体的阴阳两个方面在新的基础上又获得了新的相对平衡，疾病即告痊愈。

2. 邪去正虚 是指邪气被祛除，病邪对机体的损害作用已经消失，但正气在疾病的发展变化过程中已被耗伤，而有待恢复的一种转归。此多由于邪气亢盛，病势较剧，正气在疾病过程中受到较大的耗伤，或因治疗措施过于猛烈，诸如大汗、大吐、大下之类，邪气虽在强烈的攻击下被祛除，但正气亦随之大伤。亦有因正气素虚，又患疾病，而病后虚弱更甚者。邪去正虚，多见于急病、重病的恢复期。

3. 邪盛正衰 是指在疾病的发展变化过程中，邪气亢盛，正气虚衰，机体抗邪无力，病势趋向恶化，甚至向死亡方面发展的一种转归。此种转归多是由于机体的正气虚弱，或由于邪气炽盛，机体抗御病邪的能力日趋低下，或抗邪无力，不能制止邪气的致病损害作用，或阻止其发展，机体所受的病理性损害日趋严重，则病势趋向恶化或加剧。如临床所见的"亡阴""亡阳""气脱"等病机逆传证候都是邪盛正衰的典型表现。

4. 正虚邪恋 是指在疾病后期，正气已虚，但邪气去而未尽，正气又一时无力祛邪外出，因而病势缠绵，经久而不能彻底痊愈的一种病理状态。此种情况的形成，多由于素体正气不太强盛，疾病中虽奋起抗邪，并已祛除病邪之大半，然已精疲力竭，无力逐尽外邪；或因治疗不彻底，未能达到祛邪务尽之目的；或因病邪性质黏滞附着，而致病情缠绵难愈所致。疾病发展至正虚邪恋阶段，一般有两种发展趋势：一是在积极的治疗调养下，正气增强，邪气渐散，疾病趋于好转或痊愈；二是治疗调养不当，邪退正伤，又复见正虚邪恋的虚证或虚实错杂证。

二、阴阳失调

阴阳失调，是阴阳之间失去平衡协调的简称。是指机体在疾病的发生、发展过程中，由于各种致病因素的影响，导致机体阴阳两方面失去相对的协调与平衡，从而形成阴阳或偏盛或偏衰，或阴阳互损，或阴阳相互格拒，或阴阳亡失等的病理状态。中医学认为，各种致病因素作用于人体，都必须通过机体内部的阴阳失调才能形成疾病，所以，阴阳失调既是对人体各种功能性和器质性病变的高度概括，又是疾病发生、发展的内在根据。一般说来，邪正盛衰是解释虚实性病证的机理，阴阳失调是说明寒热性病证的病机，二者在阐释疾病的发生发展及转归机理时，是联合应用，互为补充的。

（一）阴阳偏胜

阴阳的偏胜，是指人体阴精或阳气偏盛所引起的病理变化，主要可见于"邪气盛则实"的病机和病证。由于外感阳热病邪或某些因素导致阳邪亢盛，形成阳偏胜；外感阴寒病邪或体内阴寒性病理产物积聚，形成阴偏胜。《素问·阴阳应象大论》说："阳胜则热，阴胜则寒。"阴阳偏胜的病机，一般是指阴阳中的一方亢盛，而另一方不虚。但是，由于阴和阳是相互制约的，阳长则阴消，阴长则阳消。所以，阳偏胜必然会耗阴，从而导致阴液不足；阴偏胜也必然损阳，从而导致阳气虚损。故《素问·阴阳应象大论》又有"阴胜则阳病，阳胜则阴病"之说，指出了阴阳偏胜的病机特点与病变趋势。

1. 阳偏胜　是指机体在疾病过程中所表现的一种阳邪偏盛，脏腑、经络功能亢奋，机体反应性增强，邪热过剩的病理变化。

阳偏胜，多由于感受温热阳邪，或虽感受阴邪，但从阳化热；或由于情志内伤，五志过极而化火；或因气滞、血瘀、痰湿、食积等郁而化热所致。

阳邪偏盛，以热、动、燥为其特点，故见壮热、烦渴、面红、目赤、苔黄、脉数等症。

一般而言，其病机特点多表现为阳盛而阴未虚的实热证。阳盛之初，对阴液的损伤不明显，从而出现实热证，所以说"阳胜则热"。但"阳胜则阴病"，即阳胜日久则伤阴，阳偏胜的病变必然会导致不同程度的阴液耗损，出现口舌干燥、小便短少、大便燥结等热盛伤阴的症状。

2. 阴偏胜　是指机体在疾病过程中所表现的一种以阴邪偏盛，功能障碍或减退，产热不足，以及阴寒性病理产物积聚的病理变化。

阴偏胜，多是由于感受阴寒邪气，或是过食生冷之物，或是阴寒性病理产物积聚，寒邪中阻，从而导致阳不制阴，阴寒内盛。

阴邪偏盛，以寒、静、湿为其特点，见形寒、肢冷、恶寒、腹痛、口淡不渴、苔白、脉紧或迟等症。

一般而言，其病机特点多表现为阴盛而阳未虚的实寒证。阴盛之初，对阳气的损伤不明显，从而出现实寒证，所以说"阴胜则寒。"但"阴胜则阳病"，即阴胜日久则伤阳，阴偏胜的病变必然会导致不同程度的阳气受损，出现面色苍白、小便清长、大便稀溏等寒盛伤阳的症状。

（二）阴阳偏衰

阴阳的偏衰，是指人体阴精或阳气亏虚所引起的病理变化，主要可见于"精气夺则虚"的病机和病证。由于阴精与阳气之间存在着相互制约、互根互用及相互转化的关系，因而维持着相对的平衡状态。如果因为某种原因，导致阴或阳的某一方面物质减少或功能不足时，则必然不能制约对方而引起对方的相对亢盛，从而出现"阳虚则阴盛"虚寒性或"阴虚则阳亢"虚热性的病理变化。

1. 阳偏衰 是指机体阳气虚损，失于温煦，功能减退或衰弱，代谢减缓的病理变化。

阳偏衰，多由于先天禀赋不足，或后天饮食失养，或劳倦内伤，或久病损伤阳气所致。

一般而言，其病机特点多表现为机体阳气不足，阳不制阴，阴相对偏盛的虚寒证。阳气不足，以心、脾和肾三脏为多见，但一般以肾阳虚衰最为重要。肾阳为诸阳之本，"五脏之阳气，非此不能发"，所以肾阳虚衰（即命门之火不足）在阳气偏衰的病机中占有极其重要的地位。人体阳气虚衰，则温煦、推动和兴奋功能减退。由于阳气的温煦功能减弱，因而人体热量不足；由于阳气的推动兴奋作用不足，经络、脏腑等组织器官的某些功能活动也因之而减退，血、津液等运行迟缓，易致血液凝滞、水湿痰饮停蓄等，临床多见畏寒喜暖、四肢不温、精神萎靡、喜静蜷卧、小便清长、下利清谷、舌淡、脉迟无力等。

阳虚则寒与阴胜则寒，不仅在病机上有区别，而且在临床表现方面也有不同：前者是虚而有寒；后者是以寒为主，虚象不明显。

2. 阴偏衰 是指机体精、血、津液等阴精物质不足，阴不制阳，导致阳气相对偏盛，功能虚性亢奋的病理变化。

阴偏衰，多由于阳邪伤阴，或因五志过极，化火伤阴，或因久病耗伤阴所致。

一般而言，其病机特点多表现为阴液不足，阴不制阳，阳气相对偏盛的虚热证。阴液不足，五脏均可出现，但一般以肾阴亏虚为主。肾阴为诸阴之本，"五脏之阴气，非此不能滋"，所以肾阴不足在阴偏衰的病机中占有极其重要的地位。阴偏衰时，主要表现为阴的滋润、抑制与宁静的功能减退。由于阴不制阳，阳气相对亢盛，从而形成虚热之象；由于其滋润功能减退，脏腑组织、形体官窍失于濡养，临床多见五心烦热、骨蒸潮热、消瘦、咽干口燥、心烦、失眠、急躁易怒、舌红少苔、脉细数等。

阴虚则热与阳胜则热的病机不同，其临床表现也有所区别：前者是虚而有热；后者是以热为主，虚象并不明显。

（三）阴阳互损

阴阳互损，是指在阴或阳任何一方虚损到一定程度时，病变发展影响相对的一方，形成阴阳两虚的病理变化。

1. 阴损及阳 是指由于阴液亏损，累及阳气使其生化不足或无所依附而耗散，从而在阴虚的基础上又导致了阳虚，形成了以阴虚为主的阴阳两虚的病理变化。多由于阴液耗损，以及盗汗、失血等慢性消耗性病证发展而成。临床先见五心烦热、盗汗等阴虚症状，而后出现畏寒肢冷、自汗、脉沉弱等阳虚之象。例如肝阳上亢一证，其病机主要为肝肾阴虚，水不涵木，阴不制阳的阴虚阳亢，但病情发展，亦可进一步耗伤肾阴，影响肾阳化生，继而出现畏寒、肢冷、腰酸等肾阳虚衰症状，转化为阴损及阳的阴阳两虚证。

2. 阳损及阴 是指由于阳气虚损，无阳则阴无以生，累及阴液的生化不足，从而在阳虚的基础上又导致了阴虚，形成以阳虚为主的阴阳两虚的病理变化。多由于阳虚自汗，伤津耗液，或气虚血亏，或肾阳虚失精耗液所致。临床先见畏寒肢冷、少气乏力、溲清便溏等阳虚症状，继而出现形体日益消瘦、盗汗等阴虚之象。例如肾阳亏虚、水泛为肿一证，其病机主要为阳气不足，气化失司，水液代谢障碍，津液停聚而水湿内生，溢于肌肤所致。但其病变发展，则又可因阳气不足而导致阴液化生无源而亏虚，出现日益消瘦、烦躁生火等肾阴亏虚、阴虚阳亢之象，转化为阳损及阴的阴阳两虚证。

（四）阴阳格拒

阴阳格拒，包括阴盛格阳和阳盛格阴两方面。形成阴阳相互格拒的机理，主要是某些原因使阴或阳的一方偏盛至极，或阴和阳的一方极端虚弱，双方盛衰悬殊，盛者壅遏于内，将另一方排斥格拒于外，迫使阴阳之间不相维系，从而出现真寒假热或真热假寒等复杂的病理现象。

1. 阴盛格阳　是指阴寒之邪壅盛于内，阳虚阴盛，迫使衰极之阳浮越于外，从而使阴阳之气不相顺接，表现出真寒假热的病理变化。

阴盛格阳的病机本质为严重的虚寒证，多见于虚寒性病变发展到严重阶段。临床可见畏寒蜷卧、精神萎靡、四肢逆冷、下利清谷、面色苍白、脉微欲绝等虚寒之象，但随病情发展，因其格阳于外，又出现面色浮红、身热但欲盖衣被、脉大无根等假热之象。

2. 阳盛格阴　是指邪热极盛，深伏于里，阳气被郁闭于内，不得外达肢体而格阴于外，阴阳之气不相顺接，表现出真热假寒的病理状态。

阳盛格阴的病机本质是邪热亢盛于里的实热证，但由于格阴于外，却可出现某些假寒之象。由于阳盛于内，故见壮热、面红、气粗、烦躁、舌红、脉数大有力等邪热内盛的表现。但若邪热盛极，格阴于外，还表现有与其病变的本质不相一致的假寒症状，如四肢厥冷、脉象沉伏，此乃内真热外假寒。而且其内热愈盛，则四肢厥冷愈重，即所谓"热深厥亦深"，又可称之为"阳厥"或"热厥"。

（五）阴阳亡失

阴阳亡失，是指由于阴液或阳气突然大量消耗而亡失，从而导致机体功能活动严重衰竭，生命垂危的一种病理状态，主要包括亡阴和亡阳两类。

1. 亡阳　是指机体的阳气发生突然地、大量地脱失，从而导致全身属于阳的功能严重衰竭的一种病理状态。

一般而言，亡阳多由邪气太盛，正不敌邪，阳气突然大量脱失所致；或由素体阳虚，正气不足，疲劳过度，阳气消耗过多所致；或过用汗法，吐、利无度，阳随津泄，阳气外脱等所致；亦可因慢性消耗性疾病，长期大量耗散阳气，终致阳气亏损殆尽，虚阳外越而出现亡阳。

阳气亡脱是机体所有属于阳的功能衰竭，尤以温煦、推动、兴奋、卫外等功能为著，故亡阳病变多出现大汗淋漓、汗稀而凉、四肢厥冷、面色苍白、畏寒蜷卧、精神萎靡，甚则昏迷，以及脉微欲绝等生命垂危之象。

2. 亡阴　是指机体的阴液突然地、大量地耗损或丢失，从而导致全身属于阴的功能严重衰竭的一种病理状态。

一般而言，亡阴多由于热邪炽盛，或邪热久留，煎灼阴液；或大吐、大汗、大泻等，直接消耗大量阴液；亦可由于慢性消耗性疾病，阴液耗竭，日久导致亡阴。

阴液亡失是机体所有属于阴的功能衰竭，尤以宁静、滋润、内守等功能为著，故亡阴病变多出现面色潮红、烦躁不安，甚则昏迷谵妄，口渴欲饮、呼吸喘促、手足尚温但大汗欲脱，或汗出不止、汗热而黏、舌光绛无苔、脉数无力等危重征象。

亡阴和亡阳，在病机和临床征象等方面虽然有所不同，但由于机体的阴液和阳气存在着互根互用的关系，所以，阴亡则阳无以生化或无所依附而散越，阳亡则阴无以化生而耗竭。故亡阴可以迅速导致亡阳，亡阳也可继而出现亡阴，最终导致"阴阳离决，精气乃绝"，生命活动终止而死亡。

（六）阴阳转化

阴阳转化，是指在疾病发展过程中，阴阳偏胜至极，皆可向其相反方向转化，或由阳转化为阴，或由阴转化为阳的一种病机变化。

1. 由阳转阴 是指阳气亢盛至极，病变性质由阳（热）转化为阴（寒）。

一般而言，由阳转阴疾病的病机本质为阳气偏盛，但当阳盛发展到一定程度时，有时会向阴的方向转化。其形成多由热邪极盛，耗伤元气，或热盛伤津，累及阳气化生不足，或治疗失当损伤阳气所致。

由阳转阴，如某些急性外感性疾病，初起见高热、口渴、胸痛、咳嗽、舌红、苔黄等邪热亢盛之象，属阳证。由于治疗不当或热毒过盛等原因，可骤然出现体温下降、四肢厥逆、冷汗淋漓、脉微欲绝等阴寒危重征象。此时，疾病的本质即由阳转化为阴，疾病的性质由热转化为寒。如《素问·阴阳应象大论》所说的"重阳必阴"和"重热则寒"。

2. 由阴转阳 是指阴寒邪气亢盛至极，病变性质由阴（寒）转阳（热）。

一般而言，由阴转阳疾病的病机本质为阴气偏盛，但当阴盛发展到一定程度时，就会向阳的方向转化。其形成多由寒邪入里，从阳化热。

由阴转阳，如外感寒邪致病，初起可见恶寒重、发热轻、头身疼痛、骨节疼痛、鼻塞流涕、无汗、咳嗽、口不渴、苔薄白、脉浮紧等风寒束表之象，属于阴证。若因素体阳盛，或治疗失误，或寒邪郁滞日久等，均可从阳化热，转化为高热、汗出、心烦、口渴、尿少色黄、舌红、苔黄、脉数等阳热亢盛之候。此时，疾病的本质即由阴转化为阳，疾病的性质则由寒转化为热。如《素问·阴阳应象大论》所说的"重阴必阳"和"重寒则热"。

综上所述，阴阳失调的病机，是根据阴阳的属性以及阴阳之间对立制约、互根互用、相互消长、相互转化的理论，来阐释、分析疾病过程中因邪正斗争所致阴阳平衡失调、寒热虚实变化的机理。因此，在阴阳的偏盛偏衰、互损、格拒、转化、亡失之间，都存在着密切的联系。阴阳失调的各种病机，并不是固定不变的，而是随着病情的进退和邪正盛衰等情况的变化而变化的。因此，必须随时观察和掌握阴阳失调病机的不同变化，方能把握住疾病发生、发展的本质。

三、精气血津液失常

精气血津液失常，是指在疾病过程中，由于邪正斗争的盛衰，或脏腑功能的失调，导致精气血津液等基本物质出现虚损、运行失常、功能紊乱以及相互关系失调等病理变化。

精气血津液与脏腑经络之间是相互为用、密切联系的，是构成人体的基本物质。精气血津液必须依赖脏腑的功能活动而不断化生和维持其正常运行，而精气血津液的充足和运行协调又是脏腑、经络、官窍等组织器官进行生理活动的物质基础。因此，脏腑经络一旦发生病变，可以影响精气血津液的化生和运行，从而导致精气血津液失常；而精气血津液的失常也会影响脏腑经络的功能活动，出现各种复杂的病理变化。所以，无论脏腑经络病变形式多么复杂，但总离不开精气血津液失常这一基本病机。精气血津液失常的病机，与邪正盛衰、阴阳失调一样，是分析和研究各种临床疾病病机的基础。

（一）精的失常

精的失常主要包括精虚和精的施泄失常两个方面的病变。

1. 精虚 精虚是指肾精（主要为先天之精）和水谷之精大量亏损及其功能低下所产生的病理变化。

若先天禀赋不足，或后天脾胃虚弱，水谷不充，或房劳过度，耗损肾精，或久病、劳伤心脾，暗耗精血，或温燥太过，灼伤阴精，累及于肾，均可致肾精不足，失于充养，而出现精虚病变。肾精不足，不能化生气血以充养肌肤骨骼，故小儿发育迟缓；肾主骨，骨能生髓，脑为髓海，肾精不足，脑髓空虚，故见智力低下，动作迟缓，记忆力减退；精亏髓少，骨骼失养，则发育迟缓，囟门迟迟不闭，骨骼痿弱而软，成年则过早衰老；肾精亏少，生殖之精不足，故男子精少不育，女子冲任失养，闭经不孕；肾开窍于耳，脑髓失充，故常耳鸣耳聋；肾精亏虚，肾气不足，气血虚弱，故精神疲惫；舌淡苔白，脉细无力，为气血不足之象。

若因脾失健运，或饮食不当等，致使水谷之精乏源或生成不足，可以出现面黄无华、肌肉瘦削、头晕目眩、疲倦乏力等虚弱状态。

肾是藏精的主要脏器，所以精虚以肾精亏虚最为重要。脾是化生水谷之精的重要脏器，故精虚之源又在于脾。

2. 精的施泄失常 精的施泄，一般有两种方式：一是分藏于各脏腑之中，濡养脏腑，并化气以推动和调控各脏腑的功能，为脏腑之精；二是化为生殖之精适度排泄，以繁衍生命。藏精是排精的基础，排精也是藏精的生理功能之一。精的排泄失常，如排泄过度或排泄障碍，则可出现失精或精瘀的病理变化。

（1）失精 是指生殖之精和水谷之精大量丢失的病理变化。精闭藏于肾及其他脏腑中而不妄泄，主要依赖肾气的封藏作用与肝气的疏泄作用的协调平衡。若房劳过度，耗伤肾气，或久病伤肾，累及肾气，或过度劳累，伤及肾气，以致肾气虚衰，封藏失职，生殖之精因之过度排泄而成失精或精脱。

失精的临床表现主要为精液排泄过多，或兼有滑精、梦遗、早泄等，并兼有精力不支、思维迟钝、失眠健忘、少气乏力、耳鸣目眩等。

精脱为失精之重症。若精泄不止，则成精脱。精为气的化生本原，精脱必致气的大量损耗而致气脱。

（2）精瘀 指男子精滞精道，排精障碍的病理变化。若房劳过度，忍精不泄，少年手淫，或久旷不交，或惊恐伤肾，或瘀血、败精，或手术所伤等，皆可导致精瘀而排泄不畅。若肾气虚而推动无力，或肝气郁结而疏泄失职，亦致精泄不畅而瘀。

精瘀的主要临床表现是排精不畅或排精不能，可伴随精道疼痛、睾丸小腹重坠、精索小核硬结如串珠、腰痛、头晕等症状。

（二）气的失常

气的失常，主要包括两个方面：一是气的生化不足或耗散太过，形成气虚的病理状态；二是气的功能减退及气的运动失常，出现气滞、气逆、气陷、气闭或气脱等气机失调的病理变化。

1. 气虚 是指气虚损不足，从而导致脏腑组织功能低下或衰退，抗病能力下降的病理变化。

形成气虚的原因主要有先天禀赋不足，或后天失养，或肺脾肾的功能失调而致气的生成不足；也可因劳倦内伤、久病不复等，使气过多消耗而致。气虚多见于慢性疾病、老年患者、营养缺乏症、疾病恢复期及体质衰弱等情况。

气虚病变主要以人体各种功能障碍或减退为特征，常表现为推动无力、固摄失职、气化失司等异常改变，临床常见少气懒言、倦怠乏力、眩晕、自汗、易于感冒、面色苍白、舌淡、脉细弱无力等症状。其中，尤以神疲、乏力最为典型。

在神疲乏力的基础上，各脏腑气虚又表现出不同的特点。如肺气不足，可致主气、司呼吸、朝百脉等功能减弱；脾气虚弱，可致腐熟水谷、运化精微的功能减退以及中气下陷等；肝气虚弱，可致疏泄、藏血的功能衰退；肾气虚弱，可致藏精、生髓、气化、封藏及纳气等功能衰退；偏于卫气虚者，可见防御外邪的能力下降等。

由于元气主持诸气，由先天之精所化，是人身最根本、最重要的气，是生命活动的原动力。故元气亏虚可引起全身性气虚，而无论何种气虚亦终将导致元气亏损，必然会影响到血和津液，引起血和津液的多种病变。如气虚可导致血虚、血瘀和出血，同时也可引起津液的代谢障碍。如脾气虚，运化无力，不仅可出现生血乏源而血虚，而且由于不能运化水湿，从而形成痰饮、水肿。脾虚固摄不能，又可导致出血或流涎不止等症。

2. 气机失调 是指气的升降出入运动失常。气机失调，则能影响脏腑经络及精气血津液等各种功能的协调平衡，病变涉及脏腑经络、形体官窍等各个方面。一般而言，气机失调可概括为气滞、气逆、气陷、气闭或气脱等几种情况。

（1）气滞 是指机体气的运行不畅甚至郁滞不通的病理变化。

气滞，主要由于情志不畅，或痰湿、食积、瘀血等阻碍气机，或外邪侵犯，抑遏气机，或脏腑功能失调，如肝气失于疏泄、大肠失于传导等，皆可形成局部或全身的气机不畅或郁滞，从而导致某些脏腑、经络的功能障碍。气滞一般属于邪实为患，但亦有因气虚推动无力而滞者。由于肝升肺降、脾升胃降，在调整全身气机中起着极其重要的作用，故脏腑气滞以肺、肝、脾胃为多见。

不同部位的气机阻滞，其具体的病机和临床表现各不相同。如肺气壅塞，见胸闷、咳喘；肝郁气滞，见情志不畅、胁肋或少腹胀痛；脾胃气滞，见脘腹胀痛、休作有时、大便溏结不调等。气滞的表现虽然各不一样，但共同的特点不外胀、闷、疼痛。因气虚而滞者，一般在胀、闷、痛方面不如实证明显，并兼见相应的倦怠乏力等气虚征象。

（2）气逆 是指气升之太过或降之不及，以脏腑之气逆上为特征的一种病理变化。

气逆，多由情志所伤，或因饮食不当，或因外邪侵犯，或因痰浊壅阻所致，亦有因虚而气机上逆者。气逆病变最常见于肺、肝、胃等脏腑。若肺气上逆，则肺失宣降，发为咳逆上气。若肝气上逆，则血随气逆，发为头痛头胀、面红目赤、易怒，或为咯血、吐血等症，甚则可导致壅遏清窍而致昏厥。如《素问·生气通天论》说："大怒则形气绝，而血菀于上，使人薄厥。"若胃气上逆，则胃失和降，发为呃逆、嗳气、恶心、呕吐等症。

一般而言，气逆于上，以实为主，但也有因虚而气逆者。如肺失宣肃或肾虚不能纳气，可导致肺气上逆；胃虚而无力通降，导致胃气上逆等。因虚而气逆者，在气机上逆的同时可见虚证的表现。

（3）气陷 是指气的上升不足或下降太过，以气虚升举无力而下陷为特征的一种病理变化。

气陷，多由气虚病变发展而来，脏腑之中与脾的关系最为密切。若素体虚弱，或病久耗伤，或劳伤过度，或泄泻日久，致脾气虚损，清阳不升，升举无力，或中气下陷，从而形成气虚下陷的病变。

气陷的病变，主要有上气不足与中气下陷两方面：①上气不足，主要指气不上荣，头目失养的病变。一般由于脾气虚损，升清之力不足，无力将水谷精微上输于头目，致头目失养，可见头晕、目眩、耳鸣等症。②中气下陷，指脾气虚损，升举无力，气机趋下，内脏位置无力维系，而发生某些内脏的位置下移，形成胃下垂、肾下垂、子宫下垂、脱肛等。

由于气陷是在气虚的基础上形成的，而且与脾气虚损的关系最为密切，故常伴有面色无华、气短乏力、语声低微、食少、腹胀、便溏、脉弱无力，以及腰腹坠胀、便意频频等症。

（4）气闭　即脏腑、经络气机闭阻于内，不能外出，以致清窍闭塞，出现昏厥的一种病理变化。

气闭多由情志刺激，或外邪、痰浊等闭塞气机，使气不得外达而闭塞清窍所致。

气闭的临床所见，有因突然精神刺激所致的气厥、触冒秽浊之气所致的闭厥、剧烈疼痛所致的痛厥、痰闭气道之痰厥等，其病机都属于气的外达突然严重受阻，而致清窍闭塞，神失所主的病理状态。另一方面，气机闭阻，阳气不能外达，故临床多表现出突然昏厥、不省人事、四肢不温等。若气道不通，肺气闭塞，还可见呼吸困难、面唇青紫等。同时随气闭原因不同而伴有相应的症状。

（5）气脱　即气不内守，大量向外脱失，以致生命功能突然衰竭的一种病理状态。

气脱，多由于正不敌邪，或慢性疾病过程中正气长期消耗而衰竭，以致气不内守而外脱；或因大出血、大汗等气随血脱或气随津泄，从而出现功能活动突然衰竭的病理状态。气脱可表现为面色苍白、汗出不止、目闭口开、全身瘫软、撒手、二便失禁、脉微欲绝或虚大无根等危重征象。

（三）血的失常

血的失常，一是因血液的生成不足或耗损太过，致血的濡养功能减弱而引起的血虚；二是因血液运行失常而出现的血瘀或出血等病理变化。

1.血虚　是指血液不足，血的濡养功能减退的病理变化。

血虚形成的原因：一是丢失过多，如吐血、月经过多、外伤出血等大量失血，而新血未能及时生成和补充。二是生成不足，如饮食营养不足，脾胃虚弱，血液生化乏源；或肾精亏损，精不化血；或心、肺、肝气化功能减退，化生血液的功能不足导致血虚。三是因久病不愈、慢性消耗、思虑过度等因素而致营血暗耗，导致血虚。四是老年体弱，血的营养濡润功能减退，发为血虚。

心主血、肝藏血，故血虚时心、肝两脏的症状比较多见。心血不足常见惊悸怔忡、面色苍白、舌淡、脉细涩或结代等症状；还可致神失其养，见失眠多梦、健忘等。肝血亏虚常见两目干涩、视物昏花，或手足麻木、关节屈伸不利等症；若肝血不足，导致冲任失调，又可出现妇女经少、月经愆期、闭经诸症。

2.血运失常　是指在疾病发展过程中，由于某些致病因素的影响，导致脏腑功能失调，使得血液运行迟滞不畅，或血液运行加速，甚则血液妄行，溢出脉外的病机变化。主要有血瘀和出血。

（1）血瘀　是指血液的循行迟缓，流行不畅，甚则血液停滞的病理状态。

导致血瘀的因素主要有：气滞而致血行受阻；气虚而血运迟缓；寒邪入血，血寒而凝；邪热入血，煎灼津液；痰浊等阻于脉道，气血瘀阻不通，以及"久病入络"等影响血液正常运行而瘀滞。

血瘀与瘀血的概念不同。血瘀是指血液运行不畅，甚则停滞的病理状态，属病机的概念；而瘀血则是指由于血行失常而导致的病理产物，可成为继发性的致病因素，属病因的范畴。

血瘀的病机主要是血行不畅。血瘀的病理可以出现在脏腑、经络、形体、官窍的某一局部，亦可以是全身性病变。若血液运行瘀滞不畅，或形成瘀积，使脏腑经络气机阻滞，不通则痛，故病变易见疼痛，且痛有定处，得温而痛不减，甚则局部形成癥积肿块；若全身血行不畅，还可见皮肤红缕或青紫、肌肤甲错、面色黧黑、唇舌紫暗以及舌有瘀点、瘀斑等征象。

（2）出血 是指在疾病发展过程中，血液不循常道运行，溢出脉外的一种病机变化。

出血常见的病因病机如下：各种外伤损伤脉络；瘀血阻滞，血不归经；外感阳热，邪气入血，迫使血液妄行；脏腑阳气亢盛，气血冲逆；气虚无力摄血，血不循经脉运行而外溢。总而言之，导致出血的病因病机为脉络损伤、热邪迫血妄行、气虚不能摄血等几个方面。

各种出血的临床表现：脉络损伤中，鼻窍脉络损伤，血液妄行，则为衄血；肺络受伤而致血自肺中经气道咳嗽而出，则为咳血；胃络受损，则为呕血或便血；大肠络出血，则为便血；膀胱或尿道络伤出血，则为尿血；冲任脉络受损，则月经量多和经期提前等。怒动肝火而血热妄行；或阳气亢盛，阴血失守，热迫血行；或过服辛辣过热之品，热伤冲、任；或因膏粱厚味，以致脾湿下流于肾，与相火合为湿热，迫经下漏而成为血热崩漏。

（四）津液代谢失常

津液代谢失常是指全身或某一环节的津液代谢发生异常，导致津液的生成、输布或排泄发生紊乱或障碍的病理过程。

津液代谢是一个复杂的生理过程，必须由多个脏腑相互协调才能维持正常，诸如肺的宣发和肃降、脾的运化转输、肾与膀胱的蒸腾气化、三焦的通调，以及肝的疏泄功能都参与其中，以肺、脾、肾三脏的作用尤为重要，而其核心是气对津液的作用。因此，如果肺、脾、肾等有关脏腑生理功能异常，气的升降出入运动失去平衡，气化功能失常，均能导致津液生成、输布或排泄的失常，从而形成津液不足或水液蓄积于体内的病理变化。

1. 津液不足 是指由于津液亏少，进而导致内则脏腑，外而孔窍、皮毛失其濡润、滋养作用，而出现以燥化为特征的证候。

津液亏损不足的原因主要有三方面：一是热邪伤津，如外感燥热之邪，灼伤津液；或邪热内生，如阳亢生热、五志化火等耗伤津液。二是丢失过多，如吐泻、大汗、多尿及大面积烧伤等，均可损失大量的津液。三是生成不足，如脾胃虚弱，运化无权，致津液生成减少；或因饮水过少、脏气虚衰，可见津液生成不足。另外，慢性疾病耗伤津液，亦致津液亏耗。

由于津和液在性状、分布部位、生理功能等方面均有所不同，因而津和液亏损不足的病机及临床表现，也存在着一定的差异。津较稀薄，流动性较大，内则充盈血脉、濡养脏腑，外则润泽皮毛、孔窍和肌肉，一般易耗损、易补充。所以，从一定意义而言，伤津主要是丧失水分，临床以一系列干燥失润的症状为主。如炎夏季节而多汗尿少，或高热而口渴引饮，或气候干燥而口、鼻、皮肤干燥等，均以伤津为主。液较稠厚，流动性较小，可濡润脏腑，充养骨髓、脑髓、脊髓和滑利关节，一般不易耗损，一旦亏损则又不易迅速补充。脱液是水分、精微物质共同丢失，临床不仅有阴液枯涸的症状，而且还可表现出虚风内动、虚热内生之象。如热性病后期，或久病伤阴，症见形瘦肉脱、舌光红无苔、肌肉动、手足震颤等，均以脱液为主。

虽然伤津和脱液在病机和表现上有所区别，但津和液本为一体，二者之间在生理上互生互用，在病理上也相互影响。伤津时未必脱液，脱液时则必兼伤津。所以说伤津乃脱液之渐，脱液乃津液干涸之甚。

2. 津液输布、排泄障碍 津液的输布和排泄障碍，主要与肺、脾、肾、膀胱、三焦的功能失常有关，并受肝失疏泄病变的影响。

津液的输布障碍，是指津液不能正常转输和布散，导致津液在体内环流迟缓，或在体内某一局部发生滞留，因而津液不化，可致水湿内生或酿痰成饮的病理变化。导致津液输布障碍的原因很多，如肺失宣降，则水道失于通调，津液不行；脾失健运，则津液运行迟缓，清气不升，水湿内生；肾阳不足，气化失职，则清者不升，浊者不降，水液内停；三焦气机不利，则水道不畅，津液输布障碍；膀胱气化失司，浊气不降，则水液不行；肝气疏泄失常，则气机不畅，气滞则水停，影响三焦水液运行等。上述多种原因中，脾气的运化功能障碍具有特殊意义。因脾主运化，不仅对津液输布起重要作用，而且在津液的生成方面具有主导作用。脾失健运不但使津液的输布障碍，而且水液不归正化，变生痰湿为患，故《素问·至真要大论》说："诸湿肿满，皆属于脾。"

津液的排泄障碍，是指津液气化不利，转化为汗、尿的功能减退，而致水液潴留，上下溢于肌肤而为水肿的病理状态。津液化为汗液，主要是肺的宣发布散作用；津液化为尿液，并排出体外，主要是肾阳的蒸腾气化功能和膀胱的开阖作用。因此肺、肾的生理功能衰退，不仅影响津液的输布，还明显地影响着津液的排泄过程。其中肾的蒸腾气化功能贯穿于整个津液代谢的始终，在津液排泄过程中同样起着主要作用。当肺气失于宣发布散，腠理闭塞，汗液排泄障碍时，津液代谢后的废液仍可化为尿液而排出体外。但是，如果肾的气化功能减退，尿液的生成和排泄障碍，则必致水液停留为病。

津液的输布和排泄障碍是相互影响和互为因果的，最终都是导致津液在体内的停滞。其在临床主要是形成湿浊困阻、痰饮凝聚、水液潴留等病变。

（1）湿浊困阻　湿为阴邪，重浊黏滞，易于阻遏中焦气机。湿浊困阻虽为肺脾肾等相关为病，而脾运失常，脾不运湿为要，津液不能转输布散，聚而为湿浊。临床可见纳呆、恶心呕吐、腹胀肠鸣、大便稀溏、苔腻、脉濡缓或濡滑等征象。

（2）痰饮凝聚　痰与饮都是脏腑功能失调，津液代谢障碍，以致水湿停聚而形成的病理产物。它们又是多种疾患的致病因素，导致复杂的病理变化。津液停而为饮，饮凝成痰。痰随气升降，无处不到，病及脏腑经络，滞留于机体的不同部位而有多种病理变化。《金匮要略·痰饮咳嗽病脉证并治》曾指出："其人素盛今瘦，水走肠间，沥沥有声，谓之痰饮。饮后水流胁下，咳唾引痛，谓之悬饮。饮水流行，归于四肢，当汗出而不汗出，身体疼重，谓之溢饮。咳逆倚息，短气不得卧，其形如肿，谓之支饮。"

（3）水液潴留　本病多由肺、脾、肾、肝等脏腑功能失调，气不行津，津液代谢障碍，潴留于肌肤或体内，发为水肿或腹水。水饮阻肺，肺气壅滞，宣降失职，可见胸满咳嗽；水饮凌心，阻遏心气，心阳被抑，可见心悸、心痛；水饮停滞中焦，阻遏脾胃气机，致清气不升，浊气不降，可见头昏困倦、脘腹胀满、纳化呆滞；水饮停于四肢，可见肢体沉重胀痛等临床表现。《景岳全书·肿胀》中说："盖水为至阴，故其本在肾；水化于气，故其标在肺；水唯畏土，故其制在脾。今肺虚则气不化精而化水，脾虚则土不制水而反克，肾虚则水无所主而妄行，水不归经则逆而上泛，故传入脾而肌肉浮肿。"

（五）精气血津液关系失常

津液的生成、输布和排泄，依赖于脏腑的气化和气的升降出入，而气之循行亦以津液为载体，通达上下内外，遍布全身。津液与血液相互化生，津液的充足是保持血脉充盈、运行通畅的条件，而血液的充沛和畅行也是津液充盛和流行的条件。因而在病理上，其中任何一方的失常，都可能对其他三者产生影响，导致其关系失调。临床常见精气亏损、精血两虚、气滞血瘀、气虚血瘀、气血两虚、气不摄血、气随血脱、气随津脱、津枯血燥等病理变化。

1. 精气亏损 是指因精亏伤气或气伤损精而致精气两亏病变。久病或年老体弱者，肾精亏损，则可致气无生化之源；气虚日久，生化无力，又可加重肾精的亏损，均可致精气两虚，表现为生长、发育迟缓、生殖功能障碍，以及身体虚弱、少气、乏力、懒言等。

2. 精血两虚 是指精亏与血虚同时存在的病理变化。若久病伤及肝肾精血，可致精血两亏，肝肾不足病变。精血两虚病变常表现为眩晕、耳鸣、神倦、健忘、头发稀疏脱落、腰膝酸软，或男子精少不育，或女子月经失调、经少不孕等。

3. 气滞血瘀 是指因气的运行郁滞，导致血液运行障碍，出现血瘀的病理变化。气滞血瘀的病机以气滞、血瘀并存为特征。由于肝主疏泄气机而藏血，肝的疏泄在气机调畅中起着关键的作用，关系到全身气血的运行，因而气滞血瘀多与肝失疏泄密切相关。临床上多见胸胁胀满疼痛及瘕聚、癥积等病证。又由于心主血脉而行血，肺朝百脉，主司一身之气，所以心肺两脏的功能失调，也可形成气滞血瘀，可见咳喘、心悸、胸痹、唇舌青紫等。

4. 气虚血瘀 是指气虚无力推动血行而致血瘀的病理变化。气虚血瘀多由气虚无力行血而致血行迟缓，甚则血瘀。其病机以气虚为主，兼有血瘀。由于肺主一身之气而助心行血，脾为气血生化之源，故在气虚导致血瘀的病机变化中，肺脾气虚占有重要地位。临床可见面色淡白或晦滞，身倦乏力，气少懒言，疼痛如刺，常见于胸胁，痛处不移，拒按，舌淡暗或有紫斑，脉沉涩等症状。

5. 气血两虚 是气虚与血虚同时存在的病理变化。气血两虚的病机以同时并见气虚和血虚的表现为特征。由于气虚而推动、固摄、温煦作用低下，加之血液亏虚，失于充养，故气血两虚常见症状有面色淡白或萎黄、少气懒言、疲乏无力、自汗、形体消瘦、心悸失眠、肌肤干燥等。

6. 气不摄血 是指因气虚不足，统摄血液的功能减弱，血不循经，溢出脉外，导致各种出血的病理变化。

由于脾主统血而为气血生化之源，所以气不摄血多由于久病伤脾，脾气虚损而不能统血所致。由于脾气主升而主肌肉，所以脾气虚不摄血而出血者，多见于尿血、便血、月经过多等下部出血以及肌衄等失血之证候，且有血色淡、质地清稀的特点，并有形体消瘦、神疲食少、面色不华、倦怠乏力、舌淡脉虚无力等脾气虚的表现。

7. 气随血脱 是指在大量出血的同时，气也随着血液的流失而耗脱的病理变化。气随血脱的形成以大量出血为前提，如外伤出血、妇女崩漏、产后大失血等。由于血为气母，血能载气，大量出血则气无所依附，气也随之耗散而亡失。气随血脱病变的发展，轻则气血两虚，重则气血并脱。临床除大出血之外，还可见冷汗淋漓、面色苍白、四肢厥冷，甚者晕厥，或见口干、脉芤或微细等气脱的临床表现。

8. 气随津脱 是指因津液大量丢失，气无所附，气随津液外泄而耗伤，乃至亡失的病理变化。气随津脱多由高热伤津，或大汗出，或严重吐泻、多尿等，耗伤津液，气随津脱所致。由于津能载气，所以凡吐下等大量失津的同时，必然导致不同程度的气随津泄。轻者津气两虚，如暑热邪气致病，迫使津液外泄而大汗出，不仅表现有口渴饮水、尿少而黄、大便干结等津伤症状，而且常伴有疲乏无力、少气懒言等气虚的表现；重者则可致津气两脱，如剧烈腹泻，在大量损耗津液的同时，出现面白肢冷、呼吸气微、脉微欲绝等气脱的危重证候。正如《金匮要略心典·痰饮篇》所说："吐下之余，定无完气。"

9. 津枯血燥 是指津液匮乏失润，导致血燥虚热内生，或血燥生风的病理变化。由于津血同源，津液是血液的重要组成部分，所以津伤可致血亏，失血可致津少。如高热耗伤津液，或因烧伤引起津液损耗，或因阴虚内热而津液暗耗等，均可导致不同程度的血液亏少，使其润养功能减退，从而形成津枯血燥的病机变化，常见的临床表现有心烦、鼻咽干燥、皮肤干燥、肌肤甲错、皮肤瘙痒或皮屑过多、舌红少津等症。

第三节　内生五邪

内生五邪是指在疾病的发展过程中，机体由于脏腑经络和精气血津液的功能失常，产生化风、化寒、化燥、化火、化湿的病理变化。由于病起于内，故称为内生"五邪"，属于病机学范畴。而外感六淫，是由于自然界季节气候变化失常而产生，是邪从外来，属于病因学范畴。

一、风气内动

风气内动，即"内风"，由于其与肝的关系密切，故又称为肝风或肝风内动，是指体内阳气亢逆变动所形成的一类病理变化。《临证指南医案》有"内风乃身中阳气之变化"之说。所以在疾病的发展过程中，凡是由于阳热亢盛或阴不制阳，阳气升而无制，亢逆而动，出现眩晕、动摇、抽搐、震颤等类似于风动病理状态的，称之为内风。故《素问·至真要大论》说："诸暴强直，皆属于风。"又说："诸风掉眩，皆属于肝。"不仅指出了风气内动的症状特点，也强调了内风与肝的密切关系。风气内动包括热极生风、肝阳化风、阴虚风动、血虚生风等。

（一）热极生风

热极生风多见于热性病的极期，由于邪热炽盛，煎灼津液，伤及营血，燔灼肝经，筋脉失养，进而失其柔顺之性。临床可见痉厥、四肢抽搐、鼻翼扇动、颈项强直、目睛上吊、角弓反张等，并伴有高热、神昏、谵语等症。热极生风的主要病机是邪热亢盛，病势急，病程短，其病理变化属实。

（二）肝阳化风

肝阳化风多由情志所伤，肝气郁结，郁而化火，郁火伤阴，或操劳过度，耗伤肝肾之阴，使肝肾之阴亏于下，肝阳浮动不潜，升而无制，亢而化风，形成风气内动。临床轻则筋惕肉瞤、肢体震颤，眩晕欲仆、口眼㖞斜，半身不遂；重则血随气逆于上而猝然厥仆，或为闭厥，或为脱厥。肝阳化风是以肝肾阴虚为本、肝阳亢盛为标，其病理变化多属虚实错杂。

（三）阴虚风动

阴虚风动多见于热病后期，阴液亏虚，或久病耗伤，机体精血阴液亏损所致。主要病机是机体阴液枯竭，筋脉失之滋润而变生内风。临床可见筋挛肉瞤、手足蠕动等动风之症，还可伴有潮热盗汗、五心烦热、口干咽燥、舌红脉细等虚热内生之候。阴虚风动的主要病机是阴液枯竭，病势缓而病程较长，其病理变化属虚。

（四）血虚生风

血虚生风是由于生血不足或失血过多，或久病耗伤产生的虚风内动。临床常出现肢体麻木不仁、筋肉跳动，甚则手足拘挛不伸，并见阴血亏虚之症。病变本质属虚，其动风之状亦较轻。

此外，尚有血燥生风，多由久病耗伤精血，或年老精亏血少，或长期营养不良，营血生成不足，或瘀血内结，血液化生障碍等所致。其病机是津亏血少，失润化燥，肌肤失于濡养，经脉气血失于和调，血燥而化风。临床可见皮肤干燥或肌肤甲错，并有皮肤瘙痒或脱屑等症状。另外，并不是所有内风证的病位均在肝，如小儿慢脾风，病机主要为脾土虚败。

二、寒从中生

寒从中生，即"内寒"，是指机体阳气虚衰，温煦气化功能减退，因而导致生理功能活动衰退，或阴寒之气弥漫的病理状态。因素体阳虚，或久病伤阳，或外感寒邪、过食生冷，损伤阳气，导致阳气虚衰。

寒从中生的病机特点主要有两方面：一是阳虚阴胜，阴胜则寒。《难经·二十二难》说："气主煦之。"由于机体阳气不足，温煦功能失职，虚寒内生，可见面色苍白、畏寒喜暖、四肢不温、大便溏泄、舌质淡胖、苔白滑等表现。由于阳虚生内寒，寒主收引，可使血脉收缩，血行减慢，临床还可出现筋脉拘挛、四肢屈伸不利、肢节痹痛等"收引"的症状。脾为气血化生之源，脾阳可达于肌肉四肢，肾阳为人身阳气之根本，可温煦全身脏腑组织，故脾肾阳气虚衰，尤其是肾阳不足是内寒病理形成的关键，故《素问·至真要大论》说："诸寒收引，皆属于肾。"二是阳气虚衰，蒸腾气化失司，水液代谢障碍，从而导致"水湿""痰饮"等阴寒性病理产物的积聚或停滞，故《素问·至真要大论》云："诸病水液，澄澈清冷，皆属于寒。"临床可见小便清长，涕、痰、涎、唾清稀，或大便泄泻，或发为水肿等。

此外，不同脏腑的内寒病变，其临床表现也各不相同。如心阳虚，可见心胸憋闷疼痛、口唇青紫等；肾阳虚，可见腰膝酸软冷痛、小便清长、男子阳痿早泄、女子宫寒不孕等。

内寒与外寒既有区别，又有联系。二者的区别：内寒的病机是脏腑阳气虚衰，寒从中生，性质为虚寒，临床特点主要是虚而有寒，以虚为主；外寒是感受寒邪或过食生冷所引起，病机性质为实寒，临床特点以寒为主，且多与风、湿等邪相兼。二者的联系：寒邪侵犯人体，必然会损伤机体的阳气，最终导致阳虚；而阳气素虚之体，因机体抗御寒邪的能力下降，又易外感寒邪而发病。

三、湿浊内生

湿浊内生，即"内湿"，是指由于脾气的运化及输布水液的功能障碍，从而引起的湿浊蓄积停滞的病理状态。"内湿"的形成与肺、脾、肾等脏腑功能失调均有关，但与脾的关系最为密切，故又称为脾虚生湿。

由于素体阳气不足，痰湿过盛；或恣食生冷、过食肥甘等原因损伤脾胃，致脾气虚损或脾阳不振，运化失职，津液输布障碍。水液不化，可聚而成湿，停而为饮，或积而成水。所以说，脾的运化失职是湿浊产生的关键。故《素问·至真要大论》说："诸湿肿满，皆属于脾。"另外，脾的运化功能有赖于肾阳的温煦和气化作用，故内湿的产生不仅与脾气、脾阳虚损有关，与肾的功能失调也有密切的关系。且肾阳为全身阳气之本，肾阳虚衰时，不仅可导致水液不化，还可影响到脾的运化功能而导致湿浊内生。

湿性重浊黏滞，易于阻遏气机，由于可阻滞于上、中、下三焦不同之部位，所以病理表现亦有区别。湿邪留滞于经脉之间，症见头重如裹、肢体重着，或颈项强直，或屈伸不利，故《素问·至真要大论》说："诸痉项强，皆属于湿。"若湿犯上焦，则胸闷咳嗽；湿阻中焦，则脘腹胀满、食欲不振、口腻或口甜、舌苔厚腻；湿滞下焦，则腹胀便溏、小便不利；水湿泛滥，溢于皮肤肌腠之间，则发为水肿等。故《素问·六元正纪大论》说："湿胜则濡泄，甚则水闭胕肿。"湿浊虽然可以停留、阻滞机体上、中、下三焦的任何部位，但以湿阻中焦脾胃最为多见。

外湿与内湿既有区别，又有联系。二者的区别：内湿为因虚致实，主要是脾虚生湿；外湿是湿邪入侵，主要是湿困脾土，性质属实。可见内湿、外湿都与脾有关，是由脾喜燥恶湿的生理特性决定的。二者的联系：一方面湿邪外袭每易伤脾，易致脾失健运而滋生内湿；另一方面脾失健运，湿浊内蕴，内湿素盛者，又每易外感湿邪而发病。

四、津伤化燥

津伤化燥，即"内燥"，是指机体津液不足，各组织器官和孔窍失其濡润而出现干燥枯涩的病理状态。

内燥的形成，常常由久病耗伤，或大汗、大吐、大下，或亡血失精，或热性病后期，导致阴液亏少所致，或湿邪化燥所致。由于体内津液亏少，不能内溉脏腑、外润腠理孔窍，临床多见干燥不润的症状。所以，《素问·阴阳应象大论》说："燥胜则干。"干是内燥的病理特点，患者可出现皮肤干燥脱屑甚则皲裂、口鼻咽喉干燥、小便短少、大便干结、消瘦、舌上无津甚至光红龟裂等。故刘完素在《素问玄机原病式》中说："诸涩枯涸，干劲皴揭，皆属于燥。"

一般来说，阴液亏损和实热伤津均可导致燥热内生。内燥病变虽然可发生于各脏腑组织，但以肺、胃、大肠最为多见。肺司全身津液的敷布，为娇脏，喜润恶燥，若肺燥则宣降失职，临床可见声音嘶哑、干咳无痰或痰少而黏等表现；甚至肺燥伤络，还可出现痰中带血、咯血等症。胃主受纳腐熟水谷，喜湿恶燥，若胃燥则失于通降，常见食少、食后腹胀、舌光红无苔等症。大肠主传导糟粕，若大肠失润则传导失职，常见大便燥结等症。

另外，阴虚津亏则虚热内生，故内燥病变临床常伴有五心烦热、舌干红少苔等表现。

五、火热内生

火热内生，即"内热"，又称"内火"，是指由于阳盛有余，或阴虚阳亢，或气血郁滞，或病邪郁结，从而产生火热内扰，功能亢奋的病理状态。

火热内生的形成，主要是由于阳气亢盛，气有余便是火；或外邪、痰浊、瘀血等郁久化火；或情志所伤，五志过极而化火；或久病阴液大伤，阴虚阳亢而虚热内生。火热内生的病机主要有如下几个方面：

1. 阳气过盛化火　是机体阳盛有余，功能亢奋，转化为火热的病变。生理情况下，人体的阳气具有养神柔筋、温煦脏腑组织、促进机体功能活动的作用，中医学将其称为"少火"。在病理情况下，由于脏腑阳气过盛，可导致功能亢进，气、血、津液、精等被大量消耗，此时阳气失去正常的生理作用，从而成为病理损伤的因素，中医学将其称为"壮火"，即"气有余便是火"。

2. 邪郁化火　包括两个方面：一是外感六淫中的风、寒、湿、燥等病邪，在疾病发展过程中，皆能入里郁滞，并从阳化热化火，如寒邪化热、湿郁化火等；二是体内的病理性产物（痰湿、瘀血）及饮食积滞、虫积等，郁久而化火。邪郁化火的主要机理是这些因素容易导致阳气郁滞，气郁则化热化火。

3. 五志过极化火　又称"五志之火"。是指由于精神情志刺激，影响了脏腑精气阴阳的协调平衡，导致气机郁结或亢逆，气郁、气逆可化热化火。如情志抑郁不畅，常常导致肝郁气滞，气郁化火，发为肝火；大怒伤肝，肝气亢逆化火，也可发为肝火。

4. 阴虚火旺　此属虚火。多由于精血亏少，阴液大伤，阴不制阳，阴虚阳亢，虚热、虚火内生。一般而言，阴虚内热多见全身功能虚性亢奋的虚热征象，如五心烦热、骨蒸潮热、盗汗、形体消瘦、舌红少苔、脉细数无力等；而阴虚火旺，其火热征象多集中于某一部位，如牙痛、咽痛、齿衄、颧红等。

由上可知,火热内生可分为虚实两类。其中阳气过盛化火、邪郁化火为实火,一般病势较急,病程较短;阴虚火旺为虚火,一般病势较缓,病程较长;五志过极化火可为实火,如肝火上炎,亦可为虚火,如心阴虚。内生火热,就脏腑而言,主要有心火、肝火、肾火、胃火等证,其临床表现亦随着其发病机理和病位的差异而不同。

第四节 脏腑病机

脏腑病机,是指疾病在其发生、发展和变化过程中,脏腑生理功能发生失调的内在机理。任何疾病的发生,无论是由外邪还是内伤引起,终会导致生理功能紊乱,进而致脏腑阴阳气血失调。因此,根据脏腑的不同生理功能,分析和归纳其病理状态的发生发展规律,对于临床辨证论治具有非常重要的现实意义,脏腑病机在病机理论中占有重要的地位。

脏腑病机可分为五脏、六腑、奇恒之腑病机及其相关关系病机等几个部分。研究脏腑病机时,不仅要注意脏腑本身的病理变化,而且要重视脏腑之间病理变化的相互影响。

一、五脏病机

五脏病机的基本病理变化是五脏生理功能失常及其器质损害。病及五脏,虽然各脏的生理病理特点不同,病理改变十分复杂,但气血阴阳的动态失调,则是各脏病变的共同病理基础。心的病机,主要表现为心主血脉的异常和精神情志的改变;肺的病机,主要表现为肺主气、肺的宣发肃降、肺主行水功能失常;脾的病机,主要表现为水谷精微和水湿运化功能的失常、气机升降的紊乱及血液统摄的失权;肝的病机,主要表现为疏泄功能的失调、肝血濡养功能的减退及肝的阴阳制约关系的失调;肾的病机,主要表现为藏精、主水功能的失调,以及肾的阴阳失调等方面。

(一)心的病机

心的病机,是由于心的阴阳或气血失调引起心主血脉和心主神志功能异常的病理反应。由于心为阳脏而主神明,故心的阳气亏虚在心的病变中占有极其重要的地位。

1. 心主血脉失常 由于心主血脉的功能是否正常前提条件是心气充沛、血液充盈和脉道通利,可以从面色、舌色、脉象、胸部感觉反映出来,故其病理变化主要表现为血行无力、血行加速、血不养心、心血瘀滞。

(1)血行无力 以心气、心阳不足,心脏功能减退,运血无力为主要病理变化。先天禀赋不足,或汗出太过伤气,或久病体虚,或年高脏气衰弱等皆可导致心气虚;心气虚进一步发展,或其他内脏阳虚及心,可导致心阳虚。心气、心阳不足,心脏无力搏动,以致心动失养,可见心悸怔忡、气短、自汗、动则尤甚等症状。

(2)血行加速 以血分有热,热盛动血,甚则灼伤脉络,迫血妄行为主的病理变化。多因情志不畅,抑郁化火,或火热之邪内侵,或过食辛热、温补之品,或他脏火盛传移,使心的阳热偏盛所致。心的阳热偏盛,扰及血脉,使血行加速,可见心悸心烦、身热面赤、舌尖红或舌质红绛、苔黄、脉洪数等症状;热盛则动血,迫血妄行,临床表现为衄血、吐血、尿血等各种出血。

(3)血不养心 以心血不足,血脉空虚,心失所养,心动失常,心神不宁为主要病理变化。由于脾虚生血不足,或失血过多,或久病失养,或劳神伤血等,皆可导致心血虚。心的阴血不足,血不养心,心动失常,血虚不能上荣,头面官窍失养,则可见心悸、面色无华、舌淡、脉细弱无力等症状；血不养心，心神失养，则可见失眠多梦、健忘等表现。

（4）心血瘀滞　以心脉气血运行不畅，甚则瘀血阻闭，心脉不通为主的病理变化。心之阳气不足，失于温煦，血脉寒滞；气虚无力运血，气滞血瘀，血行不畅；痰浊凝聚，阻滞心脉，皆可导致心血瘀滞，临床以心悸怔忡，心胸憋闷作痛，舌质有瘀点、瘀斑，脉沉迟涩，甚则肢冷，脉伏不出，汗出脱厥等为主要特征，且常因劳倦感寒或情志刺激而诱发或加重病情。

2. 心主神明失常　心主神明功能失常其病机为心神不足、躁扰心神、神不守舍，主要表现为精神意识思维的异常变化。

（1）心神不足　指心的气血不足，心主神志的生理功能失去阳气的鼓动和振奋，精神、意识、思维活动减弱的病理变化。多因体质虚弱，或久病损耗，或劳神过度等所致。心的气血不足、心阳不振，心神失于充养、振奋、鼓动，则精神、意识、思维活动减弱，易抑制而不易兴奋。临床可见精神委顿、神思衰退、反应迟钝、迷蒙嗜睡、懒言声低等症状。

（2）躁扰心神　指心之阳热偏盛，神明被扰，神志活动亢奋的病理变化。多由外感温热之邪，邪热入里，或情志所伤，气郁化火，或火热痰浊扰神，或其他脏腑火盛传移，导致心之阳气亢盛。阴静阳躁，心之阳气亢盛，热扰神明而躁动不安，则精神、情志过于兴奋而难以抑制。轻则可见失眠多梦、兴奋多言等症状；重则可见狂言谵语、躁动不安等症状。若劳心过度、久病失养等伤及心之阴血，虚热内生，宁静作用不足，不能收敛阳气的浮动，亦可扰及神明，临床可见心悸心烦、虚烦不寐等症状。

（3）神不守舍　指心神失于藏守，神志异常的病理变化。多由于七情所伤，或痰蒙心窍，神明失司；或痰火扰乱心神；或心的阴血不足，不能涵敛心阳，阳不入阴，心神失守所致。临床可见心烦失眠、健忘，甚则神不守舍、神思恍惚、时悲时喜、举止失常、狂躁谵语、神志不清等症状。

总之，心的生理功能正常，则五脏六腑得以安定；心的生理功能失常，则可致五脏六腑功能失调，甚至影响生命活动的正常进行。心主血脉和藏神为其生理功能，其病理变化在血脉方面表现为：寒则血液凝滞而心胸闷痛、四肢厥冷；热则血液妄行而面肤色赤，出血；虚则运行无力，血流不畅，脉微或涩；实则血行不畅，心脉瘀阻，胸前刺痛或闷痛。在心神方面表现为：寒则心神不足，神情沉静而蜷卧欲寐，甚则阳气暴脱而神识不清；热则心神失守，神情浮躁而烦扰不眠，甚至谵语妄言；虚则神疲懒言，萎靡不振；实则喜笑无常，悲不自胜，或癫狂。

（二）肺的病机

肺的病机，是由于肺的阴阳气血失调引起肺的宣发与肃降功能异常的病理反应。肺的病理变化主要表现为呼吸、水液代谢、体表屏障功能的失常，以及气的生成和气机调节、血液循环障碍等。

1. 肺主气失常　肺主气，司呼吸，为体内外气体交换的场所，与气的生成、气机调节密切相关。肺主气功能失常的基本病机在于肺气不足、肺气壅滞，从而影响肺的呼吸功能、防御能力、气的生成和气机调节的异常。

（1）肺气虚损　指以肺的功能减退，主气、卫外功能失职的病理变化。多因肺失宣降，久病不愈，伤及肺气；或劳伤过度，耗损肺气，或久病咳喘，以致肺气虚弱等所致。肺气不足，则呼吸功能减退，体内外气体交换出入不足，可出现呼吸气短、语声低微、遇劳加剧等症；影响津液的输布代谢，水津不能气化，则可聚痰成饮，甚至产生水肿；肺气虚损，亦可导致卫阳虚弱，腠理疏松，肌表不固，卫外功能减退，而致表虚自汗，易反复感冒；肺气虚损，宗气生成不足，助心行血无力，影响血液运行，可致血行异常。

（2）肺气壅滞 指邪气壅塞肺系，呼吸、气机调节功能障碍的病理变化。多因外感风寒、风热之邪，侵袭肺系；或邪热犯肺，肺气不利；或痰浊阻肺，饮停胸膈，壅滞肺气等所致。邪气壅塞，肺气不利，呼吸功能障碍，气机调节功能失常，可见咳喘、气促、胸闷等症；也可影响肺的通调水道功能，使水液代谢失常或障碍，从而出现痰多、尿少或水肿等症。

2. 肺失宣发肃降 肺的向上向外宣发和向下向内肃降功能是相反相成的，两者在生理上互相配合完成肺的气机调节。因此，肺气升降出入运动的两个方面，在病理上各有偏重。肺失宣发，重在气机的出入失常，呼吸不利，亦可致卫气郁滞，腠理闭塞；而肺失清肃，则重在气机的升降失调，影响肺气向下通降和清洁呼吸道的功能。宣发失常，出入不利，可致肺失清肃；而肃降失常，可使肺气壅塞而肺失宣发。临床肺失宣发和肺失肃降常常同时并见。

肺气宣发肃降失常多由于外邪袭表犯肺、痰浊内阻肺络，或肝的气火上逆侮肺所致，亦可因肺气不足、肺阴亏损引起。肺气宣发肃降失常包括肺气不宣、肺失清肃、肺失宣肃三种病理变化，主要表现为气机升降失调、呼吸功能障碍、水液代谢失常。

（1）肺气不宣 指肺气失于宣通的病理变化。肺气宣发即肺气向上升宣和向外布散，以呼出浊气、布散精微和宣散卫气为主。肺气失宣，气机不利，呼吸不畅，则鼻塞、咳嗽、喉咙不利；气机向外宣发失常，则卫气壅滞，腠理固密，毛窍闭塞，温煦失司，临床可见恶寒、发热、无汗、鼻塞、喷嚏、流涕、喉痒、咳嗽等症状。

（2）肺失清肃 指肺气失于清肃下降，使肺气下降和清洁呼吸道的功能减退的病理变化。清肃是肺的生理特性，肺气肃降即肺气向下、向内布散，以吸入清气、布散精微和保持洁净为主。肺失清肃，下降不及，清洁呼吸道功能失常，痰浊阻肺，临床上表现为胸闷、气促、咳嗽痰多等。肺失清肃进一步发展，可导致肺气上逆。

（3）肺失宣肃 指肺的宣发和肃降失常的病理变化。肺失宣肃主要表现为气机升降失调、呼吸功能障碍、水液代谢失常。肺气以清肃下降为顺，气机升降失常，则肺气壅滞，或肺气上逆；肺主气功能异常，则呼吸功能障碍；肺津不布，则津液停聚，形成痰饮，或为水肿，出现胸部痞闷、咳逆上气、呼吸困难、气促喘息、咳痰量多等症。

3. 肺主行水失常 肺主通调水道，对津液的输布排泄具有疏通和调节作用。肺主行水功能失常的主要病机是肺燥失润、肺津不布、痰饮阻肺，主要表现为水液代谢失常。

（1）肺燥失润 指肺的津液不足，肺叶失于濡养滋润的病理变化。肺为娇脏，不耐寒热，喜润而恶燥。秋季之令，感受燥邪，耗伤肺津；或痨虫袭肺，五志过极化火灼肺；或久咳不愈，耗伤肺阴；或风温之邪，化燥伤肺，皆可导致津液不足而输布失常，肺叶干燥，失于濡润。如燥邪犯肺，耗伤肺津，肺燥失润，可见干咳无痰或痰少而黏、难以咯出及口鼻干燥、口渴喜饮等，甚则咳伤肺络，而见痰中带血。若肺阴津亏损，则肺脏本身及相合之鼻窍、皮毛等组织器官失于滋润，气机升降失司，或阴虚而内热自生，甚则虚火灼伤肺络而出血，从而出现一系列干燥失润及虚热见症，如干咳无痰或痰少而黏、声哑失音、口鼻咽喉干燥、潮热盗汗、两颧潮红，甚则痰中带血等症。

（2）肺津不布 指肺输布津液失常的病理变化。燥热伤肺，或肺阴不足，津液耗伤而输布失常，表现为皮毛、官窍等组织失于濡润，症见皮毛枯槁无泽、口鼻咽喉干燥不润等。若外邪袭肺，肺失宣降，或久病咳喘，肺气不足，可导致津液不能正常输布，水液停聚，而形成痰饮、水肿等症。

（3）痰饮阻肺 指痰浊、水饮壅阻于肺，肺气宣降失常的病理变化。因外邪袭肺，肺失通调，水液运行输布障碍；或素有痰疾，复感外邪，内客于肺；或脾虚生痰，上渍于肺；或中阳不足，聚湿成痰，停而为饮，壅阻于肺。痰饮阻肺，肺气不利，宣降失常，则主要表现为咳喘痰多、胸膈满闷等；痰浊壅阻，蕴久化热，痰与热结，而为痰热壅肺，则咯痰黄稠、发热口渴；外感寒邪，或寒从中生，痰与寒结，而为寒痰阻肺，则痰液清稀量多、形寒肢冷；中阳素虚，气不化水，或肺失通调，形成水饮，而为饮停于肺，累及胸胁，则见胸胁胀闷、咳唾引痛等症。

总之，肺主宣发肃降、通调水道为其主要功能，其病理变化主要表现在气机升降、水液代谢、呼吸失常等方面，导致上窍不通，呼吸不利，肺气肃降失常，诸脏气上逆，或肺不布津，水液泛滥，停聚成痰饮，或呼吸不畅，呼吸困难。此外，肺病不能助心行血，可致血行瘀阻。肺的各项生理功能协调配合有序，才能保证各项功能的正常发挥；反之，则相互影响，引起一系列的病理反应。

（三）脾的病机

脾的病机，是由于脾的阴阳气血失调引起脾的运化与统血功能异常的病理反应。脾为太阴湿土，得阳始运，故脾的运化功能障碍，主要是由于脾的阳气虚损，失于升清，运化无权所致。脾的统血功能，实际上是脾阳气固摄作用的体现。故脾的病理变化以脾之阳气失调为主，脾虚湿盛为脾病的病理特点。

1. 脾主运化失常　脾主运化，消化水谷，吸收水谷之精微和水液，并将其转运输送至肺，化生气血津液，营养全身。脾主运化功能失常的基本病机在于脾失健运，水湿中阻，主要表现为消化吸收功能减退、升清降浊失司、气血生成不足、水液代谢失调。

（1）脾失健运　指脾的功能减退，运化失常的病理变化，主要是以脾的阳气虚损，失于升清，失于运化所致。而脾阴主要是滋养本脏，同时助脾阳、脾气以发挥作用。

凡饮食不节，过服消导克伐之剂，或情志失和，思虑太过，或禀赋素虚，或过于劳倦，或久病失养，皆可损伤脾气，使其运化水谷、运化水湿及化生气血的功能减退，从而导致脾气虚衰。临床可见食少纳呆、腹胀便溏、倦怠乏力、头目眩晕、口淡无味、唇舌色淡等症状。脾气虚则健运失职，不能散精于肺，为肺的活动提供物质基础，久之而致肺气虚，是为脾虚及肺，则可见气短、喘促、倦怠乏力等症。

若脾气虚损病变发展，或由于命门火衰，脾失温煦，可进一步导致脾阳虚损。一方面寒从中生，见一系列里虚寒之象；另一方面影响脾对水谷和水液的温化，可见脘腹冷痛、下利清谷等症状。若水湿不化，泛滥于肌腠，则为水肿。脾阳虚损日久还可累及肾阳，形成脾肾阳虚，出现腰膝冷痛、五更泄泻等症。若热病津液耗伤，或恣食辛辣、香燥之品，耗伤脾阴；或积郁忧思、劳倦内伤等，使虚火妄动，暗伤精血，损及脾阴，脾阴亏虚，不能濡润脾胃，脾失其健运之职，可见纳食不化、腹胀、便溏等症。胃失脾助，和降失职，其气上逆，则又可见干呕、呃逆等症。脾为胃行其津液，脾阴津亏乏，津液无以上承咽喉，故口干。脾阴虚，阴不制阳，则可见虚热征象，如口舌干燥、舌红少苔等症。

（2）脾虚湿困　指脾气虚失于运化，水液代谢失常，水湿停滞于内的病理变化。由于脾具有喜燥恶湿的特性，无论内湿还是外湿，都易困。故湿邪侵犯人体，最易损伤脾阳；而脾又主运化，脾阳虚衰，运化无权，水谷不能生化精微，或津液代谢障碍，气化失司，则水湿停滞于内。除具脾气虚征象外，尚有脘腹闷痛、四肢困倦、纳食减少、口淡乏味或口黏不渴，甚或恶心欲吐，以及大便不实，甚或浮肿、苔白腻等症状。

脾为湿困，则更进一步阻碍了脾之转输运化功能，如是湿邪日增而脾气益虚，往往成为虚实交错的病理改变。且湿邪内蕴，有湿从寒化和湿从热化两种倾向。若素体脾阳不振，每易从阴化寒，形成寒湿困脾之证；若素体阳盛，每易从阳化热，或寒湿郁久化热，从而形成脾胃湿热之候。但湿为阴邪，其性黏滞，湿盛则阳微，故以湿从寒化为主要病理发展趋势。临证时，应根据外湿、内湿与脾之间的相互关系，分清脾虚与湿阻的孰轻孰重、主次先后，从而对其病机作出正确判断。

2. 脾主升清失常 脾气主升，则水谷之精气依赖脾气上升而转输心、肺、头目，并升举内脏，以维持其位置的相对恒定。故脾主升清失常的基本病机在于脾不升清、中气下陷，主要表现为升降失司、内脏下垂。

（1）脾不升清 指脾气虚弱，水谷精微不得上输，心、肺、头目失于滋养的病理变化。脾不升清的病理基础是脾气虚弱，失于健运。"脾宜升则健，胃宜降则和"，脾升胃降，协调平衡，共同完成饮食水谷的消化、吸收、转输、布散。脾气不得升清，则胃气不得降浊，消化、吸收、转输、布散功能异常，清气在下而浊气在上，故上可见头目眩晕、中可见脘腹胀满、下可见便溏泄泻等症状。

（2）中气下陷 指脾气虚弱，脾气升举无力，甚至下陷的病理变化。由脾气虚弱发展而来，或久泻久痢，劳力太过，或妇女孕产过多，产后失于调护所致。临床表现眩晕体倦、内脏下垂、久泄脱肛、便意频数、小便淋沥难尽等，多兼见疲乏无力、气短声低等气虚表现。

3. 脾主统血失常 脾气具有统血作用，使血液循行于经脉之中而不逸于脉外。脾主统血功能失常的基本病机是脾不统血，主要表现为血液固摄失常而出血。

脾不统血指脾气虚弱，不能统摄血液，血溢脉外的病理变化，多因久病气虚，或劳倦伤脾所致。脾气不足，统血无权，则血溢脉外，而见各种出血，以便血、尿血，或肌衄、鼻衄，或妇女月经过多、崩漏较为多见，常同时伴有脾气虚弱的症状。

总之，脾失健运为脾功能失调最基本的病理变化，主要以消化吸收功能减退为主，并伴有全身性气虚表现。脾阳虚常是脾气虚进一步发展的病理结果，脾阳虚不仅有脾气虚的表现，且常表现为温煦功能减退，寒从中生。脾气下陷或中气下陷，多由脾气、脾阳不足，脾气升举无力，反而下陷所致，常为全身气虚的一个方面，主要表现为气滞和气陷两种病理变化。脾不统血，多由脾气虚弱，统摄无权所致，其病机主要在于气不摄血，故临床表现，除见脾气虚或脾阳虚征象外，还有各种出血证候。

（四）肝的病机

肝的病机是指肝的气机失调、血液生成运行异常、消化吸收功能障碍、精神情志改变、水液代谢失常。肝除本身病变外，且易牵涉和影响其他脏腑，形成比较复杂的病理变化。肝病的病理变化有虚实两类，而又以实为多。

1. 肝主疏泄失常 肝主疏泄，调畅气机，对血液运行、水液代谢、脾的运化、胆汁分泌排泄、调节情志等具有重要作用。故肝主疏泄功能失常的基本病机是肝气郁结、肝气上逆、肝火上炎，主要表现为肝气郁滞或肝气上逆，血液运行、精神情志异常及水液代谢障碍等。

（1）肝气郁结 指肝的疏泄功能不及，气机郁滞不畅的病理变化。由于精神刺激，情志抑郁不畅，或因他脏疾病影响及肝，可导致肝气郁结。其病机特点是肝之疏泄功能不及或障碍，以致气机郁滞不畅，使胁肋、乳房、少腹等可出现局部的胀满疼痛等症。气行则津行，气行则血行，肝气郁结日久不解，影响津液及血液运行，气滞水停，水液代谢障碍，水聚成痰，痰气互结，则形成梅核气、瘿瘤，水液停积而为鼓胀；气滞及血，血行不畅，则症见癥积肿块。肝气郁结，气机失于调达，还可影响情志的畅达出现精神抑郁等症。

（2）肝气上逆　指肝的疏泄功能太过，气机上逆的病理变化。多由于情志过激，怒则气上所致。肝气升发太过，气机上逆，则头目胀痛、面红目赤、急躁易怒；气迫血升，血随气逆，则呕血、衄血，甚则气厥而猝然昏倒、不省人事。若肝的疏泄功能失常，易于横逆脾胃，导致肝脾不调、肝胃不和，影响消化吸收功能。

（3）肝火上炎　指肝的阳气升发太过，气火上逆的病理变化。由于肝为刚脏，其气主动、主升，所以肝气郁结，久而化火，还可形成气火逆于上的肝火上炎之证。肝火上炎亦可因大怒伤肝，引发肝火上逆；或因情志所伤，五志过极化火，心火引动肝火所致。其病机特点为肝之阳气亢盛，以致肝之疏泄功能太过，气血逆走于上，可见头胀头痛、面红目赤、耳暴鸣或暴聋等属肝经实火的病理变化。肝的阳气升发太过，疏泄功能失常，其精神情志改变，则为急躁易怒，甚则发狂等；气火上逆之极，则血随气壅而发为昏厥。肝阳亢逆，郁火内灼，极易耗伤阴血而致阴虚火旺；肝火灼伤肺胃络脉，则易出现咯血、吐血、衄血；肝火上炎灼肺，津伤肺燥，则肺失清肃，可见胁痛易怒、干咳痰血等"木火刑金"之症。

2. 肝藏血失常　肝藏血功能失常的基本病机是肝血亏虚、肝不藏血、肝血瘀滞，主要表现为由于血液不足而使所属形体官窍失养、血液固摄失常、血液运行障碍。

（1）肝血亏虚　指肝脏血液亏虚，导致所属形体官窍失养的病理变化。多因失血过多，或久病耗伤阴血，或脾虚胃弱气血生化无源，以致肝血虚亏。肝血亏虚，肝脏所属形体官窍如筋脉、头目、爪甲失于濡养，可见头目眩晕、两目干涩、视物模糊、肢体麻木、爪甲不荣、筋脉屈伸不利等症状，并伴有血虚表现。肝血不足，冲任失充，可见月经量少，甚则经闭；肝血不足，血不养筋，又易化燥生风，甚则可致虚风内动，则可见皮肤瘙痒或筋挛肉瞤等症。肝血亏虚，母病及子，常导致心血不足、心肝血虚。

（2）肝不藏血　指肝藏血的功能失常，血溢脉外的病理变化。多见于各种因素导致肝病，引起固摄血液功能失常；或气郁化火，灼伤脉络，迫血妄行。临床可见吐血、衄血或妇女月经量多、崩漏等病症。

（3）肝血瘀滞　指肝的贮藏血液、调节血量功能异常，血液运行障碍的病理变化。多由于情志郁结，导致气血运行失调而成。肝失疏泄，气机郁滞，藏血失常，血行不畅，临床可见胁肋刺痛、癥积肿块、脐周青筋暴露等症状。

3. 肝的阴阳失调　肝体阴而用阳，喜条达而恶抑郁，具有主升、主动的特点。因此，肝阳肝气易动、易逆，导致阳气亢逆上炎之证；肝阴肝血易亏，多见肝阴肝血不足之病证。

（1）肝阴不足　又称肝阴虚，多因情志不遂，气郁化火，火灼肝阴；或温热病后期，耗伤肝阴；或肾阴不足，水不涵木所致。肝阴不足，以头目眩晕、目睛干涩、胁肋隐隐灼痛、面部烘热、口燥咽干、五心烦热等为主要临床表现。因肝肾同源，故肝阴不足往往易与肾阴不足合并出现。

（2）肝阳上亢　指由肝阴不足，阴不制阳，肝之阳气升浮亢逆所致，或因情志失调，郁怒伤肝，气郁化火，肝火炽盛，耗伤肝阴，发展为阴虚阳亢而成。因肝肾同源，故肾阴不足，水不涵木而致肝肾阴虚，最易引起肝阳上亢。肝阳上亢的病理特点为阴虚阳亢，本虚标实，上盛下虚。上盛则为阳气亢逆，属标病，表现为眩晕耳鸣、头重脚轻、面红目赤、烦躁易怒等；下虚为肝阴虚，属本病，表现为腰膝酸软、足痿无力等症。若肝肾阴虚，不能制约阳气，肝阳升腾无制，最终还可亢逆而化风，形成肝风内动之证，临床出现眩晕欲仆、肢麻震颤、筋惕肉瞤等症，甚则昏仆、偏瘫，发为中风。

肝气郁结、肝火上炎、肝阳上亢三者，在病理上是相互影响的。肝气郁结、郁而化火，可致肝火上炎，久之肝火内耗肝阴，阴虚阳亢，又可形成肝阳上亢。但肝气郁结系肝失疏泄，气机郁滞，以情志异常和气机失调为主要临床特征；肝火上炎系气郁化火，气火上逆，以头面部热象显著或气火上冲为特征；肝阳上亢则是阴不制阳，肝阳升动太过，阴虚阳亢。肝阳上亢之阳亢与肝火上炎之气火上逆相似，但属虚候，与阴虚并见，而肝火上炎是但实无虚。故中医学认为，郁而不舒为肝气，浮而亢逆为肝阳（肝阳上亢），气郁化火为肝火（肝火上炎）。

综上所述，可知"气""火""风"为肝脏病理发展过程中的一大特点。肝气郁结是肝失疏泄，气机郁滞的表现，肝郁不舒，郁而化火，可形成肝火；久之肝火内耗肝阴，肝阴不能制约肝阳而致肝阳上亢；肝阳升动无制，风气内动，则为肝风（肝阳化风）。三者之间，常以肝气郁结为先导，亦即肝病的原发因素。再则，气病及血，气滞必血瘀，气郁不达，津液停聚，亦可酿痰。气、火、痰、瘀、风的病理变化过程，可产生各种复杂的病变，其病理根源，则均与肝气郁结有关。

（五）肾的病机

肾的主要生理功能是藏精，肾中精气内寓真阴真阳，为全身阴阳之根。肾的主要病机特点为生长发育迟缓、生殖功能减退、阴阳平衡失调、呼吸功能异常、水液代谢障碍、二便排泄失调。肾病虚多实少，即使有实邪也多是本虚标实。

1. 肾藏精失常 肾为封藏之本，肾藏先天之精和后天之精，肾中精气主要作用是促进生长发育和生殖，齿、骨、发和生殖状况等是观察肾中精气盛衰的主要标志。肾藏精功能失常的基本病机是肾精亏虚、肾气不固，主要表现为生长发育迟缓、生殖功能减退、精气固摄失常、二便排泄失调。

（1）肾精亏虚 指肾精亏损，功能减退的病理变化。多由年老体衰，肾的精气亏损，或先天禀赋不足，或因房劳过度、久病损耗、后天失养等耗损肾精所致。肾精亏虚的病机特点主要是影响人体的生长发育与生殖功能。在婴幼儿时期导致生长发育不良，出现"五迟"和"五软"等；在青年时期，则可影响"天癸"按时而至，男子精少不育，女子经闭不孕；在壮年时期，则可导致早衰体弱、性功能减退，而见滑泄、阳痿、发脱齿摇、耳鸣健忘等病理表现。此外，肾主骨而生髓，肾精不足，精不能生髓，则骨失所养，见腰膝酸软、两足痿弱无力或骨脆易折等症；若脑髓空虚，则可见头晕耳鸣、神衰而智力减退、动作迟缓、精神呆钝；影响血液的生成，肾精不足，精不化血，则可致血液不足之症。

（2）肾气不固 指肾气亏虚，封藏固摄功能失常的病理变化。肾气乃肾精所化，具有封藏固摄的作用。肾气不固的病机特点主要是在肾中精气亏虚的基础上，以失其封藏之职为特征。肾气不固，膀胱失于约束，则小便频数清长，或尿后余沥，或夜尿频繁，或遗尿、尿失禁；大肠失于固摄，则大便滑脱而久泻不止，或失禁；肾失封藏，精关不固，则遗精、滑泄；女子带脉失于固摄，则带下清稀量多；冲任不固，则月经淋漓不断或崩漏、带下清稀、小产、滑胎等。

2. 肾主纳气失常 肾的纳气是肾的闭藏作用在呼吸运动中的具体体现。肾主纳气失常的基本病机是肾不纳气，主要表现为呼吸功能异常。

肾不纳气，指肾气亏虚而不能摄纳肺气的病理变化。多因久病咳喘，肺虚及肾，或久病气虚，气不归元，或老年气虚，肾失摄纳所致。肾气不足，失于封藏，则摄纳无力，吸气困难，可见短气、喘息、呼多吸少、动辄气喘等症状。肾不纳气多兼有肺气虚，表现为肺肾气虚，以上盛下虚、呼吸困难、呼多吸少、动则喘促加剧、气不得续，且伴有肾阳虚或肾阴虚的某些表现为其特点。

3. 肾的阴阳失调　肾阴、肾阳是全身阴阳的根本，具有调节机体代谢和生理功能活动的重要作用。肾阴和肾阳，分别主司宁静、滋润、濡养和推动、温煦、气化等对立统一的功能状态。二者相互制约、相互协调，才能维持全身阴阳的平衡和机体代谢及生理功能活动的正常进行。肾的阴阳失调的基本病机是肾阴亏虚与肾阳不足，主要表现为阴阳平衡失调，机体代谢紊乱。

（1）肾阴亏虚　指肾阴不足，失于滋养，虚热内生的病理变化。多由久病耗伤肾阴，或因情志内伤，五志过极化火，或邪热久留化火，不仅可伤及各脏之阴，且日久必耗肾阴而致肾阴亏虚；亦可由于失血耗液，或过服温燥壮阳之品，或房劳过度而耗伤肾精肾阴，从而导致肾阴亏虚。肾阴亏虚，则滋润、濡养、宁静功能减退及阴不制阳，阳相对偏亢，功能虚性亢奋，虚热内生。一为阴液精血亏少，如腰膝酸软、形体消瘦、眩晕耳鸣、少寐健忘，或女子月经少、经闭等。一为阴虚内热或阴虚火旺，如五心烦热或骨蒸潮热，可见口干咽燥、颧红、盗汗、舌红少苔、脉虚细而数等；或相火妄动，扰于精室，则可见性欲亢进，以及遗精、早泄等；或迫血妄行，则见崩漏等症。

肾阴虚，不能上济心阴，心阴不足，心阳独亢，则心肾不交，水火失济，可见虚烦不寐等症；肾阴虚，不能滋养肝阴，肝肾阴虚，则肝阳偏亢，虚阳上扰，可见眩晕耳鸣、腰酸膝软等症；肾虚及肺或肺虚及肾，可致肺肾阴虚。肾阴虚的特点是既有肾虚之象，又有虚热特征；而肾精不足但见虚象而无明显的虚热之象。

（2）肾阳不足　指肾阳虚衰，温煦失职，气化失司的病理变化。多由心脾阳虚及肾，或由房劳过度，损耗肾阳所致。肾阳不足，则温煦、气化功能失常，生殖功能减退，并伴有明显的虚寒之象，临床可见腰膝酸冷、形寒肢冷、阳痿早泄、精冷不育或宫寒不孕、性欲减退、小便清长、大便稀溏等症状。阳虚火衰，无以温煦脾阳，脾肾阳虚，则运化功能失职，可见下利清谷、五更泄泻等表现。

肾阴虚或肾阳虚导致肾的阴阳失调，日久不愈，病情进一步发展，易于出现阴损及阳、阳损及阴的阴阳互损病理变化，终致阴阳两虚，精气俱伤。

肾为人身元阴元阳闭藏之所，元阴元阳为人体生殖发育之根本，只宜闭藏，不宜泄漏，固密则能维持正常的生理功能，耗伤则根本虚衰，诸病由之而生。所以，肾的病理变化是虚证多而实证少。

肾脏水中有火，阴中有阳，阴平阳秘才能功能正常。其病则主要表现为水火阴阳失调，但水火阴阳失调又有虚实之分。因邪实而发病者属实，如外感寒湿或湿热困于肾，病多为实，实证日久则由实转虚。因正虚而发病者属虚，肾虚有阴阳之别、精亏气虚之分，但肾虚日久，必致由阴及阳，或由阳及阴，而成为阴阳两虚之证。

二、六腑病机

胆、胃、小肠、大肠、膀胱、三焦六腑，是传化水谷、排泄糟粕的主要器官，其共同的生理特点是以通为用、以降为顺，故六腑病变之产生，多由于其气机失于调畅、通降，影响水谷的消化、吸收和排泄及水液的代谢。

（一）胆的病机

胆具有贮藏、排泄胆汁的作用，又主决断，与精神活动有关。胆的病机，即胆的功能失调，主要在于胆汁的分泌排泄障碍，以及胆虚决断能力降低、胆郁痰扰心烦失眠等方面。

1. 胆汁分泌排泄障碍　由于胆汁生成于肝之余气，而胆汁的分泌和排泄受肝的疏泄功能的控制调节，所以胆汁的分泌和排泄障碍多由于情志所伤，肝失疏泄所致，或中焦湿热，阻遏肝胆气机所致。胆汁的排泄障碍，不但可进一步加剧肝郁气滞，阻遏脾胃运化功能的正常进行，甚至导致黄疸的发生。

2. 胆虚痰扰不宁　多因禀赋素虚，或久病耗损，或突受惊恐，使胆气虚弱，精神意识思维活动紊乱，对事物的决断能力减弱，表现为胆小怕事、多疑而缺乏决断。若胆经郁热夹痰，痰热上扰心神，则可见心烦失眠、多梦易惊等症。

胆附于肝，与肝相表里，故胆的病变可累及肝。胆汁贮藏排泄障碍，以致肝失疏泄，肝胆同病。

（二）胃的病机

胃为水谷之海，喜润恶燥，以通为用，以降为顺，主受纳饮食和腐熟水谷。胃的功能失调，主要表现为受纳和腐熟功能异常，以及胃失和降、胃气上逆等方面。

1. 胃的受纳、腐熟失常　即胃容纳食物和消化吸收的功能异常，包括胃的受纳、腐熟功能减退和受纳、腐熟功能亢进两方面。

（1）胃的受纳、腐熟功能减退　多由胃气虚、胃寒、胃阴虚等所致。胃气虚损，多因持久或反复地饮食失节而损伤胃气，或素体虚弱，久病胃气不复等所致。胃气虚损，则中焦不运，消化无力，饮食积滞于中，则可见胃脘满闷、胃纳不佳、饮食乏味，甚则不思饮食等症。若过食生冷，或过用寒凉克伐药物，损伤胃阳，或素体阳虚，寒自内生，则可致胃寒内盛。胃寒，则腐熟功能减退，水谷不化，多见食入不化、纳呆食少、呕吐清水等饮食不化的表现。胃寒，则气机不利而气滞，血行减缓而瘀滞，脉络收引拘急，故多出现胃脘冷痛，轻则绵绵不已，重则拘急作痛。若胃热（火），多因胃阳素盛与情志郁火相并，或因热邪入里，或因嗜食辛辣炙热之品，化热伤胃所致。若胃热胃火灼伤、过食辛辣温燥之品耗伤、久病不复而消烁阴液可致胃阴虚，胃中阴津不足，失其濡润，使胃受纳和腐熟水谷功能衰退，则见脘腹胀满之虚痞、饥而不欲食、口舌干燥、舌光红无苔或少苔等症。

（2）胃的受纳、腐熟功能亢进　胃热、胃火均能导致胃的腐熟水谷功能亢进，若邪热侵犯胃腑，或因嗜食酒浆辛辣，或过食膏粱厚味，助胃生热；或由气滞、瘀阻、痰、湿、食积等郁结化热、化火，又可致胃热炽盛。热与火同类，胃热炽盛，郁而化火上炎，即是胃火。其他如肝胆之火，横逆犯胃，则亦能引发胃热、胃火。热能消谷，胃火亢盛，则消谷善饥；胃中火热炽盛，消灼津液，而致燥热内结，可见口渴引饮、大便秘结等病理表现，甚则伤阴耗液而致胃阴亏虚；胃火循经上炎，则见口气热臭、齿龈肿痛、衄血等；火热灼伤胃腑脉络，还可见呕血等症状。

2. 胃的通降失常　胃以降为和，通降下行则有助于饮食物的消化吸收，胃的通降功能失常一般包括胃失和降、胃气上逆两方面。

（1）胃失和降　指胃的通降功能障碍，主要表现为胃脘胀满疼痛、大便秘结。胃寒，寒性收引，凝滞主痛，气血受阻，则胃气失和，可兼见胃脘冷痛、痛势较剧；胃热（火），胃中实热，则胃失和降，可兼见胃中灼痛、口臭；胃气虚，功能减退，则浊阴不降，可兼见脘腹隐痛；胃阴虚，虚而有热，则胃失和降，可兼见食后饱胀、脘闷不舒、泛恶干呕等症状。

（2）胃气上逆　指胃气下降不及，反而逆上的病理变化，多在胃失和降的基础上发展而成。胃气上逆主要表现为嗳气、恶心、呕吐、呃逆等症状。

胃与脾相表里，故胃的功能失常，可影响及脾。例如，胃气虚常与脾气虚并见，形成脾胃气虚的病变；胃阴虚常与脾阴虚兼见，形成脾胃阴虚的病变。

（三）小肠的病机

小肠主受盛化物，泌别清浊，清者输于全身，浊者渗入膀胱，下注大肠。小肠的病机，即受盛化物功能失调、二便异常的病理变化。

1. 小肠受盛化物失调 小肠失于受盛，则见呕吐、食入腹痛；失于化物则见食入腹胀、完谷不化；清浊不化，则上吐下泻、腹痛肠鸣。小肠泌别清浊的功能多归属脾胃，故临床常将其消化吸收功能失调责之于脾胃病变。

2. 二便异常 湿热下注或心移热于小肠，可导致小肠实热，小便异常，症见小便频数，或尿液浑浊不清，或淋浊，或赤涩，或茎中痛。饮食不节，伤及肠胃，可导致小肠虚寒，大便异常，表现为肠鸣泄泻等症。

（四）大肠的病机

大肠主传导、主津，大肠的病机，即传导糟粕和吸收水分的功能失常而致的病理变化，表现为排便异常及粪便外观的改变，如泄泻、痢疾和大便秘结等症。大肠与肺相表里，其多因大肠燥热内结、湿热积滞、虚寒内生、津液亏虚等所致。

1. 大肠热结 饮食积滞化热，致燥热内结，或肺热下移于大肠致大肠燥化太过，传导不利而发生便秘；若热迫大肠，传导太过，则发为热泻之证。

2. 大肠湿热 饮食不洁，湿热内犯，或嗜食辛辣肥甘，湿热内蕴，或寒湿化热致湿热之邪下注大肠，与气血相搏，损伤肠络，阻滞腑气通降，则可发生便溏不爽、痢下赤白、里急后重等症；若湿热阻滞经脉气血，久则瘀血浑浊下注于肛门而成痔瘘等症。

3. 大肠虚寒 脾阳不振，运化失常，或肾阳虚衰，阴寒内盛，或阴寒凝滞，传导失常，以泄泻滑脱或大便秘结为主要表现；或阳虚不运，或肺气虚衰，大肠传导无力而便秘。

4. 大肠液亏 津液不足，失于滋润，传导失常，可见大便干结难解，即津亏便秘。

此外，肺肃降失常与肾气化失司亦会影响大肠的传导，表现为气虚便秘或阳虚便秘。

（五）膀胱的病机

膀胱有贮存尿液、化气行水的功能。膀胱的病机，即因气化不利，膀胱的贮尿和排尿功能异常所导致的病理变化，表现为排尿异常及尿液外观的改变。

1. 膀胱湿热 心火下移或湿热下注膀胱，膀胱气化不利，贮尿排尿异常，临床可见尿频、尿急、尿道涩痛等；湿热伤及阴络，则见尿血；湿热久恋，煎熬津液成石，则尿中可见砂石。

2. 膀胱虚寒 由久病体弱，年高气衰，肾气亏虚，或膀胱虚寒，固摄无权，膀胱失约所致贮尿、排尿异常，表现为小便频数、清长或不禁及夜尿多、小便点滴不爽、尿有余沥、遗尿、排尿无力等症。

（六）三焦的病机

三焦的生理功能，概括了全身的气机与气化。三焦病机，即三焦气机和气化的运动失调或障碍的病理反应。

1. 三焦气机不利 心与肺、脾与胃肠、肝和胆、肾和膀胱等气机不利，气的升降出入异常，从而导致相关脏腑的生理功能异常。如肺气的宣肃失职、肝气的疏泄失调、胃气和降失职、大小肠的传化失司、膀胱的气化失权等皆可归于三焦气机不利。

2. 三焦气化失司 三焦概括了肺、脾、肾等脏腑调节津液代谢的生理功能，故将肺的通调失职归结为上焦气化失司，将脾胃的运化水液、输布精微、升清降浊功能异常归结为中焦气化失司，将肾与膀胱的蒸腾气化、升清降浊及肠的传化糟粕功能失调归结为下焦气化失司。所以，三焦气化失司概括了全身水液代谢障碍的病理机转。

三、奇恒之腑病机

奇恒之腑的功能活动与五脏六腑经络的生理功能及气血津液的代谢密切相关，其病机往往相互影响。如脑、髓、骨的病变，多与肾精之亏损有关；脉之病机，则多与气血之运行逆乱或障碍有关；而胞宫的病机，则主要在于气血失调，与心，肝、脾、肾功能失调，以及冲任不和密切相关。

（一）脑的病机

脑是人体极为重要的器官，人的精神、意识和思维活动，眼、耳、鼻、舌的视、听嗅、味，以及言语应答、肢体活动等，均与脑的生理功能密切相关。因此，脑的病变，即可出现上述各生理功能的障碍或失调。但是，脑是由髓汇集而成，所以，肾中精气亏虚，精不能生髓，脑髓空虚，即可导致脑的功能失调，而见智力减退，视、听和言语应答迟钝，肢体活动不便、痿弱不用等病理表现。脑的生理活动，全赖气、血、津液和水谷精微的充养，因此，导致肺、脾、肝、肾等的生理功能失调，均可引起脑的功能失调，而出现精神情志活动异常的病理表现。由于脑位于人之首，全赖阳气的升腾，所以阳气不升，可见头目眩晕、耳目失聪的病理现象。

（二）髓和骨的病机

髓居骨中，包括骨髓、脊髓和脑髓。骨为人体之支架，髓由精生，髓充于骨而养骨。髓与骨的病机，是指髓和骨的功能失调所致的病理变化，主要表现为生长发育迟缓、骨质软弱和松脆易折。因先天禀赋不足，后天饮食失养，或因邪热内留，消烁阴液，或因下焦虚寒、精血不足，均可导致骨髓空虚和骨的软弱、松脆等病变。若因风、寒、湿邪合而侵袭筋骨，久而不去，还可形成骨关节的痹痛、变形之证。

（三）脉的病机

脉为血之府，是气血运行的通道。脉道以通利为顺，脉的病机即指脉的功能失调所致的病理变化。若因津液枯涸、脉失濡养、痰浊内阻、气机不畅和寒凝瘀阻等，均可引起脉道不利，而致气滞血瘀。反之，气滞或血瘀，又可影响脉道的通利，脉道不畅，气血运行滞涩，不通则痛，则可发作局部疼痛、肿胀或麻木，以及局部肌肉萎缩、坏死等病变。若血不循经而溢于脉外，又可见各种出血的病理改变。

（四）女子胞与精室的病机

女子胞的主要生理功能是主持月经和孕育胎儿。女子胞的病机，是指女子胞的功能失调所致的病理变化，主要表现为经、带、胎、产的异常。

女子的月经来潮，胎孕、产育和授乳，均以血为用，故又有"女子以血为本"之说。但血之为用，全赖于气，气血调和，血才能充分发挥其生理效应。故女子胞生理功能的失调，多为气血亏损或气血失和所致，如气虚、气滞、血寒、血热等皆是导致女子发生月经病证的主要原因；寒湿或湿热下注胞宫，亦是破坏了气血的调和，引起胞宫生理功能失调而发病。而与女子胞功能失调密切相关的脏腑经络主要涉及心、肝、脾、肾及冲任二脉。如思虑暗耗心之阴血、郁怒伤肝、劳倦或忧思伤脾、房劳伤肾及冲任不调等。

精室具有奇恒之腑的功能，能藏能泄，其藏泄功能皆以气血调和、脏腑经络功能正常为基础。精室的病机，即指精室的功能失调所致的病理变化，主要表现为男子性与生殖功能的障碍。精室的功能失调多由先天不足，禀赋薄弱，或房事不当，或情伤气滞日久入络，或手术不当，或跌仆损伤等，而致精室亏虚、精关不固或精室瘀滞。精室发病多与肝气郁结、肾失封藏及心虚神浮关系密切。

第五节　经络病机

经络病机是致病因素直接或间接作用于经络系统而引起的病理变化，主要表现为联系功能、气血运行及信息传导的异常。由于经络内属脏腑、外络肢节，当人体感受外邪或由于其他原因而导致气血失调时，经络及其所络属的脏腑必然会产生相应的病理变化。一方面表现为经络循行路径上经脉气血的运行失和，另一方面则与其所络属的脏腑功能失调有密切关系。经络病机包括经络的气血偏盛偏衰、经络的气血运行不畅、经络的气血逆乱、经络的气血衰竭等方面。

一、经络的气血偏盛偏衰

经络的气血偏盛，可引起与其络属的脏腑、组织、器官的功能过亢，破坏各经络、脏腑生理功能的协调平衡而发病。经络的气血偏衰，则既不能濡润温养所联结的肢体、皮肉等组织，而发生麻木、疼痛、拘急、痿废等变化；又不能灌注所络属的脏腑器官，影响其功能活动减退而发病。如《灵枢·经脉》在论述足阳明胃经的经气虚实时说："气盛则身以前皆热，其有余于胃，则消谷善饥，溺色黄；气不足，则身以前皆寒栗，胃中寒则胀满。"又说："足阳明之别……实则狂癫，虚则足不收，胫枯。"即足阳明胃经的气血过于壅盛时，足阳明经所循行于身前的部位"皆热"；胃的腐熟功能增强，而出现"消谷善饥"等症状。足阳明胃经的气血偏衰，则引起其所循行的部位"身以前皆寒栗"和所属的脏腑"胃"的腐熟功能减退，出现"中寒""胀满"等病理变化。因此，经络的气血盛衰，可直接影响与其相络属脏腑的气血盛衰。

二、经络的气血运行不畅

经络的气血运行不畅，是由于经气不利影响气血的运行，常可累及所络属之脏腑以及经络循行部位的生理功能。如表证常有全身肌肉酸痛的症状，就是由于外邪束表，机体浅表经络的经气不畅所致；足厥阴肝经的经气不利，常是形成胁痛、瘿瘤、梅核气、乳房结块等的主要原因。

此外，经气不利，经络的气血运行不畅，又是某一经络气滞、血瘀的主要成因。

三、经络的气血逆乱

经络的气血逆乱，主要是由于经气的升降逆乱，影响气血的正常运行，导致气血的上逆或下陷而致病；反之，气血的运行失常，亦导致经气的逆乱，二者常互为因果。

经络的气血逆乱，多引起人体阴阳之气不相顺接，而发为厥逆。如《素问·厥论》说："巨阳之厥，则肿首头重，足不能行，发为眴仆。"厥，即经气逆乱，阴阳之气不相顺接而厥逆。由于足太阳膀胱经脉起于目内眦，上额交巅入络脑，故足太阳经的经气逆乱，则气血循经上涌而致头重肿胀；足太阳经其下行之脉合腘中，贯腨内，其经气逆上则下虚，故足不能行走；上盛下虚，甚则发为眩晕跌仆、昏不知人。

经络的气血逆乱，又可导致与其络属的脏腑生理功能紊乱。如《灵枢·经脉》在论述足太阴之别的功能逆乱时说："厥气上逆则霍乱。"也就是说，足太阴经的经气逆乱，可以导致脾胃功能的紊乱，以致清气不升而下为泄泻，浊气不降而上逆为呕，清浊混淆，发为霍乱吐泻。

另外，经气的逆乱，又是导致出血的原因之一。如气火上逆所致的咯血、吐血、衄血，实质上也与经气上逆有关。如肝火犯肺所致的咯血，实际上是通过肝经的火热引起经气逆乱，上犯于肺所致；阳明热盛时的鼻衄，也是阳明经的经气逆乱所致。

四、经络的气血衰竭

经络的气血衰竭，是指由于经气的衰败，气血也随之衰竭而出现的生命临终现象。由于各经循行部位不同，所属脏腑的功能各异，故各经的气血衰竭时所出现的证候亦各有特点。如《素问·诊要经终论》说："太阳之脉，其终也戴眼反折，瘈疭，其色白，绝汗乃出，出则死矣。少阳终者，耳聋，百节皆纵，目睘绝系，绝系一日半死。其死也，色先青白，乃死矣。阳明终者，口目动作，善惊妄言，色黄，其上下经盛，不仁则终矣。少阴终者，面黑，齿长而垢，腹胀闭，上下不通而终矣。太阴终者，腹胀闭不得息，善噫善呕，呕则逆，逆则面赤，不逆则上下不通，不通则面黑皮毛焦而终矣。厥阴终者，中热嗌干，善溺心烦，甚则舌卷、卵上缩而终矣。此十二经之所败也。"由于十二经脉之经气是相互衔接的，所以，一经气绝，十二经之气亦随之而绝。临床上通过观察经络气血衰竭的表现，即可判断病变的发展和预后。

第六节 疾病的传变与转归

由于致病因素、患者体质、外在环境、护理措施是否得当等差异，疾病在发展过程中，病邪、病性、病位、病势不断进行着动态的变化，使疾病的过程变得复杂多变。而邪正交争是疾病过程的基本矛盾，它决定着疾病的发生、发展和转归。疾病的演变主要包括两方面：一是疾病的发展情况，即疾病的传变形式；二是疾病的结局情况，即疾病的转归形式。

一、疾病的传变

（一）疾病传变的概念

疾病传变，简称病传。"传"是指病情按照一定的趋向发展，"变"是指病情在某些特殊条件下发生了性质的转变。疾病传变即指疾病在机体的脏腑、经络等组织中的传移和变化，是疾病过程中各种病理变化的衔接、重迭与转化，即疾病发展过程中在不同时间、不同层次上，人体阴阳、气血津液代谢失调和脏腑功能失调等病理矛盾的联系和变化。

掌握疾病的传变规律，不仅关系到临床辨证论治，而且对于疾病的早期治疗、控制疾病的发展、推测疾病的预后等，都有重要的意义。

（二）疾病传变的形式

疾病的传变涉及病变部位由局部到全身，病理变化由单一到复杂，病理性质由量变到质变等；疾病的传变因邪气性质、感邪途径、受病部位的影响，有不同的传变形式与过程。疾病的传变包括病位传变和病性转化两种形式。

1. 病位传变 指在病变的发展变化中，其病变部位发生相互转移的病理过程。人是一个有机整体，经络气血沟通联络着人体的表里、脏腑组织，因而机体某一部位、某一脏腑的病变，可以向其他部位或脏腑传变，从而引起疾病的发展变化。常见的病位传变包括表里之间的传变和内脏之间的传变，而外感病和内伤病的传变特点各有不同。一般来说，外感病的基本传变是表里之间的传变，因为外感病发于表，所以发展变化过程是由表入里、由浅而深的传变；内伤病的基本传变是脏腑传变，是由于内伤病起病于脏腑，所以发展变化过程是由患病的脏腑经络波及其他的脏腑经络。但这也不是绝对的，如外感病由表入里后，也可引起脏腑之间的传变；内伤病亦多有脏腑与经络，内脏与形体之间的表里、浅深的传变。

（1）表里出入 又称为表里传变、内外传变，代表病变部位的浅深、病理变化的趋势。表与里，具有相对的含义。以整体而言，则病在皮肤、毛窍、肌肉、经络为表，病在脏腑、骨髓等组织器官为里。以皮毛与经络相对而言，皮毛属表，经络属里；以经络与脏腑相对而言，经络为表，脏腑为里；以脏腑相对而言，腑为表，脏为里；以经络而言，三阳为表，三阴为里。在三阳之中，太阳为表，阳明为里，少阳为半表半里。但作为辨证纲领的表证和里证，一般是指肌肤和脏腑而言的。表里传变可分为表邪入里和里病出表两种形式。一般来说，邪气旺盛，正气虚损，正气无力抗邪，病情进一步发展，则病可由表入里；反之，正气来复而旺盛，邪气衰弱，则病可由里出表。

表病入里，是指外邪侵袭人体，首先停留于机体卫表，而后内传入里，进而影响脏腑功能的病理传变过程。多由正气不足，或邪气亢盛，或失治、误治等，致表邪不解，迅速传变入里而形成。常见于外感病初、中期，是疾病向纵深发展的反映。病邪由表入里，多按皮毛－络脉－经脉－脏腑的规律而依次相传，如《素问·缪刺论》说："夫邪之客于形也，必先合于皮毛，留而不去，入舍于孙脉，留而不去，入舍于络脉，留而不去，入舍于经脉，内连五脏，散于肠胃，阴阳俱感，五脏乃伤。此邪之从皮毛而入，极于五脏之次也。"但如正气抗邪无力，病邪长驱直入，也可表现为直中的传变形式。

里病出表，是指病邪原位于脏腑等在里层次，由于正邪斗争，病邪由里透达于外的病理传变过程。一般素体强盛或治疗护理得当等，能祛邪外出，由里而达表，反映邪有出路，病势好转或向愈，病机发展为顺。

表里传变的机制，主要取决于邪正双方势力的对比。正不胜邪，则表邪可以入里内陷；反之，正胜邪却，则里证可能出表。病邪由表入里者，多为病进之象；由里出表者，多为向愈之兆。

（2）外感病传变 一般而言，外感病多发于表，其发展变化过程是由表入里、由浅入深的传变，所以外感病基本上是表里传变。不同的外感病，传变形式有所差别，主要包括伤寒的六经传变与温病的卫气营血传变及三焦传变。

六经传变，是疾病的病位在六经之间的传移。六经之中，三阳主表，三阴主里。三阳之中，太阳主表，阳明主里，少阳主半表半里；三阴之中，太阴居表，依次为少阴、厥阴。外邪循六经传变一般的规律为由阳入阴，即太阳→阳明→少阳→太阴→少阴→厥阴，称为"循经传"，说明阳气由盛到衰、疾病由轻到重的发展过程。此外，六经传变还有一些特殊的传变形式，如越经传、表里传、直中、合病与并病等。

卫气营血传变，是指在温病过程中，病变部位在卫、气、营、血四个阶段的传移变化。病在卫分为病势较轻浅，是温病的初期阶段；病在气分为邪已传里，病势较重，病位在胃、肠、脾及肺、胆；病在营分为邪已深入，是温病的严重阶段，病位在心包及心；病在血分为邪更深入一层，最为严重，病位在肝、肾及心。故其传变规律一般是由卫传气，由气传营，由营传血。这种传变规律，反映了病邪由浅入深、病势由轻而重的发展过程，称为"顺传"。若邪入卫分后，不经气分阶段，直接深入营分或血分，称为"逆传"。另外，温病在传变过程中，亦有初起邪在卫分，治后即愈，不复传里的；也有初起即不见卫分阶段，而径入气分、营分者；还有卫气同病、营卫合邪、气营两燔、气血两燔。

三焦传变，是指病变部位循上、中、下三焦而发生传移变化，是温病的主要传变形式。温热病邪，多自口鼻而入，多从上焦手太阴肺开始，由此而传入中焦脾胃，中焦病不愈，多传入下焦肝肾，是疾病由浅入深、由轻而重的过程，称之为"顺传"；若病邪由肺卫直接传入心包，病情发展恶化，则为"逆传"。《温病条辨·卷二》说："肺病逆传，则为心包。上焦病不治，则传中焦，胃与脾也；中焦病不治，即传下焦，肝与肾也。始上焦，终下焦。"但这种规律并不是固定不变的，如在传变过程中，有上焦证未罢而又见中焦证的，亦有中焦证未除又出现下焦证的。疾病顺传、逆传，主要取决于病邪的性质和正邪双方的力量对比情况。

（3）内伤病的传变 内伤病是某些病因损伤内在脏腑所导致的一类疾病，内伤病的基本病位在脏腑。内伤病传变的基本形式是脏腑之间的传变，另外还有经络之间的传变、经络与脏腑之间的传变和形脏内外传变。

脏腑之间的传变包括脏与脏、脏与腑、腑与腑及形脏之间传变。

脏与脏的传变，是内伤病病位传变的最主要形式，是指病位传变发生在五脏之间。五脏之间通过经络密切联系，共同完成人体正常的生理功能，所以一脏的病变往往影响到他脏。如心与肺、心与脾、心与肝、心与肾、肺与脾、肺与肝、肺与肾、肝与脾、肝与肾、脾与肾等五脏之间病变都可以相互影响。如心与肺同居上焦，心主行血而肺主呼吸，二者在血液运行和呼吸吐纳之间协调配合。病理上，肺气虚弱，可致行血无力，或肺失宣降，均可影响心行血的功能，导致心血瘀阻；反之，若心气不足或心阳不振，则血行不畅，亦可影响肺司呼吸的功能，导致胸闷、咳喘等症。

脏与腑的传变，是指病位在脏与腑之间传变，包括脏病及腑和腑病及脏两方面，具体的传变形式是按照脏腑之间表里关系而传。互为表里的脏腑之间有经脉直接络属，从而使病气在二者之间相互传变。如肺与大肠相表里，肺气肃降与大肠传导之间相互为用。若肺气壅塞，肃降失职，气不下行，津不下达，可致大肠腑气不通，肠燥便秘；反之，大肠实热，传导不畅，腑气阻滞，也可影响肺气的肃降，可出现胸满、喘咳等症。但是，脏腑表里传变并不是脏与腑之间的病位传变的唯一形式，脏与腑还可出现非表里相传，其传变机制是因这些脏腑之间功能联系紧密，故其病变亦可相互影响。如肝气横逆犯胃、寒滞肝脉导致小肠气滞、脾之湿热熏蒸导致胆汁外溢而成黄疸、脾阳虚影响到大肠的下利清谷等。

腑与腑传变，是指病变部位在六腑之间发生传移变化。六腑的生理功能虽然不同，但均参与饮食物的受纳、消化、传导和排泄，并与津液的输布和排泄密切相关。故一腑功能失常发生病变，往往会波及另一腑。如大肠传导失常，肠燥便秘，可引起胃气上逆，出现嗳气、呕恶等症；如胃有实热，灼伤津液，可导致大便秘结，大肠传导不利；如胆火炽盛，每可犯胃，出现呕吐苦水等胃失和降之症；若胃中湿热蕴结，熏蒸于胆，胆汁外溢，出现口苦、黄疸等症。

经络之间的传变，经脉之间阴阳相贯，一经有病必然影响、传至他经。如足厥阴肝经布胁肋，注肺中，故肝郁化火可循经上犯，灼伤手太阴肺经，而出现胸胁灼热疼痛、咳嗽、咳痰带血、咳引胸痛等肝肺两经之证。

经络脏腑之间的传变包括两方面：一是由经脉传至脏腑。如《素问·缪刺论》说："邪之客于形也，必先舍于皮毛，留而不去，入舍于孙脉，留而不去，入舍于络脉，留而不去，入舍于经脉，内连五脏，散于肠胃，阴阳俱感，五脏乃伤，此邪之从皮毛而入，极于五脏之次也。"二是由脏腑传至经脉。如心肺有病会通过其所属经络的循行部位而反映出来，出现胸痛、臂痛等。

形脏内外传变主要指病邪通过形体而内传于相关脏腑及脏腑病变影响形体。

外邪侵袭肌表形体后，多由经脉传入脏腑，这是内伤病发作、加重的重要原因。如风寒之邪袭表，多客于皮毛，再内合于肺，其机理为"外内合邪"。正如《素问·咳论》所说："皮毛者，肺之合也；皮毛先受邪气，邪气以从其合也。其寒饮食入胃，从肺脉上至于肺则肺寒，肺寒则外内合邪，因而客之，则为肺咳。"又如《素问·痹论》说："五脏皆有合，病久而不去者，内舍于其合也。故骨痹不已，复感于邪，内舍于肾；筋痹不已，复感于邪，内舍于肝；脉痹不已，复感于邪，内舍于心；肌痹不已，复感于邪，内舍于脾；皮痹不已，复感于邪，内舍于肺……诸痹不已，亦益内也。"由此可见，某些形体组织的病变，久则可按五脏所合的关系，从病变组织传入本脏，发展为内伤病证。反之，病变亦可由脏腑通过经脉外传于体表。如足厥阴肝经绕阴器，抵小腹，布胁肋，上连目系，肝气郁结会表现出两胁、少腹胀满疼痛，肝火上炎易见两目红赤，肝经湿热多见阴部湿疹瘙痒等。

2. 病性转化　在疾病过程中，除了病位的传移，也有病证性质的转化，包括寒热转化和虚实转化两种。

（1）寒热转化　是疾病过程中，疾病的寒热性质，在一定条件下发生转化的病理过程。寒证与热证反映了机体阴阳偏盛与偏衰的病理状态，故寒与热的转化是阴阳的消长转化所致。

由热转寒，是指病证的性质本来属热，继而又转化成寒的病理过程。多发生于阴盛阳虚体质，或病邪侵犯属阴的脏腑经络，或误治伤阳，导致病邪从阴化寒。如便血病证，初起肛门灼热、便血鲜红、口渴冷饮、大便秘结或不爽，证为实热动血，若久病伤正，阳气虚衰，而见血色紫暗或色淡、腹痛隐隐、喜温喜按，并见畏寒蜷卧、四肢不温、大便溏薄，此时病变性质已由实热转为虚寒。

由寒化热，是指病证的性质本来属寒，继而又转化成热的病理过程。多发生于阳盛阴虚体质，或病邪侵犯属阳的脏腑经络，或误治伤阴，导致病邪从阳化热。如太阳病表寒证，疾病初起恶寒重、发热轻、脉浮紧、继而病邪可从表入里，从阳而化热，出现壮热、心烦口渴、脉数等症。

总之，在疾病发展过程中寒热不是一成不变的，在一定条件下是可以互相转化的。寒热的转化伴随着阴阳的消长和转化。一般而言，由热转寒为阴长阳消，正气损伤，正不敌邪，故病多难愈；由寒转热多为阳长阴消，正气来复，病较易治。

（2）虚实转化　是指疾病的虚实性质在一定条件下发生相互转化的病理过程，虚实转化取决于正邪的盛衰变化。在疾病过程中，正邪双方处于不断的斗争和消长中，当正邪双方力量的消长变化达到主要和次要矛盾互易其主次位置程度时，疾病虚与实的病机就可发生转化。虚实转化包括因虚致实和由实转虚两种情况。

由实转虚，是指原本以邪气盛为矛盾主要方面的实性病证，继而转化为以正气虚为主的虚性病变的病理过程。多由邪气过于亢盛，正不敌邪，正气耗伤；或失治、误治损伤正气等引起。如外感暑热病邪，可迫津外泄而大汗，气随津泄而脱失，出现面色苍白、四肢厥冷、精神萎靡、脉微欲绝等亡阳证候。

因虚致实，是指原本以正气虚为矛盾主要方面的虚性病证，多由脏腑功能减退，导致气血津液等代谢障碍，从而产生气滞、痰饮、瘀血等病理变化。实际上，在因虚致实的转化过程中，虚性病机仍然存在，只是实性病机占突出地位而已。

二、疾病的转归

（一）疾病转归的概念

疾病的转归，是指疾病后期阶段的变化状态和结局，是邪正交争的趋势及其盛衰的体现。一般而言，疾病的转归，可分为痊愈、缠绵、复发、后遗、死亡等。若正胜邪退，疾病向好转、痊愈方面转归，这是疾病最常见的一种转归；若邪胜正衰，疾病向恶化甚至死亡方面转归；若正邪双方的力量对比势均力敌，出现邪正相持、正虚邪恋、邪去正气不复等情况，则疾病多由急性转为慢性，或留下某些后遗症，或慢性病持久不愈。

（二）疾病转归的形式

疾病的转归是正邪交争趋势及其盛衰的表现，在整个疾病过程中，正气与邪气不断地进行斗争，产生邪正盛衰的病理变化，这种病理变化直接影响着疾病转归。疾病的转归包括痊愈、缠绵、后遗、复发、死亡等形式。

1. 痊愈 是指疾病状态时的阴阳气血紊乱消失，脏腑经络的生理功能恢复正常，机体重新处于平衡状态，是疾病转归中的最佳结局。疾病能否痊愈及痊愈的快慢主要取决于患者的健康情况和抗病能力，另外与及时、正确、积极的治疗亦有密切的关系。

2. 缠绵 是最终导致久病不愈的一种病理状态，是病理过程演变为慢性迁延性的表现。多见于疾病后期，正气不能完全祛邪外出，邪气也不能深入传变，从而使病变局限，并处于相对稳定状态，所以有表现不甚剧烈、疾病持久不愈的特点。常向两个方向转变：其一是经过积极、正确的治疗和调护，正气逐渐增强，邪气渐散，疾病趋于好转或痊愈；其二是由于正气无力祛除余邪，或是治疗调养不当，或病邪缠绵难去导致正气难复，邪气留恋，而转为迁延性或慢性病证，或留下后遗症，或病势日趋恶化，甚至死亡。所以应积极进行治疗，设法打破缠绵状态的病理僵局，争取疾病的痊愈或好转。

3. 后遗 又称后遗症，是指疾病的病理过程结束，或在恢复期后，病因的致病作用基本终止，只遗留原有疾病所致的形态或功能的异常。形态的异常有震颤、畸形、偏瘫等，功能的异常有脏腑经络功能障碍和精神神志障碍等。

4. 复发 又名复病、再发，是指疾病初愈或疾病的缓解阶段，在某些诱因的作用下，再度发生。复发的病机是正气渐复，但尚薄弱；邪气虽除，但余邪未尽，邪正相争近乎停止，在诱因的作用下，则易于打破邪正相安之势，于是邪势复盛而旧病复发。复发的特点：一是临床表现类似于初病，但比原有病理损坏更复杂、更广泛，病情更重；二是复发的次数越多，预后就越差，容易留下后遗症；三是复发多有诱因。复发是原有病变经过一段"静止期"后再度活跃，是机体内原有的病因尚未完全消除，在一定条件下重新发作的结果。引起疾病复发的常见诱因主要有重感复、食复、劳复、药复、情志复等。重感复，是指疾病初愈，余邪未尽，又复感新邪，而致旧病复发；食复，是因饮食不和而导致疾病复发；劳复，是形神过劳，或早犯房事而致疾病复发；药复，是病后滥施补剂，或药物调理失当而致疾病复发；情志复，是情志因素而致疾病复发。此外，气候因素、地域因素也是复发的诱因。

5. 死亡 是机体阴阳离决，整体生理功能永久终止的病理过程或结局。死亡可分为生理性、病理性和意外死亡三类。生理性死亡是自然衰老的结果，是指享尽天年，无病而终；病理性死亡是指各种疾病造成的死亡，是正邪斗争及盛衰变化的过程中，邪胜正衰，疾病逐渐恶化的一种不良的结局；意外死亡是意外损伤所造成的死亡，如跌打、外伤、中毒、车祸等。

三、影响疾病传变与转归的因素

疾病的传变与转归可以受到很多因素影响，概括起来包括外环境因素与内环境因素两方面。外环境因素包括自然环境和社会环境，如时令气候、地域环境、病毒邪气等；内环境因素包括体质因素、生活因素等。

（一）地域和气候因素

时令气候对致病邪气的形成、传播，机体的反应性和防御功能都会产生重要的影响。一般而言，阴寒病证，其病情多在阴盛寒冷的秋冬季节加重，在阳盛温暖的春夏季节减轻；阳热病证，其病情多在阳旺温暖的春夏季节加重，在阴盛寒冷的秋冬季节减轻。此外，在一日之中，随着昼夜卫气的出入盛衰变化，病情有"旦慧昼安，夕加夜甚"的不同变化。地域环境的长期作用，可以形成不同地域人群体质和疾病谱的差异。地理环境和时令气候之间有着密切的关系，二者共同作用于人体和病邪双方，从而对疾病的传变、转归发生影响。如居处卑湿之地者，病变多呈湿盛，易于伤气伤阳；居处势高而干燥之地，或逢久晴少雨季节，病变多呈热重于湿，且易化热、化燥，伤阴耗津。

（二）病邪因素

病邪的种类和感邪的轻重等亦是影响疾病传变的重要因素，在传变的迟速和病位、病性的传变方面都发挥着重要作用。如外感六淫病邪中，阳邪传变一般较快，如风邪、火（热）邪、暑邪；阴邪传变较慢，如湿邪黏滞，其病程多缠绵难愈，较少传变。疠气为病传变急速、变化多端。一般而言，邪盛则传变较快，邪弱则传变较慢。

由于不同病邪的伤人途径不同，所以病位传变的路径亦有较大的差异。外感病多表里传变，内伤病多脏腑传变。如伤寒和温病，虽同为外感病，但因为病邪有寒温之别，故其传变规律也不尽相同。伤寒多为六经传变，温病多为卫气营血、三焦传变。即使同一病邪，因机体感邪轻重不一，其传变也不一致。

虽然病邪的从化主要由体质因素决定，但病性的变化与病邪的属性亦有一定联系。如湿为阴邪，较易从寒而化；燥为阳邪，较易从热而化。

（三）体质因素

体质通过两方面对疾病的传变与转归起重要作用：一是影响正气的强弱，从而影响疾病的发生与传变的速度和转归；二是影响病邪的"从化"。如素体虚弱者，易于感邪，且因机体的抗邪能力低下，不能阻止病情的进一步发展，故往往病势缓慢、病程缠绵，且易于深入而多传变，甚则机体的病理性损害日趋严重，病情趋向恶化。一般体质强盛者，不易感受病邪，因其机体抗御病邪的能力较强，可延缓病情的进一步发展，所以感邪虽发病急，但传变较少，病变往往局限于肌表或经络，且可在正气的作用下，祛邪外出，促进疾病向好转、痊愈的方面转归。另外，体质可以影响病邪的从化。一般素体阴盛者，则邪多从寒化，疾病多向寒实或虚寒演变；素体阳盛者，邪多从火化，疾病多向实热或虚热演变。

（四）生活因素

生活因素主要包括饮食、情志、劳逸等，是通过对正气的作用而影响疾病的传变和转归。饮食通过对水谷运化来影响气血化生，进一步影响疾病的传变和转归。如过饥可导致正气不足，抗病能力减弱，易招致外邪入侵，继发其他疾病；大病初愈，饮食不当，还可引起疾病的复发。生活因素中，情志对疾病的影响最大，良好的心情可以使疾病趋于好转和康复；不良的精神状态和过度的情志变化可以通过干扰气机，影响、加重或恶化患者的病情，延长疾病的病程；情绪的持续紧张或过于激动、恐惧等因素，甚至还会导致一些患者的死亡。过劳可耗伤机体的正气，从而影响疾病的传变和转归；过逸可导致气机不畅或脏腑功能减退，正气不足，从而影响疾病的传变和转归。

此外，治疗护理当否或意外因素等亦可影响疾病的传变。正确的治疗，可及时阻断、中止疾病的发展和传变，或使疾病转危为安，以致痊愈。反之，用药不当，或失治、误治，损伤人体正气，则可致变证迭起，坏证丛生，甚至预后不良。

【现代研究】

近年来，中医特色的病因病机理论传承与创新研究形成了以下模式：从名中医大量临床病案中提炼科学假说；考镜源流，寻找文献依据；通过临床研究体现创新理论的实践意义；通过实验研究揭示中医理论的科学内涵，综合各个研究环节，最终达到在传承的基础上创新发展中医理论的目的。主要见于以下几个方面：

1. 病机研究新观点 中医诊治疾病关键在于捕捉病因病机，故辨机论治是诊疗疾病的核心理论。近年病机研究涌现出了病机层次说、痰瘀同源说、体质病机说核心病机说等新观点，使病机学日趋系统化。①病机层次说：由于疾病的复杂性，可从不同的角度和层次研究病机。不同学者将病机分为基本病机、系统分类病机及症状病理三层，病机理论基础、基本病机、病病机、证候病机四层，基本病机、系统病机、一类疾病病机、具体疾病病机、证候病机、症状病机六层等。②痰瘀同源说：许多学者提出复杂性疾病，如冠心病、肝病腹水、癌肿、风湿病等疾病多由痰、瘀共同致病，从痰瘀互结角度分析机理，并对痰瘀病运用分子生物学、系统生物学等方法，使研究更趋微观化和精确化，同时制定出临床有效方药。③体质病机说：根据体质特征，研究不同体质状态下疾病病机的特点。④核心病机说：诸多研究认为，疾病自始至终存在的内部"基本矛盾"是促进疾病发生、发展的内在本质，而这个基本矛盾实际就是"核心病机"。

2. 病因病机理论研究 许多学者采用现代流行病学和系统生物学的方法对"痰""湿""瘀""毒""火"进行了深入的研究，总结归纳了其引起的宏观临床表征变化和微观病理生理变化，从而研究了相关疾病新的治法和方药，丰富了中医学病因病机理论，同时提高了临床疗效。

3. 瘀热病机研究 在血瘀病机研究的基础上，近年来创立了"瘀热"病机及理论，提出瘀热是多种内科难治病的主要病机之一，制订了《瘀热相搏证中医临床辨治指南》。该指南包括明确了瘀热的含义、内涵与外延、病机演变、辨识和辨治要点，初步揭示了其分子生物学基础，诠释了其科学内涵，发展了瘀热病机学说，使瘀热理论系统化。

4."毒"病机研究 "毒"系脏腑功能及气血运行失常导致体内的生理或病理性产物不能及时排出，停留体内蕴积而成。中风后可产生热毒、瘀毒或痰毒等，在辨证论治过程中注重毒邪的病机，以解毒为大法，其疗效有一定的提高，强调该法是脑血管疾病疗效的突破口。对于"心血管血栓性疾病'瘀毒'病机"新学说，为解毒活血法在心血管病中的应用奠定理论基础，促进心脑血管病临床治疗方法学的进步，为急性心血管血栓性疾病的早期识别和防治水平的提高提供了新思路。

5. 脏腑病机研究　对肾藏精、脾主运化、肝主疏泄等五脏主要病机进行了研究，从古今文献系统梳理与这些功能相关脏腑的临床病证的研究，运用现代系统生物学及基因、蛋白、代谢组学的研究方法，为揭示五脏病机的生物学基础和主要作用机制打下了一定基础，为指导临床诊疗和新药研发提供了一定依据。如肾藏精本质的研究有力地推动了"中医药防治与肾亏相关慢病体系"的建设，促进了医学研究转化，提升了社会效益，证明了补肾中药能代替干细胞移植，调动干细胞，治疗多种慢性与肾相关疾病。

6. 脏腑传变病机研究　在脏腑传变病机理论方面，"973"基础研究计划"肺与大肠相表里"项目证实了"肺与大肠相表里"现象，即肺与大肠在生理上相辅相成、在病理上相互传变现象的客观存在，证实了其特异性，并提出"肺肠同治"是临床辨治肺与大肠难治性疾病的有效方法。

【经典医论】

《灵枢·百病始生》：风雨寒热，不得虚；邪不能独伤人。卒然逢疾风暴雨而不病者，盖无虚，故邪不能独伤人。此必因虚邪之风，与其身形，两虚相得，乃客其形。

《素问·刺法论》：正气存内，邪不可干。

《素问·评热病论》：邪之所凑，其气必虚。

《素问·至真要大论》：诸风掉眩，皆属于肝；诸寒收引，皆属于肾；诸气膹郁，皆属于肺；诸湿肿满，皆属于脾；诸热瞀瘛，皆属于火；诸痛痒疮，皆属于心；诸厥固泄，皆属于下；诸痿喘呕，皆属于上；诸禁鼓栗，如丧神守，皆属于火；诸痉项强，皆属于湿；诸逆冲上，皆属于火；诸胀腹大，皆属于热；诸躁狂越，皆属于火；诸暴强直，皆属于风；诸病有声，鼓之如鼓，皆属于热；诸病胕肿，疼酸惊骇，皆属于火；诸转反戾，水液浑浊，皆属于热；诸病水液，澄彻清冷，皆属于寒；诸呕吐酸，暴注下迫，皆属于热。

《素问·评热虚实论》：邪气盛则实，精气夺则虚。

明·虞抟《医学正传》：假热者，水极似火，阴证似阳也。外虽热而内则寒，脉微而弱，或数而虚，或浮大无根，或弦芤断续，身虽热而神色自静，语虽谵妄而声音则微……此则恶热非热，明是寒证，所谓寒极反兼热化，亦曰阴盛格阳也。至若假寒者，火极似水，阳证似阴也。外虽寒而内热，脉数有力，或沉鼓击，或身恶衣，或便热秘结，或烦渴引饮，或肠垢臭秽。此则恶寒非寒，明是热证，所谓热极反兼寒化，亦曰阳盛格阴也。

明·张景岳《景岳全书·诸气》：夫百病皆生于气，正以气之为用无所不至，一有不调则无所不病。故其在外则有六气之侵，在内则有九气之乱，而凡病之为虚为实，为热为寒，至其变态，莫可名状，欲求其本，则止一气字足以尽之。盖气有不调之处，即病本所在之处也。

明·张景岳《景岳全书·肿胀》：盖水为至阴，故其本在肾；水化于气，故其标在肺；水惟畏土，故其制在脾。今肺虚则气不化精而化水，脾虚则土不制水而反克，肾虚则水无所主而妄行。水不归经则逆而上泛，故传入于脾而肌肉浮肿，传入于肺则气息喘急。

清·叶天士《临证指南医案》：肝为风脏，因精血衰耗，水不涵木，木少滋荣，故肝阳偏亢，内风时起。

清·唐容川《血证论·脏腑病机论》：若水虚则火不归原，喘促虚痨，诸证并作，咽痛声哑，心肾不交，遗精失血，肿满咳逆，痰喘盗汗。如阳气不足者，则水泛为痰，凌心冲肺，发为水肿，腹痛奔豚，下利厥冷，亡阳大汗，元气暴脱。肾又为先天，主藏精气，女子主天癸，男子主精。水足则精血多，水虚则精血竭。于体主骨，骨痿，故属于肾。肾病者，脐下有动气。肾水上交于心，则水火既济，不交则火愈亢。位在肾，主腰痛，开窍于耳，故虚则耳鸣耳聋。瞳人属肾，虚则神水散缩，或发内障。虚阳上泛，为咽痛颊赤。阴虚不能化水，则小便不利。阳虚不能化水，则小便亦不利也。肾之病机，有如此者。

清·唐容川《血证论·阴阳水火气血论》：盖津液足，则胃上输于肺，肺得润养，其叶下垂，津液又随之而下，如雨露之降，五脏戴泽，莫不顺利，而浊阴全消，亢阳不作。

清·刘吉人《伏邪新书》：感六淫即发病者，轻者谓之伤，重者谓之中，感六淫而不发病过后方发者，总谓之曰伏邪。已发者而治不得法，病情隐伏，亦谓之曰伏邪。有初感治不得法，正气内伤，邪气内陷，暂时假愈，后仍复作者，亦谓之曰伏邪。有已发治愈，而未能除尽病根，遗邪内伏，后又复发，亦谓之伏邪。

清·周学海《读医随笔·虚实补泻论》：叶天士谓久病必治络，其所谓病久气血推行不利，血络之中必有瘀凝，故致病气缠延不去，疏其血络而病气可尽也。气虚不足以推血，则血必有瘀。

【思维训练】

典型案例一

仲某，女，20岁，个体户。2010年8月20日初诊。

主诉：周期性经前乳房、小腹胀痛2年。

病史：近2年来因情志不畅，每于经前10天左右胸胁胀闷，临经前1天乳房、小腹胀痛、拒按，经量不多，血色紫暗有块，血块下后小腹胀痛减；伴心烦易怒，口苦。小腹及两乳轻微按压痛。14岁月经初潮，周期、经期正常。

检查：舌质紫暗，苔薄白，脉弦。

思考问题：从气血关系失调的角度分析本病案的主要症状和病因病机是什么？应该运用什么样的方药来治疗？充分理解气血病机理论对临床的指导作用。

案例分析：本证以情志不舒，同时伴有胸胁胀闷、小腹胀痛、女子月经不调为诊断要点。肝主疏泄而藏血，具有条达气机、调节情志的功能，情志不遂则肝气郁滞，疏泄失职，故情绪抑郁或急躁，胸胁胀闷，走窜疼痛；气为血帅，肝郁气滞，日久不解，必致瘀血内停，故渐成胁下痞块、刺痛拒按；肝主藏血，为妇女经血之源，肝血瘀滞，瘀血停滞，积于血海，阻碍经血下行，故经血不畅则致经量少。舌质紫暗亦为瘀血内停之症。

典型案例二

王某，男，54岁，农民。1989年10月20日初诊。

主诉：咳嗽8年，气喘、少痰、气短、声低4年。

病史：8年前劳累后患咳嗽，近4年来长期咳喘，几无间断，吐少许稀痰，精神疲乏，劳累时则气短、汗出。

检查：面色无华，语言声低。舌质浅淡，舌苔薄白，脉虚弱。

思考问题：试从肺气虚损病机的角度分析本案例的病机，并解释各症形成机理。充分理解脏腑病机理论对临床的指导作用。

案例分析：该病案的主症以咳喘，精神疲乏，劳累时则气短、汗出，舌质浅淡，脉虚弱为诊断要点。该患者由于疲劳过度患咳嗽，且该病已8年了，久病不愈，伤及肺气，致肺气虚损，则肺主气、卫外功能失职，则呼吸功能减退，体内外气体交换出入不足，可出现呼吸气短、语声低微，遇劳加剧等症；影响津液的输布代谢，水津不能气化，则可聚痰成饮，肌表不固，卫外功能减退，而致表虚自汗，则精神疲乏，劳累时则气短、汗出，语言声低，舌质浅淡，舌苔薄白，脉虚弱，面色无华为气血不足之外在表现。本证属于肺气虚损的肺脏病机，治疗可以补益肺气，止咳化痰为治疗原则，方选补肺汤加减。

【学习引导】

　　未病和疾病是中医学研究的重要内容。前者当"防"，防即"防病""防变""防复"，乃"上工"所为，充分说明"防"在维护人体健康过程中的重要性；后者当"治"，治当"求本"，因此"治病求本"是中医学治疗疾病的基本原则。通过学习预防和治则的概念和内容，可以正确把握中医治疗学的基本规律，深入理解"治病求本"的重要意义。

【名词术语】

　　治未病　未病先防　既病防变　病愈防复　治则　治法　治病求本　急则治标　缓则治本　标本兼治　扶正祛邪　正治　反治　热因热用　寒因寒用　塞因塞用　通因通用　阴中求阳　阳中求阴　阴病治阳　阳病治阴　因时制宜　因地制宜　因人制宜　用寒远寒　用热远热

　　防治原则，是预防疾病发生和治疗疾病以阻断其发展并使之好转或痊愈所遵循的基本原则，是在整体观念和辨证论治思想指导下制定的反映中医预防和治疗学规律的理论知识，是中医学理论体系的重要组成部分。

第一节　预　防

　　预防，就是指采取一定的措施，防治疾病的发生与发展。中医学的预防思想，源远流长，可以追溯到春秋乃至周代。《周易》中有"君子以思患而豫防之"，为"治未病"理论的萌芽。《内经》首次明确提出"治未病"一词。《素问·四气调神大论》说："圣人不治已病治未病，不治已乱治未乱……夫病已成而后药之，乱已成而后治之，譬犹渴而穿井，斗而铸锥，不亦晚乎。"

　　"治未病"突出体现了中医学的预防思想，包括未病先防、既病防变及愈后防复等方面内容。

一、未病先防

　　未病先防，是指在疾病未发生之前，采取各种措施，以防止疾病的发生。

　　疾病的发生，是由邪正两个方面决定的。正气不足是疾病发生的内在原因，邪气入侵是疾病发生的重要条件。邪正的盛衰变化决定疾病发生、发展和变化的全过程。因此，必须从养生健体以提高正气抗邪能力和防止病邪侵害两方面入手，阻止疾病的发生。

（一）养生健体，提高机体抗病邪能力

养生，即保养生命，中医学又称为"摄生""道生"等。通过养生，增进健康，预防和减少疾病，阻止疾病的发展与传变，防止疾病的复发，以尽终其天年。因此，养生是最积极有效的预防措施。人体正气的强弱与体质密切相关。一般来说，体质壮实者，正气充盛；体质虚弱者，正气不足。因此，养生健体，是提高正气抗邪能力的关键。其主要方法有：顺应自然，起居有常；形神兼养，修身养性；保精护肾，调养脾胃；劳逸适度，积精全神；锻炼身体，增强体质；饮食有节，顾护脾胃；针灸保健等措施。

1. 顺应自然　人与自然界是一个整体，互相之间存在着密切的关系。人体的生理活动与自然界的变化规律是相适应的。人们要了解和掌握自然界气候、环境等变化规律，主动地采取养生和预防措施以适应其变化，才能使各种生理活动与自然界的节律相应而协调有序，增强正气，避免邪气的侵害，保持健康。《素问·四气调神大论》说："春夏养阳，秋冬养阴，以从其根。"中医学强调人应该顺应自然四时变化规律，饮食有节，起居有常，动静合宜等，以增强正气，避免邪气入侵，从而预防疾病的发生。

此外，顺应自然还包括与社会环境的协调一致。《灵枢·本神》就说："智者之养生也，必顺四时而适寒暑，和喜怒而安居处，节阴阳而调刚柔，如是则邪僻不至，长生久视。"总之，调摄精神，注意饮食起居，衣着适当，动静适宜，以顺应自然界阴阳变化规律；同时也要适应社会因素的变化，而采取相应的摄生措施，才能养生防病，延年益寿。

2. 形神兼养　无形则神无以附，无神则形不可活，两者相辅相成，不可分离，形神统一是生命存在的主要保证。形神统一，也称为形神合一，形与神俱，形神相因，是中医学的生命观。形为神之基，神为形之主，形神共养是延年益寿、养生健体的重要法则。

所谓形神兼养，是指不仅要注意形体的保养，而且要注意精神的调摄，使形体强健，精力充沛，身体和精神得到协调发展。因此，中医养生学非常重视形体和精神的整体调摄，提倡形神共养。

在形神兼养方面，中医养生学主张动以养形、静以养神。通过劳动、舞蹈、散步、导引、按摩等方法，运动形体，调和气血，疏通经络，健身延年。养神应该随四时变化而不断地调节。如春天阳气生发，应做到心胸开阔，乐观愉快；夏天阳气充盛，应该做到精神饱满，以静为宜；秋天阴气渐生，应该做到不急不躁；冬天阴气盛，应该做到情绪内藏。乐观是保持稳定精神状态的重要方法。加强修养，如琴棋书画、养花钓鱼、旅游观光、体育锻炼等，是保持乐观、怡情畅神的常用方法。通过清静养神、四气调神、积精养神、修性怡神、气功练神等，以保持精神的清静。

只有形神共养，动静有度，刚柔相济，达到调神和强身的统一，才符合生命活动的客观规律，有益于健康和长寿，达到养生健体、提高机体抗病邪能力的目的。

3. 益肾健脾　肾为先天之本，水火之宅，是元气、阴精的生发之源。脾胃为后天之本、气血生化之源。因此，保精益肾、调养脾胃是养生健体、提高机体抗病邪能力的重要方法和途径之一。

保精护肾是指利用各种手段和方法来调养肾精。即通过食疗补肾、药物调节、运动保健、导引固肾、按摩益肾，以及谨慎房事、节欲保精等方法，使精气充足、体健神旺，从而达到延年益寿的目的。节欲保精是保养肾精的一项重要措施，但节欲并非禁欲，应遵循"中和观"。性欲是人类正常的生理需求。因此，欲不可禁，但也不可纵、不可早。纵欲无度，必然耗伤肾精。早婚

早育，必克伐肾中阴精，耗损气血。此外，欲应有所忌，情志不调、身心劳倦、饱食及醉酒、病期及妇女特殊时期（经期、孕期、产期和哺乳期）不宜行房，是保精护肾常用之法。

调养脾胃是指利用各种手段和方法来顾护脾胃。即通过饮食调节、药物调节、精神调节、气功调节、针灸按摩，以及起居劳逸等的调摄，使脾胃运化功能正常，精微物质得以产生和输布，脏腑功能旺盛，从而达到延年益寿的目的。因此，节饮食、调精神、常运动、适劳逸等养生方法，均是健运脾胃、调养后天的有效方法。调养不等于补益，如健脾益气、滋养胃阴是调养脾胃有效的方法。在益脾气、养胃阴基础上，用药应当注意升降，以防过偏，损伤脾胃。

4. 劳逸适度　适度的运动有助于疏通气血，激发脏腑功能活动，增强体质，减少疾病。恰当的休息和睡眠，可以保养精、气、神，促进脏腑功能活动，防止疾病的发生。劳力过度则耗气，劳神过度则暗耗心血，房劳过度则耗伤肾精，过度安逸则致气血郁滞。科学、合理地安排劳作和休息时间，才能积精全神，防止疾病的发生。故《素问·上古天真论》说："以酒为浆，以妄为常，醉以入房，以欲竭其精，以耗散其真，不知持满，不时御神……故半百而衰也。"中医学将"起居有常"作为养生防病的主要方法之一，从而使人体精充气足、形健神旺，达到预防疾病、健康长寿的目的。

5. 锻炼身体　经常锻炼身体，能增强体质，减少或防止疾病的发生。《吕氏春秋·达郁》以"流水不腐，户枢不蠹，动也"为例，阐释了"形气亦然，形不动则精不流，精不流则气郁"的道理。中医学认为，锻炼形体可以促进气血流畅，使人体肌肉筋骨强健，脏腑功能旺盛，并可借形动以济神静，从而使身体健康，益寿延年，同时也能预防疾病。锻炼身体常采用传统的健身术，如太极拳、易筋经、五禽戏、八段锦及一些健身的武术等。形体锻炼的要点有三：一是运动量要适度，要因人而异，做到"形劳而不倦"；二是要循序渐进，运动量由小到大；三是要持之以恒，方能收效。

6. 调摄饮食　调摄饮食主要包括注意饮食宜忌及药膳保健两个方面。

（1）注意饮食宜忌　一是提倡饮食的定时定量，不可过饥过饱。二是注意饮食卫生，不吃不洁、腐败变质的食物或自死、疫死的家畜，防止患肠胃疾病、寄生虫病或食物中毒。三是克服饮食偏嗜，五味要搭配适合，不可偏嗜某味，以防某脏之气偏盛。故《素问·脏气法时论》说："五谷为养，五果为助，五畜为益，五菜为充。气味合而服之，以补益精气。"食药同性，食物应寒温适宜，或据体质而调配：体质偏热之人，宜食寒凉而忌温热之品，体质偏寒之人则反之；又因各种食物含不同的养分，故要调配适宜，不可偏食。此外，从预防的角度看，某些易使旧病复发或加重的"发物"亦不宜食。

（2）药膳保健　药膳是在中医学理论指导下，将食物与中药，以及食物的辅料、调料等相配合，通过加工调制而成的膳食。这种食品具有防治疾病和保健强身的作用。药膳常用的中药如人参、枸杞子、黄芪、黄精、何首乌、桑椹子、莲子、百合、薏苡仁、芡实、菊花等，药性多平和，可以经常服用，适应面较广。正确的食用方法还应做到因时制宜、药食结合、辨证施膳等。

7. 针灸、推拿、药物调养

（1）针灸　即运用针刺手法或艾灸的物理热效应及艾绒的药性对穴位的特异刺激作用，通过经络系统的感应传导及调节功能，而使人身气血阴阳得到调整而恢复平衡，从而发挥其治疗保健及防病效能。

（2）推拿　是通过推拿手法，作用于体表的特定部位，以调节机体生理病理状况，达到治疗目的和保健强身效果的一种方法。其原理有三：一是纠正解剖位置异常，二是调整机体生物信息，三是改变系统功能。

（3）**药物调养**　是长期服食一些对身体有益的中药以扶助正气，平调体内阴阳，从而达到健身防病益寿的目的。其对象多为体质偏差较大或体弱多病者，前者则应根据患者的阴阳气血的偏颇而有针对性地选用中药，后者则以补益脾胃、肝肾为主。

（二）外避病邪，防止邪气侵害

1. 防避邪气　邪气是导致疾病发生的重要条件，故未病先防除了养生以增强正气、提高抗病能力之外，还要注意避免病邪的侵害。故《素问·上古天真论》说："虚邪贼风，避之有时。"防避邪气包括避免六淫之邪的侵害，如夏日防暑、秋天防燥、冬天防寒等；避免疫毒，防止疠气传染；注意环境，防止外伤与虫兽伤；讲卫生，防止环境、水源和食物的污染等。

2. 药物预防　服用某些药物，提高人体抗邪能力，预防疾病的发生，也是未病先防的一项重要措施，尤其在预防疫病流行方面有重要意义。古今医家对此积累了许多行之有效的方法和经验。如《素问（遗篇）·刺法论》有"小金丹……服十粒，无疫干也"的记载。16世纪，我国发明的人痘接种法预防天花，开创了"人工免疫法"的先河，为后世预防免疫学的发展做出了极大贡献。近年来，运用中草药预防疾病，越来越受到医学界的关注，如用贯众、板蓝根或大青叶预防流感、腮腺炎，用茵陈、栀子等预防肝炎，用马齿苋预防菌痢，用新雪颗粒、板蓝根冲剂等中成药防治 SARS 等，均取得了较好的效果。

二、既病防变

既病防变，是指在疾病发生的初期阶段，力求做到早期诊断、早期治疗，防止疾病的发展及传变。早期诊治、防止传变是阻止疾病发展的重要方法。

（一）早期诊治

邪正斗争贯穿于疾病的始终。在疾病过程中，邪正消长盛衰的变化，多会出现由浅入深、由轻到重、由单纯到复杂的发展变化过程。例如，外感病初期，邪气尚未深入，脏腑气血未伤，正气未衰，病情轻浅，传变较少，诊治越早，疗效越好。如不及时诊治，邪气渐盛，正气渐衰，病邪就有可能由表入里、由浅入深，病情可能由轻到重、由单纯到复杂，以致侵犯内脏，治疗也就愈加困难。内伤杂病也是如此，许多重病和疑难病，邪气盛，正气已衰，早期诊治，祛邪外出，预后较好。否则，容易延误病情，甚至丧失治疗良机。如《素问·阴阳应象大论》指出："故邪风之至，疾如风雨。故善治者治皮毛，其次治肌肤，其次治筋脉，其次治六腑，其次治五脏。治五脏者，半死半生也。"因此，只有掌握疾病发生发展及其传变规律，才能做到早期诊治，阻止发展。

（二）控制病传

防止传变是在掌握疾病的发生发展及其传变规律的基础上，采取截断病传途径和先安未受邪之地的方法，防止疾病的发展或恶化。

1. 截断病传途径　疾病的传变是有一定的规律和途径的。外感热病的传变遵循六经传变、卫气营血传变和三焦传变。内伤杂病的传变多遵循五脏之间相生相克规律、表里和经络传变等。根据疾病的传变规律，及时采取适当的防治措施，截断其传变途径，是阻止病情发展的有效方法。例如，三焦传变是温热病传变的途径之一，一般情况下，三焦传变多由上焦至中焦再至下焦。因此，病变在上焦就是温热病的初期阶段，是早期诊断和治疗的关键时期。

2. 先安未受邪之地　根据五脏之间的五行生克乘侮规律和经络传变等疾病传变规律，对尚未受邪而可能即将被影响的脏腑经络，事先予以调养充实以安扶之，阻止病变传至该处，即所谓先安未受邪之地。《难经·七十七难》说："所谓治未病，见肝之病，则知肝当传之于脾，故先实其脾气，无令得受肝之邪，故曰治未病焉。"根据五脏之间的五行生克乘侮规律，肝木克脾土，病理情况下，肝木受邪，则可能累及脾土。治疗时，常配以健脾和胃的方法，使脾气旺盛而不受邪，以防肝病传脾，则可收到良好的效果。再如，温热病伤及胃阴时，根据传变规律，将进一步耗伤肾阴。根据"务必先安未受邪之地"的防治原则，在甘寒养胃的方药中加入某些咸寒滋肾之品，从而防止肾阴耗伤，获得良好的效果。

三、愈后防复

愈后防复是指疾病初愈时，采取适当的调养方法及善后治疗，防止因过度劳累或用药不当等因素而复发。注意避免引起复发的诱因，采取积极的康复措施，是愈后防复的主要措施。防止疾病痊愈后复发是中医预防理论体系的重要内容，为历代医家所重视。

（一）谨防劳复

形神过劳、早犯房事或房事过劳而致复发者，称为"劳复"。因此，病后无论是工作、学习和运动都应量力而行，特别是病后房事不宜过早过频，否则易耗伤肾精，损伤元气，使疾病复发。疾病初愈，正气多有损伤，常因再次感受六淫或疫气而导致疾病复发。故注意病后的生活起居调理，慎避风寒，对防止复发有着重要意义。

（二）谨防食复

疾病初愈，因饮食失宜而致复发者，古人称之为"食复"。由于疾病发展过程中，病邪和药物的影响，使胃气受到伤害。疾病初愈，脾胃之气尚虚，若多食强食，或不注意饮食卫生和"忌口"，易使疾病复发。因此，凡病后均应注意饮食宜清淡，搭配合理，不宜多食辛辣肥腻生硬之品，不宜饮酒，还应注意患病的性质与食物的性质是否协调等。此外，凡病初愈，可因大怒、悲哀、忧虑等不良的情志刺激而引起气机紊乱，损伤脏腑而致疾病复发。因此，病后应注意保持心情愉快乐观、心态平稳，避免精神创伤。

（三）谨防药复

病后因滥施补剂，或药物运用不当而致复发者，古人称之为"药复"。疾病初愈，正气已伤，余邪尚存，适当地运用药物调理，以恢复正气，清除余邪，很有必要。但切不可滥投补剂或峻猛之剂攻邪，致使体虚而不受补，反而助邪伤正，导致疾病复发，或因药害而生新病。

第二节　治　则

治则，是指治疗疾病的基本原则。中医治则是在整体观念和辨证论治指导下确立的，是临床立法、遣方、用药的依据，对疾病治疗具有普遍指导意义。治法，是指治疗疾病的具体方法。中医治法种类很多，凡发汗、利水、行气、活血、消积、化痰、攻下等皆属治法的范畴。

治则与治法的区别：治则为治疗指明了方向，治法是治则的具体化。治则与治法相比更具有普遍性，适用于各种病证和疾病治疗的指导；治法则较为具体，某一治法往往对应于某类特定的情况。例如，针对疾病中邪正盛衰的病机变化，相应有扶正祛邪的治疗原则。在扶正治则指导下，针对正气不足的不同情况，分别采用补气、养血、滋阴、补阳等具体治法；在祛邪治则指导下，根据邪气的性质和侵入部位，予以发汗、攻下、清热、化痰、利湿、理气、活血等具体治法。

治病求本是中医治疗疾病的根本指导思想，是治疗中必须遵循的总原则。治病求本，首见于《素问·阴阳应象大论》中的"治病必求于本"。"本"，一般理解为疾病的本质。疾病的本质，在中医学中主要以证候病机来体现。证候反映了疾病的病理属性，是病因、病位、病性、邪正关系的总体概括，而病机是证的病理基础。如对实热证而言，阳偏盛是其病机。在治疗时根据阳偏盛的特点，可采用"损其偏盛、实则泻之"的治则。治病求本高度概括了中医治疗的精髓，是治则的最高层次。

治病求本应用于指导治疗，还应与正治反治、治标治本、扶正祛邪、调理阴阳、调理精气血津液、调理脏腑、三因制宜等治则结合起来。正治与反治，是对治病求本的明确阐述，揭示出治病求本就是针对疾病证候性质而治。治标与治本，反映了治病求本的原则性和灵活性，表明在特殊病理情况下，可根据需要对标本的先后进行取舍。扶正与祛邪分别针对虚实的病理变化给予补虚泻实治疗。调理阴阳，纠正阴阳的偏盛偏衰，使其回复平衡状态。调理精气血津液，补充人体物质匮乏，调节其运行。调理脏腑，根据脏腑的生理病理特性以及相互关系协调其功能。三因制宜强调针对疾病本质治疗的同时，不可忽视时令因素、地域因素和个体因素。这些都是对治病求本重要的补充。

一、正治反治

正治与反治，是在治病求本的原则指导下，针对证候的性质和有无假象而制定的两种治疗原则。

证候的病理表现绝大多数情况下和本质是一致的。如寒证见寒象、热证见热象、虚证见虚象、实证见实象。但也有少数情况，疾病表现出的现象和本质不相应、甚至相反，如寒证见热象、热证见寒象、虚证见闭塞之象、实证见通泄之象。这些现象不能反映疾病的本质，仅是特殊病理情况下产生的假象。在治疗时应善于识别表象之真假，针对病机进行治疗。

（一）正治

正治，又称"逆治"，是指逆其证候性质及临床现象而治的一种治疗原则，即采用与证候性质相反的方药或措施进行治疗。适用于证候本质与现象相一致的病证。

常用的正治原则有如下 4 种：

1. 寒者热之　又称"以热治寒"。寒，指证候的属性；热，指治法和方药的性质。寒证表现出寒象，用温热性质的方药或温热功效的措施治疗，称"寒者热之"。例如，用辛温解表方药治疗表寒证，用辛热温里方药治疗里寒证。

2. 热者寒之　又称"以寒治热"。热，指证候的属性；寒，指治法和方药的性质。热证表现出热象，用寒凉性质的方药寒凉功效的措施治疗，称"热者寒之"。例如，用辛凉解表方药治疗表热证，用苦寒清热方药治疗里热证。

3. 虚则补之　虚，指证候的属性；补，指治疗的原则。虚证表现出虚象，用具有补益功效的方药或措施治疗，称"虚则补之"。例如，用补气方药治疗气虚证，用养血方药治疗血虚证。

4. 实则泻之　实，指证候的属性；泻，指治疗的原则。实证表现出实象，用具有祛邪功效的方药或措施治疗，称"实则泻之"。例如，用活血化瘀方药治疗血瘀证，用泻下攻里方药治疗里实证。

（二）反治

反治，又称"从治"，是指顺从证候某些表面假象而治的一种治疗原则。从表面来看，反治顺从的是证候的假象，采用与假象性质相同的方药进行治疗；然就其实质而言，仍然是逆证候的性质而治，故与正治在本质上是一致的，都是"治病求本"的体现。反治适用于证候本质与现象不完全一致的情况。

常用的反治原则有以下4种：

1. 热因热用 又称"以热治热"，指用温热性质的方药治疗具有假热现象的治法。适用于阴寒内盛，格阳于外，反见热象的真寒假热证。患者在四肢厥冷、下利便溏、精神萎靡、小便清长的同时，可见身热、面赤、口渴、脉大等假热征象。根据其阴盛格阳、真寒假热的病机，当用温热方药治疗。温热方药顺从的是"假热"现象，其本质仍是针对"真寒"而进行治疗。

2. 寒因寒用 又称"以寒治寒"，指用寒凉性质的方药治疗具有假寒现象的治法。适用于里热盛极，阳盛格阴，反见寒象的真热假寒证。患者在身热、口渴、心烦、尿赤、便秘的同时，可见四肢厥冷、脉沉等假寒征象。根据其阳盛格阴、真热假寒的病机，当用寒凉方药治疗。寒凉方药顺从的是"假寒"现象，其本质仍是针对"真热"而进行治疗。

3. 塞因塞用 又称"以补开塞"，指用补益方药治疗具有闭塞不通假象的治法。适用于正气虚弱、运化无力所致的真虚假实证。例如，脾虚患者在神疲乏力、纳少、便溏的同时，可见脘腹胀满、食后作胀等假实征象。补益方药顺从的是具有闭塞不通的"假实"现象，其本质仍是针对"真虚"而进行治疗。

4. 通因通用 又称"以通治通"，指用通利方药治疗具有通泄假象的治法。适用于邪实阻滞、传化失司所致的真实假虚证。例如：宿食阻滞引起的腹泻，虽表现为便次增多、大便稀溏，类似虚象，但大便臭秽而夹有不消化食物、脘腹饱闷、泻后觉舒、舌苔厚腻、脉滑，提示腹泻为食积内停、脾胃失运所致。通利方药顺从的是具有通泄的"假虚"现象，其本质仍是针对"真实"而进行治疗。

二、标本缓急

标和本是具有相对性的概念，常用来说明疾病的本质和现象及病变的先后、主次等。标本的具体所指当视不同情形而定。例如，就病机和症状而言，病机为本，症状为标。就发病的先后而言，先病为本，后病为标；原发病为本，继发病为标。就邪正关系而言，正气为本，邪气为标。

在区分标本缓急施治时，应掌握以下原则：

（一）急则治标

急则治标，又称"急则治其标"，是指当标证（或标病）紧急时，应当先治其标，待标证（病）缓解后，再治其本。某一症状特别急重，若不及时处理会危及患者生命，或给其带来巨大痛苦，此时无暇顾及病因病机，当以控制症状为首务。如针对大出血、剧烈疼痛、剧烈呕吐或腹泻、二便不通、严重腹水或水肿、气息喘促等，采用止血、止痛、止呕、止泻、通便、利尿、逐水、平喘等治法，便属"急则治标"的具体运用。再如，原有痼疾，复加外感，若外感不先解决，可使旧病恶化或更为复杂，给治疗带来困难，此时当先解除外感，而后针对先发之本病进行治疗。

"急则治其标"只是标证紧急时采取的权宜之计，待标证缓解后，当转而治本，才不违背"治病求本"的原则。

（二）缓则治本

缓则治本，又称"缓则治其本"，是指当标证（或标病）不紧急的情况下，针对疾病的病机进行治疗。例如，大失血患者，根据"急则治其标"采用止血治疗后，待出血势缓或暂时血止，就应转而治其本，分析造成出血的病因、病机，或补气，或凉血，或活血，务必消除出血的内在因素。"缓则治其本"对慢性病或急性病恢复期有重要意义。例如，肺痨咳嗽，肺肾阴亏、气阴不足是其本，而咳嗽、痰血是其标，故治疗时一般不主张见咳止咳，多采用滋补肺肾之阴，或补气养阴之剂，待肺肾虚损恢复，则咳嗽、痰血自止。

（三）标本兼治

标本兼治，是指同时兼顾治标和治本。适用于标本俱急，或标本俱缓，但单纯治标或治本都不易收效的情况。例如，热性病过程中，里热成实，耗伤阴液，症见腹满硬痛、大便燥结不通、口干渴、舌苔黄燥。里热成实属邪甚，此为标；阴液亏损属正虚，此为本。因标本俱急，若忽略治标，则大便不通，津伤更甚；若忽略治本，则津液匮乏，邪热愈炽，因此当标本兼顾，泻下与滋阴并用。再如，脾肾阳虚所致全身浮肿、尿少。脾肾阳虚为本，浮肿、尿少为标。单纯治以温补脾肾或利水消肿都难取得理想效果，此时当标本兼治，温补脾肾的同时配合利水药物。

可见，标本的先后缓急取舍，应当根据病情的实际情况而定，或先治标，或先治本，或标本兼治，总以改善病情、恢复健康为目的。

三、扶正祛邪

扶正与祛邪两大治则，正是针对疾病过程中邪正双方力量对比而设。邪正的盛衰变化，对疾病发生、发展过程有着重要影响。邪正之间的胜负，决定着疾病进退；邪正之间的盛衰，决定着疾病虚实变化。"精气夺则虚"，用扶正的治则补偿正气不足或衰退，即"虚则补之"；"邪气盛则实"，用祛邪的治则消除体内亢盛的邪气，即"实则泻之"。因此，扶正与祛邪治则的运用，目的在于改变疾病过程中邪正双方力量的对比，恢复正气，祛除邪气，使疾病向痊愈方向发展。

（一）扶正与祛邪的概念和关系

扶正，是通过扶助人体正气，以增强体质、提高机体抗病能力的一种治疗原则，即"虚则补之"扶正根据正气不足类型之不同，可分为益气、养血、滋阴、补阳等方法。

祛邪，是通过祛除体内邪气，削弱或清除病邪对机体损害的一种治疗原则，即"实则泻之"祛邪根据病邪种类、特性及邪侵部位之不同，可分为发汗、涌吐、攻下、消食、祛瘀、利湿、逐水等方法。

扶正与祛邪，一是针对正气不足而设，一是根据邪气亢盛而立。二者虽截然不同，但在治疗中又相互为用、相辅相成。扶正的目的在于增强正气，正气充盛则抗病能力提高，能抵御病邪、祛邪外出，做到"正盛邪自去""扶正以祛邪"；祛邪的目的在于清除体内病邪，中止病邪对机体的损害，以保护正气，促使正气恢复，做到"邪去正自安"和"祛邪以存正"。

扶正和祛邪既可通过药物，也可通过针刺、艾灸、推拿、气功、食疗和体育锻炼等措施。

（二）扶正祛邪的临床运用

1. 运用原则 运用扶正祛邪治则时，应遵循以下原则：其一，虚证宜扶正，实证宜祛邪。虚证的病机特点为正气不足，故治宜扶正；实证的病机特点为邪气亢盛，故治宜祛邪。其二，应根据邪正盛衰及其在疾病过程中矛盾斗争的地位，决定其运用方式的先后与主次。在疾病发展过程中，正虚与邪实常同时存在。在使用扶正祛邪治则时，应仔细分析邪盛与正衰的轻重缓急，以决定扶正与祛邪的主次和先后。其三，应注意扶正不留（助）邪，祛邪不伤正。扶正药物有留（助）邪之弊，如补气药易壅气、滋阴药易恋湿，在使用时应少佐行气、化湿之品；祛邪药物在攻邪的同时易损伤正气，故在治疗时应做到"中病即止"，"勿使过剂"。

2. 运用方式 扶正祛邪治则的具体运用方式有：

（1）**单独使用** 扶正，适用于以正气不足为主的各种病证，或虽有病邪，但病邪不盛，正气已衰者。例如，气虚、阳虚引起的病证，用补气、补阳方法治疗；血虚、阴虚引起的病证，用养血、滋阴方法治疗。再如，某些疾病的后期或恢复期、某些慢性疾病，体内虽有病邪，但病邪不盛，正气已虚，此时，也可用扶正的方法治疗，以达"扶正祛邪"之目的。

祛邪，适用于以邪气亢盛为主的各种病证，或虽有正气损伤，但损伤不甚，而邪气盛实的病证。例如，外邪袭表，表邪盛实，当治以汗法，通过发汗解表，使邪从表解。痰涎壅盛于上者，当治以吐法，通过涌吐痰涎，使邪从上越。里热燥屎结聚于内，当治以下法，通过攻下里实，使邪从下泻。

（2）**同时使用** 扶正与祛邪的合并使用，体现为攻补兼施，适用于虚实夹杂证。在具体运用时，应区分正虚与邪实的主次，分别采用扶正为主或祛邪为主的方法。

扶正兼祛邪，即以扶正为主，在扶正的基础上，佐以祛邪。适用于以正虚为主，兼有邪实的虚中夹实证。例如，热病后期，余热未清，气阴两伤，当治以补益气阴为主，兼清余热。

祛邪兼扶正，即以祛邪为主，在祛邪基础上，佐以扶正。适用于以邪实为主，兼有正虚的实中夹虚证。例如，外感热病初中期，里热炽盛，津液受损，当治以清泄邪热为主，兼养阴生津。

（3）**先后使用** 扶正、祛邪的先后使用，也主要用于虚实夹杂证。通常有两种使用方式：

先祛邪后扶正，即先攻后补。一般适用于两种情况：其一，邪气亢盛，虽有正虚，但耐受攻伐。例如，鼓胀患者，水停腹中。虽有脾肾阳虚，但患者形体壮实，能耐受攻伐。此时可采用峻下逐水之剂攻下水饮，而后再行温补脾肾。其二，邪气较盛，若兼顾扶正有留（助）邪之患。如外感风寒，兼有气虚。若风寒较甚，当先解表，待表证解除后再予扶正。若急于加入补气之品，有"闭门留寇"之弊。

先扶正后祛邪，即先补后攻。适用于正气虚衰较甚，不耐攻伐。此时虽有邪气，但不可贸然攻邪，以免更伤正气。例如，某些虫积患者，脾气虚衰已极，不能耐受杀虫攻积之药力，应先予健脾扶正，待脾虚渐复，再行祛除虫积。

四、调整阴阳

调整阴阳是指利用药物或食物的气味性能、情志的属性、针灸补泻的作用等，以纠正人体阴阳的偏盛偏衰，损其有余而补其不足，使之恢复相对平衡，又称调理阴阳。

疾病的发生，离不开阴阳失调的病机变化。阴阳失调包括多种不同证候，但基本病机为阴阳的偏盛偏衰。故调整阴阳的重点在于纠正阴阳的偏盛偏衰，损其有余而补其不足，恢复和重建人体阴阳动态平衡。

（一）损其偏盛

损其偏盛，是指针对阴阳偏盛的病证，应采用削弱邪气偏盛的方法，使过于亢盛的阴或阳恢复到正常状态，亦称"损其有余"。由于人体阴阳一方偏盛引起的证候性质为实证，故又有"实则泻之"之谓。

损其偏盛，应用于临证治疗，对"阳盛则热"所引起的实热证，当"热者寒之"，治热以寒，以泻其阳热；对"阴盛则寒"所引起的实寒证，当"寒者热之"，治寒以热，以散其阴寒。

（二）补其偏衰

补其偏衰，是指针对阴阳偏衰的病证，应采用补益正气的方法，使过于衰弱的阴或阳恢复到正常状态，亦称"补其不足"。由于阴阳偏衰引起的证候性质为虚证，故又有"虚则补之"之谓。

1.阴阳互制治法　根据阴阳对立制约的关系，针对阴阳偏衰的证候可以采用阴阳互制治法。对阴虚所引起的虚热证，当"阳病治阴"，即用滋阴的方法补益阴液，以抑制阳热偏亢，又称"壮水之主，以制阳光"；对阳虚所引起的虚寒证，当"阴病治阳"，即用温阳的方法温养阳气，抑制阴寒偏盛，又称"益火之源，以消阴翳"。

2.阴阳互济治法　根据阴阳互根互用的关系，针对阴阳偏衰的证候可以采用阴阳互济治法。对阴虚所引起的虚热证，治以"阳中求阴"，即以补阴药为主适当佐以补阳药，以促进阴液的生成；对阳虚所引起的虚寒证，治以"阴中求阳"，即以补阳药为主适当佐以补阴药，以促进阳气生化。诚如《景岳全书·新方八略》所说："善补阳者，必于阴中求阳，则阳得阴助而生化无穷；善补阴者，必于阳中求阴，则阴得阳升而泉源不竭。"

对于阴阳两虚的病证，则当阴阳并补，并分清主次，酌情增减补阳或补阴药的比例和用量。对阴阳亡失者，重在固脱。亡阳宜回阳固脱，亡阴宜救阴固脱。由于亡阳、亡阴都伴有气的损耗，且均有大汗出的症状，故二者在治疗时都应加入补气和敛汗之品。

此外，对于阴阳偏盛之证，日久导致"阴盛阳衰"或"阳盛阴亏"，可在"损其有余"的同时，兼顾正气不足。例如，实寒证日久伤阳者，当温散阴寒，佐以扶阳；实热证日久伤阴者，当清泻阳热，佐以滋阴。阴阳偏衰发展到"阴虚阳亢"或"阳虚阴盛"时，又当在滋阴或补阳的同时，配以降火、潜阳或温里、利水之品，以协调阴阳。

五、调理精气血津液

精气血津液都是人体的基本物质，对维持生命活动至关重要。肾精宜充盛、固秘，但藏中亦有泻；气血津液宜充盈，其运行亦需调畅。只有这样，才能保证各项生命活动正常进行。调理精气血津液，正是针对精气血津液各自的失调及其互用关系失调而设的治疗原则。

（一）调精

1.填精　即用厚味滋补之品补充肾中精气，主要用于肾精亏虚引起的生长发育迟缓、生殖功能低下等。

2.固精　即用固秘精气之法收涩精气，防止过多耗泄，主要用于肾气不固引起的精脱之证，如遗精、滑精、早泄等。

3.疏精　即用通利之品促进精液排泄，主要用于败精阻塞或肝失疏泄所致的精瘀证。

（二）调气

1. 补气　补气是针对气虚病机的治法。由于气的生成主要来源为肾所藏的先天精气、脾胃化生的水谷精气和肺吸入的自然界清气。因此，补气时，应注意调理肺、脾胃和肾，并以调补脾胃为治疗气虚的重点。

2. 调理气机　调理气机，是针对气机失调病机的治法。气机失调有多种表现形式，气滞者宜行气，气逆者宜降气，气陷者宜补气升气，气闭者宜开窍通闭，气脱者宜益气固脱。此外，在调理气机时，还要结合脏腑气机的升降特点，如脾气主升、胃气主降、肺气肃降、肝气升发。故治疗时当顺应其气机升降规律。肝脾重在遂其升发之性，肺胃重在顺其下降之性。对肝气升发太过者，又当降气，旨在使其升发有度。

（三）调血

1. 补血　补血是针对血虚病机的治法。由于血液源于水谷精微，其生成化赤与脾胃、肾、肝、心等脏腑皆相关。故补血时应注意调理这些脏腑的功能，尤以调补脾胃为治疗的重点。

2. 调理血运　调理血运是针对血液运行失常病机的治疗原则。血液运行失常的病变主要有血瘀、血热和出血等。血瘀者宜活血化瘀，因寒致瘀者宜温经散寒行血。血热而致脉流薄疾者，当根据实热、虚热不同性质施以清热凉血或滋阴降火。出血的病证总以止血为大法，在具体运用时又当根据不同的病因病机配合施以清热、补气、祛瘀等治疗方法。

（四）调津液

1. 滋养津液　滋养津液是针对津液不足病机的治法。内伤病中津液不足以养阴生津为大法。在外感温热病中，津液不足可表现为津伤和液脱，热病初期津伤者治宜清热生津；热病后期液脱，累及肝肾阴液亏损者，治宜滋养肝肾之阴。

2. 祛除水湿痰饮　祛除水湿痰饮是针对津液代谢障碍所致水湿痰饮而设的治法。由于水液输布代谢主要和肺、脾、肾、肝相关，故治疗水湿痰饮应重视相关脏腑的调理。治肺重在调理宣降，治肾重在温化阳气，治脾重在恢复健运，治肝重在疏利气机。此外，应区别不同病理产物类型施以治疗。湿盛者宜祛湿、化湿、利湿；水肿或水停腹中，宜利水消肿；痰饮内阻宜化痰逐饮。

（五）调理精气血津液的关系

1. 调理气与血的关系　气与血相互为用，气为血之帅，血为气之母。病理上气与血亦相互影响，气病及血，血病及气，终致气血同病。故治疗气血病证时，当调理二者的关系。

根据气血互生，在治疗血虚时常配以益气健脾之品，治疗气虚时亦可加用养血药物，以补气生血和补血养气。根据气能行血，对血瘀证，常配以补气或行气药物；对血随气逆者，常采用降气之法。根据气能摄血、血能载气，对出血的病证，应重视补气，以免气随血脱。

2. 调理气与津液的关系　气与津液生理上相互为用，病理上互相影响，故治疗时应注重二者的关系。

根据气能生津，对气虚津液生成不足者，宜补气生津。根据气能行津，对水湿痰饮病证，应配以补气、行气之法。根据气能摄津、津能载气，对津液大量流失的病证，应重视补气固涩。另一方面，加入补气药还可防止气随津脱。

3. 调理气与精的关系　精与气互生互化，精能化气，气能生精。肾精亏耗不能化气常致元气不足，脾气虚损不能生精易致肾精匮乏。故治疗精气亏损的病证，应重视补益脾肾，补气与填精并用。此外，精液的排泄依赖气机畅通，故对于气滞造成精阻而排出障碍者，当行气以促进精液排泄。

4. 调理精血津液的关系　"精血同源"，故血虚者在补血的同时，应配合补肾填精药物；精亏者在填精的同时，也应配合养血药物。"津血同源"，对津亏血少或津枯血燥者，当养阴生津与补血并用。

六、调和脏腑

调和脏腑，是在整体观指导下，针对脏腑功能失常制定的治疗原则。脏腑是人体结构和功能的基本单位，也是人体生命活动的中心。脏腑失常的病变主要包括脏腑自身的病变和脏腑关系的失常。由于脏腑的生理活动建立在气血阴阳基础之上，故脏腑的病变，主要表现为各脏腑阴阳气血的不足和失调。治疗时当区分虚实，虚则补之，实则泻之。同时，要结合脏腑的阴阳气血失调特点，顺应脏腑的特性。此外，由于人体是一个有机的整体，脏与脏、腑与腑、脏与腑之间紧密联系、彼此协调。当一脏（或腑）发生病变时，病变就会累及他脏（或腑），表现出病理上的传变关系。因此，治疗脏腑病变，除针对本脏（或腑）进行治疗外，还要利用脏腑间的关系，通过治疗上的整体调节，促进各脏腑功能，使其关系恢复到正常协调的状态。

（一）脏腑补泻

治疗脏腑失常病证，总体上应以扶正祛邪原则为指导。对脏腑虚证，宜补益气血阴阳；对脏腑实证，宜祛除实邪。同时，要结合脏腑的生理特性及其病理特点，给予针对性治疗。

1. 补虚泻实　脏腑病证，总体上分为虚实两类。"虚则补之""实则泻之"。对脏腑虚证，应以扶正为原则，根据阴阳气血虚损的具体情况，选择补阴补阳或益气养血之法予以治疗。脏腑实证，应以祛邪为原则，根据火热、痰饮、食积、瘀血、结石等邪气的种类和性质，选择适当的祛邪方法。当脏腑病变复杂、虚实兼有时，应扶正祛邪并用，并分清邪实、正虚的主次，以决定治疗上的主次轻重。

2. 调理脏腑的阴阳气血　脏腑的生理功能以阴阳气血为基础，当阴阳气血出现失调时，即可发生功能失常的病变。由于各脏腑阴阳气血失调各有侧重，故治疗时当根据不同特点对具体方法加以调整。如肝的阴阳气血失调侧重于肝气、肝阳常有余，肝阴、肝血常不足。有余宜泻，故肝气郁者宜疏肝气，肝火旺者泻肝火，肝阳亢者平肝阳，肝风动者息肝风。不足宜补，肝血虚者养肝血，肝阴虚者养肝阴。再如脾的阴阳气血失调侧重于脾的阳气虚衰，应注重温运脾阳、健脾助运。若在脾阳（气）虚基础上，出现脾气下陷、脾不统血、脾虚生湿，宜采用补气升提、补气摄血和健脾化湿法。另外，肾的病证以虚为多，侧重于精气虚损和阴阳失调。肾精亏损宜填精补肾，肾气不固宜补肾固摄；肾阳虚损宜温补肾阳，"益火之源，以消阴翳"；肾阴不足宜滋养肾阴，"壮水之主，以制阳光"。

3. 顺应脏腑的生理特性　脏腑各有生理特性，故在治疗脏腑病变时，应结合其阴阳五行属性、气机运动特点、脏性喜恶苦欲，对治法和方药进行调整。例如，心为阳脏，心之阳气充沛有助于心行血功能正常，故在治疗心病时，应注意顾及心之阳气；肺主宣发肃降，外感或内伤皆可致肺失宣肃，故宣肺、肃肺是贯穿肺系病证治疗中的基本大法；脾气主升，胃气主降，故治疗脾胃纳化失常病证，治脾重在健脾升清，治胃重在通降胃气。此外，由于脾喜燥恶湿、胃喜润恶燥，故治脾宜慎用滋腻碍运之品，治胃宜慎用刚燥耗津之剂。肝喜条达而恶抑郁，情志伤肝易致气郁，治当疏肝行气解郁，以遂其条达之性。肝体阴而用阳，故治疗肝阳亢逆病证时，应配以养血柔肝之品。再如，六腑的生理特性为"以通为用，以降为顺"。治疗六腑病证，当时刻注意恢复六腑通降之职。

（二）协调脏腑关系

由于脏腑之间，生理上互济互制，病理上相互传变、互为影响，故治疗脏腑病变应注意协调脏腑间的关系。

1. 根据五行生克规律确立治则治法 按照五行学说，五脏之间存在相生相克的关系。根据五行相生规律确立的治则，主要是"补母、泻子"。利用母子之间关系，对五脏虚证，可给予补母治疗。例如，对肺气虚证，在补肺气的同时，当兼顾健脾益气，以"培土生金"；对肝阴虚阳亢的病证，在养肝的同时常配合滋肾之品，以"滋水涵木"。对五脏实证，可采用泻子治疗，肝实泻心即是其例。

根据五行相克规律确定的治则，主要是"抑强、扶弱"。例如，对于肝木过旺、肺金受制引起的咳嗽、气急，可采用清肃肺气、清泻肝火之剂，以"佐金平木"；对肾阴虚、心火旺引起的失眠、遗精，可采用滋肾阴、泻心火之法，以"泻南补北"。

2. 根据脏腑相合关系确立治则治法 具有表里关系的脏和腑，在生理病理上联系较为紧密，故治疗上应注意协调二者的关系，或脏病治腑，或腑病治脏，或脏腑同治。如心与小肠相表里，心火易下移小肠，造成小肠热盛而小便赤涩。故治疗时当心与小肠同治，采用泻心火、利小便法。对单纯心火旺者，也可根据"脏病治腑"，在泻心火同时，配以清热利尿法。再如，肺与大肠相表里，肺热或肺气壅滞易影响大肠通降，引起便秘，故治疗时可配以清肺热或降肺气药物，此即"腑病治脏"；而对于肺气壅盛致喘者，也可采用"脏病治腑"，采用通利大便之法清肃肺气。

除此之外，还可根据"实则泻腑""虚则补脏"来论治五脏虚实病证。由于脏腑生理特性有别，五脏主藏精气而不泻，以藏为贵；六腑主传化物而不藏，以通为顺，以降为和。故五脏病变多表现为精气耗损而多虚，六腑病变多为传化不利而多实。故一般情况下，五脏病多用补法，六腑病多用通泻法。但五脏亦有实证，六腑亦有虚证。对五脏实证，可泻其相合之腑而令邪有出路，以利小便之法泻心、以通大便之法泻肺即是其例。对六腑虚证，可补其相合之脏而令精气充盈。例如，以温补肾阳治疗膀胱虚寒、以温运脾阳治疗胃腑虚寒等。

七、三因制宜

三因制宜，是因时制宜、因地制宜、因人制宜的统称，是指临床治病应根据时令、地理、个体等特点，制定适宜的治疗方法。"人以天地之气生，四时之法成"。故自然界时令气候、地域环境都可对人产生影响，使其在生理病理上表现出一定的时空特性。因此，在治疗疾病时，除应遵循治病求本原则外，还应结合发病的时间、地域，拟定适宜的治法方药。除此之外，患者的性别、年龄、体质等都对疾病有一定影响，故治疗时应根据患者个体差异综合分析、区别对待，做到因时、因地、因人制宜，只有这样，才能更好地贯彻治病求本，保证治疗的准确性。

（一）因时制宜

因时制宜，是指根据时令气候特点、时间节律，制定适宜方药的治疗原则。人与自然存在相通应的关系，自然界的季节变迁、昼夜更替、日月运行等都会对人产生影响，使其在生理病理上出现节律性变化。因此，治疗疾病时亦应考虑时间因素，根据时令气候特点对治疗方药加以调整，并注意不同时间条件下的治疗禁忌。

以季节而言，随着春、夏、长夏、秋、冬季节更替，可以表现出特定的气候特点，在论治四时外感病证时，应根据四时气候特点对治疗用药加以调整。例如，同样外感风寒，发生在冬天，气候寒冷，阳气闭藏，腠理固密，故可用较为峻猛的解表药发汗解表；发生在春季，阳气升发，腠理开泄，故应避免发汗峻剂，可用较为平和的解表药；发生在夏季，天气炎热，即便风寒外感，亦不可用麻桂之剂，可选用清暑益气解表之品；发生在长夏，还应结合长夏多湿，酌加化湿药物；秋季外感风寒多兼燥邪，故宜轻宣润燥，不宜耗损津液。此外，随着季节更替，自然界有阴阳之气消长变化，春夏阳气升发，秋冬阳气敛藏，在治疗时也应注意人体阴阳气血的变化。《素问·六元正纪大论》云："用寒远寒，用凉远凉，用温远温，用热远热，食宜同法。"也就是说在秋冬寒冷的季节应避免过用寒凉，在春夏温热的季节应避免过用温热，饮食药物皆要顺应自然界阴阳变化规律，切勿违反自然规律。

以月令而言，随着月圆、月缺的周期性变化，人体气血亦出现相应的节律变化。月圆时气血旺盛，月缺时气血衰少，故治疗时应考虑月相盈亏圆缺变化规律。《素问·八正神明论》云："月生无泻，月满无补，月郭空无治，是谓得时而调之。"也就是说根据月亮盈亏变化对治疗补泻进行调整，月满时侧重于泻，月缺时侧重于补。按照月节律施治，在妇科月经病治疗及针灸学中较为常用。

以昼夜而言，随着昼夜的更替，人体阴阳亦出现类似四时的节律性变化。白昼阳长阴消，夜间阴长阳消，治疗时也应考虑昼夜的阴阳属性。此外，按照针灸学"子午流注"学说，昼夜十二时辰中，每个时辰对应着一条经脉，该时辰即为该条经脉及所属脏腑功能最旺时。根据时辰与脏腑、经络的对应关系，可以采用择时治疗。

（二）因地制宜

因地制宜，是指根据地理环境特点，制定适宜方药的治疗原则。不同的地域，地势、气候、物候、水土各异，人们的饮食、生活习惯、环境有别，造成其生理病理上有诸多差异，因而治疗疾病要结合地域因素，做到因地制宜。

同一种病，地域不同，在治疗时可采用不同治法，这一原则《内经》概括为"异法方宜"。以感冒为例，江南及两广一带，气候温暖潮湿，人们腠理疏松，感受风邪而致感冒，以风热居多，常采用桑叶、菊花、薄荷之类辛凉解表；而西北地区，天寒地燥，人们腠理闭塞，感受风邪所致感冒，以风寒为多，常以麻黄、桂枝、羌活之类辛温解表。即便同样冬季感寒，发为风寒表证，治以辛温解表，对生活在江南、两广一带的患者，多用荆芥、防风等平和药物；而对生活在西北、东北的患者，多用麻黄、桂枝方可发汗，使表邪得散。

此外，由于地域环境因素的不同，某些疾病的发生与地域密切相关，如地方性甲状腺肿、大骨节病、克山病等。因而，在治疗时必须针对疾病不同的本质实施适宜的方法和治疗手段。

（三）因人制宜

因人制宜，是指根据患者年龄、性别和体质特点，制定适宜方药的治疗原则。

1. 年龄　人体的生理功能和精气血津液盛衰，随着年龄变化而有所不同。因此，治疗用药也应随着年龄变化作出调整。一般来说，小儿生机蓬勃，发育迅速，但脏腑较嫩，形气未充。一旦患病变化较快，易虚易实，易寒易热。故治疗小儿病，忌用峻攻，少用补益，用药量宜轻，剂型及服药方法也应考虑小儿的特点。青壮年体质强健，正气旺盛，一旦患病以实为多，可侧重于攻邪泻实，用量亦可稍重。中年生机由盛渐衰，精血暗耗，阴阳渐亏，故治疗中年疾患，应注意补充精血阴阳，协调脏腑功能。老年生机减退，脏腑功能衰弱，精气血阴阳亏虚。故老年病以虚为多，或虚实夹杂。治疗时应注意扶正补虚，即便病情需要，攻邪时也应充分顾及老年正虚，攻邪药用量宜轻，且中病即止，以免损伤正气。

2. 性别　男女性别不同，生理病理有其特殊性，故治疗用药时，当注意男女生理特点造成的疾病差异，给予相应的治疗。同时，还要结合男女各自的生理特点，注意治疗用药的宜忌。

女性有经带胎产等生理现象，易于发生经带胎产诸疾。男性易患精室及性功能障碍等病症。对男女各自的易发病，当根据其生理特点，分别采用适宜方法治疗。

在治疗女性患者时，应注意其所处时期，根据月经、妊娠、产育等特殊生理的不同时期对治法用药作出调整。如在月经期，用药不应有碍经血运行，一般忌过用寒凉或收涩之剂；经净后血去脉虚，宜多补少泻。妊娠期应注意保护胎元，凡峻下、破血、滑利、走窜等伤胎或有毒药物，应禁用或慎用。产后大多气血亏虚，宜多补少泻，同时要结合恶露排出情况。若恶露未净，宜温补疏通，不宜用寒凉敛涩之剂，以免瘀留不去。

3. 体质　由于先天禀赋与后天调摄的影响，人群中的个体在体质方面各不相同，有体质强弱之别、寒热阴阳之异。不同体质的人患病，由于机体反应性不同，表现出的证候性质也有所不同。对此，在治疗中应加以考虑。

一般而言，体质强者，病证多实，能耐受攻伐，故治疗宜攻，用药量宜重；体质弱者，病证多虚或虚实夹杂，治疗宜补，用攻则药量宜轻。偏于阳盛或阴虚体质者，病证多从体质而"热化"，故用药宜寒凉而慎用温热；偏于阴盛或阳虚体质者，病证多从体质而"寒化"，故用药宜温热而慎用寒凉。

综上所述，三因制宜的原则，体现了中医治疗上的整体观念以及辨证论治在应用中的原则性与灵活性。只有把疾病与天时气候、地域环境、患者个体等因素结合起来综合考虑，才能提高临床诊疗水平。

【现代研究】

1. "治未病"的研究　"治未病"的意义包括：一是预防为主的概念，《内经》十分重视人体的"正气"，"治未病"扶助正气有助于人体抗病、免疫功能的提高。二是提倡早期治疗，所谓"上工治其萌芽"。三是有利于掌握疾病的发展趋势，医圣张仲景在《金匮要略》中说："夫治未病者，见肝之病，知肝传脾，当先实脾。"即使生病，医生采取的治疗措施，也要防止疾病的进展与恶化。四是"治未病"对于亚健康的防治具有独特优势。

中医学倡导"上工治未病"，注重人与自然、环境、社会的和谐统一，注重情志等因素对人的影响，强调整体观念、辨证论治，主张"未病先防"和"天人合一""形神统一""动静结合"等医疗卫生保健思想，这些理论恰恰与人类健康观念的变化及医学模式的转变相适应。

为贯彻《国家中长期科技发展规划纲要》卫生健康前移的战略方针，从健康需求出发，充分发挥中医药"治未病"的优势，围绕亚健康的内涵及其中医辨识、分类、干预等关键科学问题集中研究，"十一五"国家科技支撑计划设立"中医'治未病'及亚健康中医干预研究"重点项目。

2. 治则的研究　对中医治则理论范围的划定，1986年10月由全国首届中医治则学研讨会确定："中医治则是在中医理论指导下制定的，对保持健康、祛除疾病和恢复健康具有普遍指导意义的防病治病规律，是预防、治疗、养生都必须遵循的准则。"

中医治则内容十分丰富，根据其抽象程度的高低、适应范围的大小，可分为不同的层次，高层次的治则可统领低层次的治则，呈现出纵向的主从关系。在众多治则中，治病求本具有最普遍的指导意义，是贯穿于疾病全过程、适用于任何疾病的基本原则，因此是治则的最高层次。三因制宜强调针对天、地、人作具体分析，是对治病求本的补充，因此与治病求本同属第一层次。扶正与祛邪是基于疾病过程中邪正斗争这一基本矛盾而设的治则，是治病求本的具体化，也可囊括调理阴阳、调理脏腑、调理气血津液等治则，故属治则的第二层次；调理阴阳、调理脏腑、调理气血津液是在扶正祛邪原则指导下，采用实则泻之、虚则补之对阴阳的偏盛偏衰、脏腑的虚实、气血津液的虚实进行调整，因此共属治则的第三层次。亦有学者根据阴阳失调是疾病的基本病理变化，把调理阴阳作为治则的第三层次，而把调理脏腑、调理气血津液归属第四层次。中医治则层次的划分使治则体系更为有序，便于理解和运用。

治病求本是中医最基本的治则，对于"本"的含义历来争论颇多，有以阴阳为本者，以病因为本者，以"先后天之本"为本者，以"标本之本"为本者，以证和病机为本者。目前倾向于认为"本"主要指病机。这是由于治病求本强调治疗疾病应抓住本质，而病机是疾病最本质的病理变化，因此，治病求本即是要明辨病机，针对病机进行治疗。

近年来，有学者对通里攻下、活血化瘀、清热解毒、补气养血、清热利湿等治法进行了实验研究，初步揭示出其作用机理。通里攻下法的作用表现在：增强、调整胃肠道运动功能；抗菌、灭活内毒素、逐除肠道菌毒；保护重要脏器。活血化瘀法具有抗凝、提高纤溶系统酶活性、防止血栓形成及抗炎、免疫和代谢调节、促进组织修复等作用。该法在用于急腹症防治时还可改善腹腔脏器血液循环、促进腹膜吸收、镇痛、降低门脉压。清热解毒法经实验证实不仅有抗菌、抗病毒、抗炎性反应、抗内毒素、抗过氧化损伤、抗炎性细胞因子等作用，而且可增强免疫、保护细胞器、维护钙稳定，说明该法可通过扶正与祛邪两个环节起到治疗效应。补气养血法可促进或改善造血功能、提高机体免疫能力、对重要脏器的损伤具有修复和保护作用。清热利湿法主要作用在于泌胆、排胆、保肝、降低胆汁的成石性，以及抑菌、抗炎、抗血小板聚集等。

【经典医论】

《素问·四气调神大论》：夫四时阴阳者，万物之根本也。所以圣人春夏养阳，秋冬养阴，以从其根；故与万物浮沉于生长之门，逆其根，则伐其本，坏其真矣。故阴阳四时者，万物之终始也，死生之本也，逆之则灾害生，从之则苛疾不起，是谓得道。道者圣人行之，愚者佩之，从阴阳则生，逆之则死，从之则治，逆之则乱。

《素问·标本病传论》：治反为逆，治得为从。先病而后逆者，治其本；先逆而后病者，治其本。先寒而后生病者，治其本；先病而后生寒者，治其本。先热而后生病者，治其本；先热而后生中满者，治其标。先病而后泄者，治其本；先泄而后生他病者，治其本。必先调之，乃治其他病。先病而后生中满者，治其标；先中满而后烦心者，治其本。人有客气，有同气。小大不利，治其标；小大利，治其本。

元·朱震亨《丹溪心法·不治已病治未病》：与其救疗于有疾之后，不若摄养于无疾之先。盖疾成而后药者，徒劳而已。是故已病而后治，所以为医家之法；未病而先治，所以明摄生之理。夫如是则思患而预防之者，何患之有哉？此圣人不治已病治未病之意也。

明·张介宾《景岳全书·论治篇》：治法有逆从，以寒热有假真也。此《内经》之旨也。经曰："逆者正治，从者反治。"夫以寒治热，以热治寒，此正治也，正即逆也；以热治热，以寒治寒，此反治也，反即从也。如以热药治寒病而寒不去者，是无火也，当治命门，以参、熟、桂、附之类。此王太仆所谓"益火之源，以消阴翳"，是亦正治之法也。又如热药治寒病而寒不退，反用寒凉而愈者，此正假寒之病，以寒从治之法也。又如以寒药治热病而热不除者，是无水也。治当在肾，以六味丸之类。此王太仆所谓"壮水之主，以制阳光"，是亦正治之法也。又有寒药治热病而热不愈，反用参、姜、桂、附、八味丸之属而愈者，此即假热之病，以热从治之法也，亦所谓甘温除大热也。

清·张璐《张氏医通·虚损》：治虚邪者，当先顾正气。正气存则不至于害，则补中自有攻意。盖补阴即所以攻热，补阳即所以攻寒。世未有正气复而邪不退者，亦未有正气竭而命不倾者。如必不得已，亦当酌量缓急，暂从权宜，从少从多，寓战于守，斯可矣，此治虚之道也。治实证者，当去其邪，邪去则身安，但法贵精专，便臻速效，此治实之道也。

清·徐大椿《医学源流论·五方异治论》：人禀天地之气以生，故其气体随地不同。西北之人，气深而厚，凡受风寒，难于透出，宜用疏通重剂；东南之人，气浮而薄，凡遇风寒，易于疏泄，宜用疏通轻剂。又西北地寒，当用温热之药，然或有邪蕴于中，而内反甚热，则用辛寒为宜。东南地温，当用清凉之品，然或有气随邪散，则易于亡阳，又当用辛温为宜。至交广之地，则汗出无度，亡阳尤易，附、桂为常用之品。若中州之卑湿，山峡之高燥，皆当随地制宜。故入其境，必问水土风俗而细调之……土人皆有极效之方，皆宜详审访察。若恃己之能，执己之见，治竟无功，反为土人所笑矣。

清·冯兆张《冯氏锦囊秘录·化源论》：夫不取化源，而逐病求疗者，犹草木将萎，枝叶蜷挛，不知固其根蒂，灌其本源，而但润其枝叶，虽欲不槁，焉可得也！故经曰：资其化源。又曰：治病必求其本。又曰：诸寒之而热者，取之阴；热之而寒者，取之阳，所谓求其属也。垂训谆谆，光如日月，无非专重源本耳。苟舍本从标，不惟不胜治，终亦不可治。故曰：识中标，只取本治，千人无一损。如脾土虚者，温暖以益火之源；肝木虚者，濡润以壮水之主；肺金虚者，甘缓以培土之基；心火虚者，酸收以滋木之宰；肾水虚者，辛润以保金之宗，此治之本也。

【思维训练】

典型案例

奉化某，秋后，伏暑晚发，大热大渴，脉沉而闭，久治无效，奄奄一息，邀余诊视。余查前医所处方药，皆是白虎、安宫牛黄之类。余曰："舌淡白如此，真阳欲脱，快服此方，或有可得生，迟则无及矣！"处方：厚附子9g，炒蜀漆9g，龙骨9g，茯苓9g，生姜6g。服药1剂，见效。再召余往诊，余又处以原方，令其再服。原方连服3剂，病霍然而愈。余盖独取其舌色也。［中医杂志，1984，14（1）：14-15］

思考问题：此病案中哪些症状表现和病机一致，哪些则相反？应采用什么治则治法？正确理解反治治则的本质。

案例分析：伏暑即是先感受暑湿之邪，后至秋冬为时令所诱发的伏气温病。因此，病情每多湿热互见，缠绵难愈。是案则为素体正虚，或汗下太过，阴液骤损，而导致阳亡气脱的特殊变化。其身热，当是反欲得衣被，面赤戴阳，嫩红带白，与实热之殷红不同；口大渴，亦为渴欲索水而不欲咽，与大渴引饮迥然有别。医生抓住"舌淡白如此"要害之处，明确诊断为阴盛格阳、真阳外越的虚脱证，急用加味蜀漆散治之，温中回阳，蠲痰固脱，热因热用，深得"阴平阳秘，精神乃治"之旨，故能奏效迅速，药到病除。此医案属于反治法。

主要参考书目

［1］王琦 . 中医原创思维十讲［M］. 北京：科学出版社，2022.

［2］郑洪新，杨柱 . 中医基础理论［M］. 北京：中国中医药出版社，2021.

［3］翟双庆，黎敬波 . 内经选读［M］. 北京：中国中医药出版社，2021.

［4］刘长林 . 中国象科学观——易、道与兵、医［M］. 北京：社会科学文献出版社，2007.

［5］谭春雨 . 中医发生学探微［M］. 北京：中国中医药出版社，2013.

［6］孙广仁 . 中国古代哲学与中医学［M］. 北京：人民卫生出版社，2009.

［7］王琦 . 中医体质学［M］. 北京：中国医药科技出版社，1995.

［8］鲁兆麟，陈大舜 . 中医各家学说［M］. 北京：中国协和医科大学出版社，1996.

［9］杨金生，徐世杰 . 中医理论基础学科研究发展报告［M］. 北京：人民卫生出版社，2023.

教材目录

注：凡标☆号者为"核心示范教材"。

（一）中医学类专业

序号	书 名	主 编		主编所在单位	
1	中国医学史	郭宏伟	徐江雁	黑龙江中医药大学	河南中医药大学
2	医古文	王育林	李亚军	北京中医药大学	陕西中医药大学
3	大学语文	黄作阵		北京中医药大学	
4	中医基础理论☆	郑洪新	杨 柱	辽宁中医药大学	贵州中医药大学
5	中医诊断学☆	李灿东	方朝义	福建中医药大学	河北中医药大学
6	中药学☆	钟赣生	杨柏灿	北京中医药大学	上海中医药大学
7	方剂学☆	李 冀	左铮云	黑龙江中医药大学	江西中医药大学
8	内经选读☆	翟双庆	黎敬波	北京中医药大学	广州中医药大学
9	伤寒论选读☆	王庆国	周春祥	北京中医药大学	南京中医药大学
10	金匮要略☆	范永升	姜德友	浙江中医药大学	黑龙江中医药大学
11	温病学☆	谷晓红	马 健	北京中医药大学	南京中医药大学
12	中医内科学☆	吴勉华	石 岩	南京中医药大学	辽宁中医药大学
13	中医外科学☆	陈红风		上海中医药大学	
14	中医妇科学☆	冯晓玲	张婷婷	黑龙江中医药大学	上海中医药大学
15	中医儿科学☆	赵 霞	李新民	南京中医药大学	天津中医药大学
16	中医骨伤科学☆	黄桂成	王拥军	南京中医药大学	上海中医药大学
17	中医眼科学	彭清华		湖南中医药大学	
18	中医耳鼻咽喉科学	刘 蓬		广州中医药大学	
19	中医急诊学☆	刘清泉	方邦江	首都医科大学	上海中医药大学
20	中医各家学说☆	尚 力	戴 铭	上海中医药大学	广西中医药大学
21	针灸学☆	梁繁荣	王 华	成都中医药大学	湖北中医药大学
22	推拿学☆	房 敏	王金贵	上海中医药大学	天津中医药大学
23	中医养生学	马烈光	章德林	成都中医药大学	江西中医药大学
24	中医药膳学	谢梦洲	朱天民	湖南中医药大学	成都中医药大学
25	中医食疗学	施洪飞	方 泓	南京中医药大学	上海中医药大学
26	中医气功学	章文春	魏玉龙	江西中医药大学	北京中医药大学
27	细胞生物学	赵宗江	高碧珍	北京中医药大学	福建中医药大学

序号	书　名	主　编		主编所在单位	
28	人体解剖学	邵水金		上海中医药大学	
29	组织学与胚胎学	周忠光	汪　涛	黑龙江中医药大学	天津中医药大学
30	生物化学	唐炳华		北京中医药大学	
31	生理学	赵铁建	朱大诚	广西中医药大学	江西中医药大学
32	病理学	刘春英	高维娟	辽宁中医药大学	河北中医药大学
33	免疫学基础与病原生物学	袁嘉丽	刘永琦	云南中医药大学	甘肃中医药大学
34	预防医学	史周华		山东中医药大学	
35	药理学	张硕峰	方晓艳	北京中医药大学	河南中医药大学
36	诊断学	詹华奎		成都中医药大学	
37	医学影像学	侯　键	许茂盛	成都中医药大学	浙江中医药大学
38	内科学	潘　涛	戴爱国	南京中医药大学	湖南中医药大学
39	外科学	谢建兴		广州中医药大学	
40	中西医文献检索	林丹红	孙　玲	福建中医药大学	湖北中医药大学
41	中医疫病学	张伯礼	吕文亮	天津中医药大学	湖北中医药大学
42	中医文化学	张其成	臧守虎	北京中医药大学	山东中医药大学
43	中医文献学	陈仁寿	宋咏梅	南京中医药大学	山东中医药大学
44	医学伦理学	崔瑞兰	赵　丽	山东中医药大学	北京中医药大学
45	医学生物学	詹秀琴	许　勇	南京中医药大学	成都中医药大学
46	中医全科医学概论	郭　栋	严小军	山东中医药大学	江西中医药大学
47	卫生统计学	魏高文	徐　刚	湖南中医药大学	江西中医药大学
48	中医老年病学	王　飞	张学智	成都中医药大学	北京大学医学部
49	医学遗传学	赵丕文	卫爱武	北京中医药大学	河南中医药大学
50	针刀医学	郭长青		北京中医药大学	
51	腧穴解剖学	邵水金		上海中医药大学	
52	神经解剖学	孙红梅	申国明	北京中医药大学	安徽中医药大学
53	医学免疫学	高永翔	刘永琦	成都中医药大学	甘肃中医药大学
54	神经定位诊断学	王东岩		黑龙江中医药大学	
55	中医运气学	苏　颖		长春中医药大学	
56	实验动物学	苗明三	王春田	河南中医药大学	辽宁中医药大学
57	中医医案学	姜德友	方祝元	黑龙江中医药大学	南京中医药大学
58	分子生物学	唐炳华	郑晓珂	北京中医药大学	河南中医药大学

（二）针灸推拿学专业

序号	书　名	主　编		主编所在单位	
59	局部解剖学	姜国华	李义凯	黑龙江中医药大学	南方医科大学
60	经络腧穴学☆	沈雪勇	刘存志	上海中医药大学	北京中医药大学
61	刺法灸法学☆	王富春	岳增辉	长春中医药大学	湖南中医药大学
62	针灸治疗学☆	高树中	冀来喜	山东中医药大学	山西中医药大学
63	各家针灸学说	高希言	王　威	河南中医药大学	辽宁中医药大学
64	针灸医籍选读	常小荣	张建斌	湖南中医药大学	南京中医药大学
65	实验针灸学	郭　义		天津中医药大学	

序号	书 名	主 编		主编所在单位	
66	推拿手法学☆	周运峰		河南中医药大学	
67	推拿功法学☆	吕立江		浙江中医药大学	
68	推拿治疗学☆	井夫杰	杨永刚	山东中医药大学	长春中医药大学
69	小儿推拿学	刘明军	邰先桃	长春中医药大学	云南中医药大学

（三）中西医临床医学专业

序号	书 名	主 编		主编所在单位	
70	中外医学史	王振国	徐建云	山东中医药大学	南京中医药大学
71	中西医结合内科学	陈志强	杨文明	河北中医药大学	安徽中医药大学
72	中西医结合外科学	何清湖		湖南中医药大学	
73	中西医结合妇产科学	杜惠兰		河北中医药大学	
74	中西医结合儿科学	王雪峰	郑 健	辽宁中医药大学	福建中医药大学
75	中西医结合骨伤科学	詹红生	刘 军	上海中医药大学	广州中医药大学
76	中西医结合眼科学	段俊国	毕宏生	成都中医药大学	山东中医药大学
77	中西医结合耳鼻咽喉科学	张勤修	陈文勇	成都中医药大学	广州中医药大学
78	中西医结合口腔科学	谭 劲		湖南中医药大学	
79	中药学	周祯祥	吴庆光	湖北中医药大学	广州中医药大学
80	中医基础理论	战丽彬	章文春	辽宁中医药大学	江西中医药大学
81	针灸推拿学	梁繁荣	刘明军	成都中医药大学	长春中医药大学
82	方剂学	李 冀	季旭明	黑龙江中医药大学	浙江中医药大学
83	医学心理学	李光英	张 斌	长春中医药大学	湖南中医药大学
84	中西医结合皮肤性病学	李 斌	陈达灿	上海中医药大学	广州中医药大学
85	诊断学	詹华奎	刘 潜	成都中医药大学	江西中医药大学
86	系统解剖学	武煜明	李新华	云南中医药大学	湖南中医药大学
87	生物化学	施 红	贾连群	福建中医药大学	辽宁中医药大学
88	中西医结合急救医学	方邦江	刘清泉	上海中医药大学	首都医科大学
89	中西医结合肛肠病学	何永恒		湖南中医药大学	
90	生理学	朱大诚	徐 颖	江西中医药大学	上海中医药大学
91	病理学	刘春英	姜希娟	辽宁中医药大学	天津中医药大学
92	中西医结合肿瘤学	程海波	贾立群	南京中医药大学	北京中医药大学
93	中西医结合传染病学	李素云	孙克伟	河南中医药大学	湖南中医药大学

（四）中药学类专业

序号	书 名	主 编		主编所在单位	
94	中医学基础	陈 晶	程海波	黑龙江中医药大学	南京中医药大学
95	高等数学	李秀昌	邵建华	长春中医药大学	上海中医药大学
96	中医药统计学	何 雁		江西中医药大学	
97	物理学	章新友	侯俊玲	江西中医药大学	北京中医药大学
98	无机化学	杨怀霞	吴培云	河南中医药大学	安徽中医药大学
99	有机化学	林 辉		广州中医药大学	
100	分析化学（上）（化学分析）	张 凌		江西中医药大学	

序号	书 名	主 编		主编所在单位	
101	分析化学（下）（仪器分析）	王淑美		广东药科大学	
102	物理化学	刘 雄	王颖莉	甘肃中医药大学	山西中医药大学
103	临床中药学☆	周祯祥	唐德才	湖北中医药大学	南京中医药大学
104	方剂学	贾 波	许二平	成都中医药大学	河南中医药大学
105	中药药剂学☆	杨 明		江西中医药大学	
106	中药鉴定学☆	康廷国	闫永红	辽宁中医药大学	北京中医药大学
107	中药药理学☆	彭 成		成都中医药大学	
108	中药拉丁语	李 峰	马 琳	山东中医药大学	天津中医药大学
109	药用植物学☆	刘春生	谷 巍	北京中医药大学	南京中医药大学
110	中药炮制学☆	钟凌云		江西中医药大学	
111	中药分析学☆	梁生旺	张 彤	广东药科大学	上海中医药大学
112	中药化学☆	匡海学	冯卫生	黑龙江中医药大学	河南中医药大学
113	中药制药工程原理与设备	周长征		山东中医药大学	
114	药事管理学☆	刘红宁		江西中医药大学	
115	本草典籍选读	彭代银	陈仁寿	安徽中医药大学	南京中医药大学
116	中药制药分离工程	朱卫丰		江西中医药大学	
117	中药制药设备与车间设计	李 正		天津中医药大学	
118	药用植物栽培学	张永清		山东中医药大学	
119	中药资源学	马云桐		成都中医药大学	
120	中药产品与开发	孟宪生		辽宁中医药大学	
121	中药加工与炮制学	王秋红		广东药科大学	
122	人体形态学	武煜明	游言文	云南中医药大学	河南中医药大学
123	生理学基础	于远望		陕西中医药大学	
124	病理学基础	王 谦		北京中医药大学	
125	解剖生理学	李新华	于远望	湖南中医药大学	陕西中医药大学
126	微生物学与免疫学	袁嘉丽	刘永琦	云南中医药大学	甘肃中医药大学
127	线性代数	李秀昌		长春中医药大学	
128	中药新药研发学	张永萍	王利胜	贵州中医药大学	广州中医药大学
129	中药安全与合理应用导论	张 冰		北京中医药大学	
130	中药商品学	闫永红	蒋桂华	北京中医药大学	成都中医药大学

（五）药学类专业

序号	书 名	主 编		主编所在单位	
131	药用高分子材料学	刘 文		贵州医科大学	
132	中成药学	张金莲	陈 军	江西中医药大学	南京中医药大学
133	制药工艺学	王 沛	赵 鹏	长春中医药大学	陕西中医药大学
134	生物药剂学与药物动力学	龚慕辛	贺福元	首都医科大学	湖南中医药大学
135	生药学	王喜军	陈随清	黑龙江中医药大学	河南中医药大学
136	药学文献检索	章新友	黄必胜	江西中医药大学	湖北中医药大学
137	天然药物化学	邱 峰	廖尚高	天津中医药大学	贵州医科大学
138	药物合成反应	李念光	方 方	南京中医药大学	安徽中医药大学

序号	书 名	主 编		主编所在单位	
139	分子生药学	刘春生	袁 嫒	北京中医药大学	中国中医科学院
140	药用辅料学	王世宇	关志宇	成都中医药大学	江西中医药大学
141	物理药剂学	吴 清		北京中医药大学	
142	药剂学	李范珠	冯年平	浙江中医药大学	上海中医药大学
143	药物分析	俞 捷	姚卫峰	云南中医药大学	南京中医药大学

（六）护理学专业

序号	书 名	主 编		主编所在单位	
144	中医护理学基础	徐桂华	胡 慧	南京中医药大学	湖北中医药大学
145	护理学导论	穆 欣	马小琴	黑龙江中医药大学	浙江中医药大学
146	护理学基础	杨巧菊		河南中医药大学	
147	护理专业英语	刘红霞	刘 娅	北京中医药大学	湖北中医药大学
148	护理美学	余雨枫		成都中医药大学	
149	健康评估	阚丽君	张玉芳	黑龙江中医药大学	山东中医药大学
150	护理心理学	郝玉芳		北京中医药大学	
151	护理伦理学	崔瑞兰		山东中医药大学	
152	内科护理学	陈 燕	孙志岭	湖南中医药大学	南京中医药大学
153	外科护理学	陆静波	蔡恩丽	上海中医药大学	云南中医药大学
154	妇产科护理学	冯 进	王丽芹	湖南中医药大学	黑龙江中医药大学
155	儿科护理学	肖洪玲	陈偶英	安徽中医药大学	湖南中医药大学
156	五官科护理学	喻京生		湖南中医药大学	
157	老年护理学	王 燕	高 静	天津中医药大学	成都中医药大学
158	急救护理学	吕 静	卢根娣	长春中医药大学	上海中医药大学
159	康复护理学	陈锦秀	汤继芹	福建中医药大学	山东中医药大学
160	社区护理学	沈翠珍	王诗源	浙江中医药大学	山东中医药大学
161	中医临床护理学	裘秀月	刘建军	浙江中医药大学	江西中医药大学
162	护理管理学	全小明	柏亚妹	广州中医药大学	南京中医药大学
163	医学营养学	聂 宏	李艳玲	黑龙江中医药大学	天津中医药大学
164	安宁疗护	邸淑珍	陆静波	河北中医药大学	上海中医药大学
165	护理健康教育	王 芳		成都中医药大学	
166	护理教育学	聂 宏	杨巧菊	黑龙江中医药大学	河南中医药大学

（七）公共课

序号	书 名	主 编		主编所在单位	
167	中医学概论	储全根	胡志希	安徽中医药大学	湖南中医药大学
168	传统体育	吴志坤	邵玉萍	上海中医药大学	湖北中医药大学
169	科研思路与方法	刘 涛	商洪才	南京中医药大学	北京中医药大学
170	大学生职业发展规划	石作荣	李 玮	山东中医药大学	北京中医药大学
171	大学计算机基础教程	叶 青		江西中医药大学	
172	大学生就业指导	曹世奎	张光霁	长春中医药大学	浙江中医药大学

序号	书 名	主 编		主编所在单位	
173	医患沟通技能	王自润	殷 越	大同大学	黑龙江中医药大学
174	基础医学概论	刘黎青	朱大诚	山东中医药大学	江西中医药大学
175	国学经典导读	胡 真	王明强	湖北中医药大学	南京中医药大学
176	临床医学概论	潘 涛	付 滨	南京中医药大学	天津中医药大学
177	Visual Basic 程序设计教程	闫朝升	曹 慧	黑龙江中医药大学	山东中医药大学
178	SPSS 统计分析教程	刘仁权		北京中医药大学	
179	医学图形图像处理	章新友	孟昭鹏	江西中医药大学	天津中医药大学
180	医药数据库系统原理与应用	杜建强	胡孔法	江西中医药大学	南京中医药大学
181	医药数据管理与可视化分析	马星光		北京中医药大学	
182	中医药统计学与软件应用	史周华	何 雁	山东中医药大学	江西中医药大学

（八）中医骨伤科学专业

序号	书 名	主 编		主编所在单位	
183	中医骨伤科学基础	李 楠	李 刚	福建中医药大学	山东中医药大学
184	骨伤解剖学	侯德才	姜国华	辽宁中医药大学	黑龙江中医药大学
185	骨伤影像学	栾金红	郭会利	黑龙江中医药大学	河南中医药大学洛阳平乐正骨学院
186	中医正骨学	冷向阳	马 勇	长春中医药大学	南京中医药大学
187	中医筋伤学	周红海	于 栋	广西中医药大学	北京中医药大学
188	中医骨病学	徐展望	郑福增	山东中医药大学	河南中医药大学
189	创伤急救学	毕荣修	李无阴	山东中医药大学	河南中医药大学洛阳平乐正骨学院
190	骨伤手术学	童培建	曾意荣	浙江中医药大学	广州中医药大学

（九）中医养生学专业

序号	书 名	主 编		主编所在单位	
191	中医养生文献学	蒋力生	王 平	江西中医药大学	湖北中医药大学
192	中医治未病学概论	陈涤平		南京中医药大学	
193	中医饮食养生学	方 泓		上海中医药大学	
194	中医养生方法技术学	顾一煌	王金贵	南京中医药大学	天津中医药大学
195	中医养生学导论	马烈光	樊 旭	成都中医药大学	辽宁中医药大学
196	中医运动养生学	章文春	邬建卫	江西中医药大学	成都中医药大学

（十）管理学类专业

序号	书 名	主 编		主编所在单位	
197	卫生法学	田 侃	冯秀云	南京中医药大学	山东中医药大学
198	社会医学	王素珍	杨 义	江西中医药大学	成都中医药大学
199	管理学基础	徐爱军		南京中医药大学	
200	卫生经济学	陈永成	欧阳静	江西中医药大学	陕西中医药大学
201	医院管理学	王志伟	翟理祥	北京中医药大学	广东药科大学
202	医药人力资源管理	曹世奎		长春中医药大学	
203	公共关系学	关晓光		黑龙江中医药大学	

序号	书名	主编		主编所在单位	
204	卫生管理学	乔学斌	王长青	南京中医药大学	南京医科大学
205	管理心理学	刘鲁蓉	曾智	成都中医药大学	南京中医药大学
206	医药商品学	徐晶		辽宁中医药大学	

（十一）康复医学类专业

序号	书名	主编		主编所在单位	
207	中医康复学	王瑞辉	冯晓东	陕西中医药大学	河南中医药大学
208	康复评定学	张泓	陶静	湖南中医药大学	福建中医药大学
209	临床康复学	朱路文	公维军	黑龙江中医药大学	首都医科大学
210	康复医学导论	唐强	严兴科	黑龙江中医药大学	甘肃中医药大学
211	言语治疗学	汤继芹		山东中医药大学	
212	康复医学	张宏	苏友新	上海中医药大学	福建中医药大学
213	运动医学	潘华山	王艳	广东潮州卫生健康职业学院	黑龙江中医药大学
214	作业治疗学	胡军	艾坤	上海中医药大学	湖南中医药大学
215	物理治疗学	金荣疆	王磊	成都中医药大学	南京中医药大学